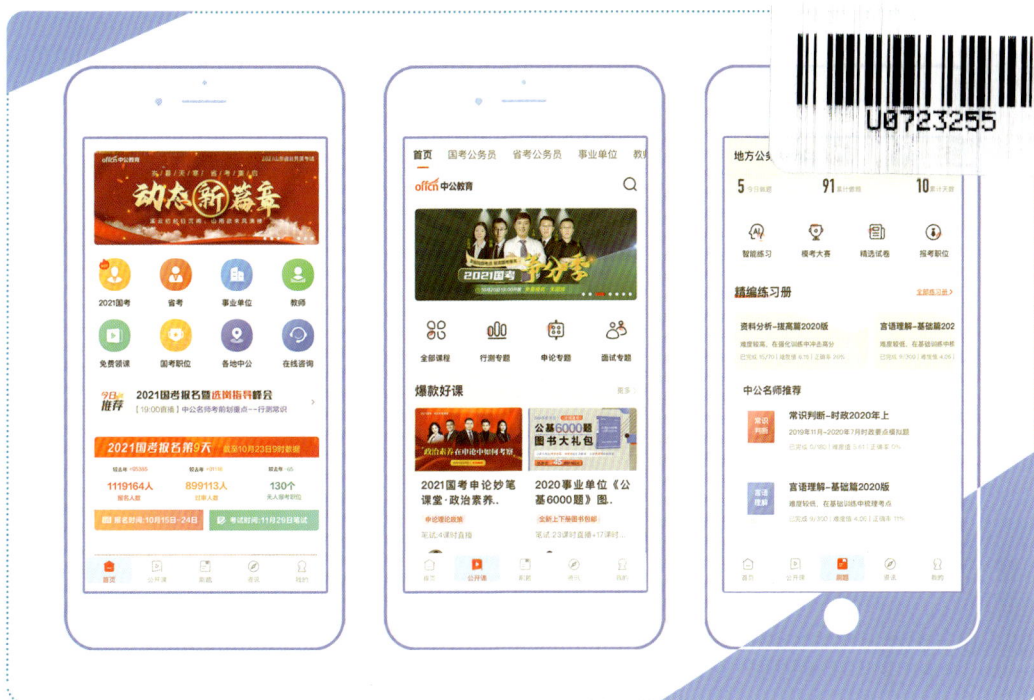

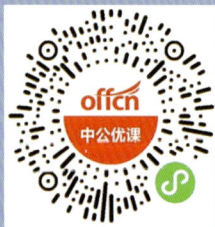

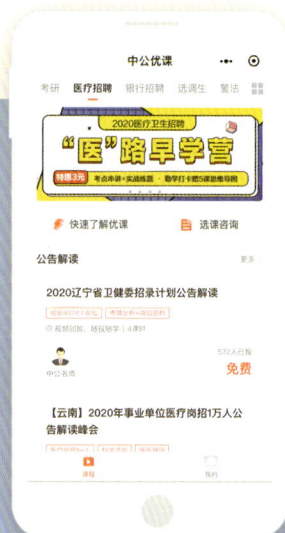

offcn **中公医疗卫生** | **严格依据医疗卫生事业单位招聘考试要求编写**

医疗卫生系统公开招聘工作人员考试核心考点

麻醉学专业知识

中公教育医疗卫生系统考试研究院 编著

世界图书出版公司

北京·广州·上海·西安

图书在版编目(CIP)数据

麻醉学专业知识 / 中公教育医疗卫生系统考试研究院编著. — 北京：世界图书出版公司北京公司,2015.3 (2020.11 重印)
(医疗卫生系统公开招聘工作人员考试核心考点)
ISBN 978-7-5100-9038-7

Ⅰ.①麻… Ⅱ.①中… Ⅲ.①麻醉学–医药卫生人员–聘用–资格考试–自学参考资料 Ⅳ.①R614

中国版本图书馆 CIP 数据核字(2014)第 270463 号

书　　名	医疗卫生系统公开招聘工作人员考试核心考点·麻醉学专业知识
	YILIAO WEISHENG XITONG GONGKAI ZHAOPIN GONGZUO RENYUAN KAOSHI HEXIN KAODIAN·MAZUIXUE ZHUANYE ZHISHI
编　　著	中公教育医疗卫生系统考试研究院
责任编辑	夏　丹　丁有如
特约编辑	于　杨
出版发行	世界图书出版公司北京公司
地　　址	北京市东城区朝内大街 137 号
邮　　编	100010
电　　话	010-64038355(发行)　64037380(客服)　64033507(总编室)
网　　址	http://www.wpcbj.com.cn
邮　　箱	wpcbjst@vip.163.com
销　　售	各地新华书店
印　　刷	海森印刷(天津)有限公司
开　　本	787 mm×1092 mm　1/16
印　　张	17.5
字　　数	420 千字
版　　次	2015 年 3 月第 1 版
印　　次	2020 年 11 月第 8 次印刷
国际书号	ISBN 978-7-5100-9038-7
定　　价	52.00 元

如有质量或印装问题,请拨打售后服务电话 010-82838515

麻醉学专业知识备考指南

一、总论

随着社会经济发展和综合医疗改革的推进,城乡居民健康需求不断上升,人才问题越来越成为制约医疗事业改革发展的瓶颈。当前我国医学教育和人才培养工作还不能完全适应卫生健康事业改革发展的需要。卫生人才队伍整体质量不高、结构有待优化、基层卫生人才短缺问题仍然十分突出。为了持续提升医疗卫生服务能力和水平,完善分级诊疗体系,建设一支专业技术过硬、群众信赖的基层医疗人才队伍,各地卫生医疗系统每年都组织招聘性考试。

近年来,各地卫生系统事业单位招聘人数越来越多,却没有全国统一的考试形式。考试一般由各地卫生主管部门统一命题或招聘单位自主命题,考试的科目、时间、知识范围、题型、题量等,各地差异较大。

招聘考试的内容:

(1)岗位必备专业知识。根据不同的岗位,考试内容有所不同,一般由考试招聘单位进行自主命题,不设定具体的考试大纲和考试教材。

(2)医学基础知识。医学类学科的基础知识的测评,内容基本一致,但是也有不同,依据招聘单位的职业性质不同,考查的知识点不同。

(3)医学专业知识。内容因专业而异,如护理学、药理学、麻醉学等。

(4)综合基础知识。内容偏重于综合性、大范围的医药卫生常规知识。

二、考试特点

麻醉学是临床医学中的独立学科,是研究临床麻醉、重症监护治疗、急救复苏和疼痛治疗理论与技术的一门发展中的科学。其公共基础、医学基础和临床医学的主要课程与临床医学专业基本相同,专业课包括麻醉解剖学、麻醉生理学、麻醉药理学、临床麻醉学、重症监测治疗与复苏、疼痛治疗学等。

麻醉学专业知识考试主要涉及麻醉生理学、麻醉药理学、临床麻醉学、危重病医学、临床疼痛学五部分内容。考查项目主要包括以下几点:

(1)基础医学、临床医学的基本知识和技能。

(2)麻醉药理学的基本知识与实验技能。

(3)麻醉学基础与临床麻醉学的基本理论知识和操作能力。

(4)各种麻醉技术,复苏、急救技术及常见疼痛的诊断和治疗等。

三、备考方略

近年来,卫生系统事业单位招聘有以卫生主管部门统一招聘、统一考试的形式出现的趋势。"两统一"的形式比起医院单独招聘考试的难度稍有增加,但考题多出自专业考试机构,题型更加规范,偏题、过难题相对减少,内容具有更广的涉及面和更强的应用性,考生抓住这些特点即可有的放矢。建议广大考生多参考各省卫生医疗系统招聘考试真题,以及同一省的各地市卫生医疗系统招聘考试真题进行定向复习,做好相应的知识储备。具体来讲,卫生事业单位招聘考试的试题题型正在趋向一致。大部分省市以客观题为主要考查形式,可分为单项选择题、多项选择题和判断题三种题目。考查主观题的部分省市,除单项选择题、多项选择题、判断题以外,还以填空题、名词解释、简答题、病案分析题等形式出题。因此,要注重构建完善的知识体系和扩充知识储备。

备考医疗卫生系统事业单位招聘考试的考生,通常会在备考的过程中因应该先做题还是先看书问题而影响备考。对于时间充足的考生来说,可以先看卫生医疗系统复习参考书,进行系统复习,对于所涉及的专业书目一定要精读、细读,构建完备的知识体系。然后通过大量的真题、模拟题等,熟悉考试题型,巩固知识点。对于时间较为紧张的考生可直接针对真题,分析出考试的重点、常考点与难点,做到精准复习。

四、本书特色

《麻醉学专业知识》分五大部分:麻醉生理学、麻醉药理学、临床麻醉学、危重病医学、临床疼痛学。本书涵盖了麻醉学专业知识的重要核心考点,考点详尽,内容准确。

本书每部分均有真题自测、测评分析、重要知识点和易错警示四大板块,各板块具有以下几个特色。

真题自测——在讲解重要知识点之前,让考生通过考试的真题来进行测评,了解本类考试考查的方式、出题的特点、自身的不足,以便抓住重难点。

测评分析——分析出真题的答案及考点,让考生能够快速在书中找到相关知识,及时查漏补缺。

重要知识点——详细讲解每部分具体内容,让考生系统学习知识点。

易错警示——在容易出错的知识点上配有警示,并以例题说明,巩固考生对此知识点的掌握。

相信本书的图书设计,能帮助考生快速把握命题特点,夯实知识基础,掌握核心考点,提高诊疗水平和能力。

目 录

第四部分 危重病医学

第五部分　临床疼痛学

第一部分 1

麻醉生理学

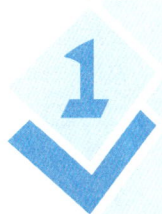

真题自测

【单项选择题】

1.细胞兴奋时,共有的特征是产生( )。

A.收缩反应 B.动作电位

C.分泌 D.离子运动

2.人意识内容活动的核心是( )。

A.语言和思维 B.学习

C.记忆 D.定向和感情

3.多觉型伤害性感受器的传入纤维属于( )。

A.A_β 类 B.A_δ 类

C.A_α 类 D.C 类

4.局麻药影响神经系统的生物电活动的机制是( )。

A."闪烁样阻断作用" B.阻断 K^+ 通道

C.阻断 Ca^{2+} 通道 D.阻断 Na^+ 通道

5.下列关于肺泡表面活性物质的说法,错误的是( )。

A.保持大小肺泡容积相对稳定 B.降低肺泡表面张力,降低肺顺应性

C.减少肺间质和肺泡内组织液生成 D.它是一种脂蛋白复合物

6.二氧化碳在血液中的运输方式主要是( )。

A.溶解在血浆中 B.与血红蛋白结合

C.以碳酸氢盐的形式 D.以上均是

7.人体维持基本正常的呼吸节律是靠( )。

A.延髓 B.脑桥

C.大脑皮层 D.延髓与脑桥

8.心室肌有效不应期的长短取决于( )。

A.动作电位 0 期去极的速度 B.阈电位水平的高低

C.动作电位 2 期的长短 D.动作电位复极末期的长短

9.下列关于冠脉循环的解剖生理特点,叙述错误的是( )。

A.毛细血管丰富,与心肌纤维数的比例为1:1

B.各冠状血管之间有吻合支存在

C.血流丰富,60~80 ml/(100 g·min)

D.心肌血流分布均匀

10.眼科手术中可引起心功能过缓甚至停搏的反射是( )。

A.眨眼反射 B.眼心反射

C.眼睑反射 D.瞳孔对光反射

11.肝的( )生理功能与临床麻醉无关。

A.血液贮存和血液净化 B.胆红素代谢

C.蛋白质代谢 D.凝血和纤维蛋白溶解作用

E.生物转化作用

12.下列关于肝功能异常与麻醉关系的叙述,不正确的是(　　)。

A.肝功能异常麻醉难度增加　　　　　　B.肝功能异常应禁麻醉和手术

C.可能发生凝血机制障碍　　　　　　　D.麻醉前准备中应注意对肝功能的维护和改善

E.可影响某些麻醉药物的代谢

13.麻醉对肾功能的影响主要是(　　)。

A.麻醉药通过循环功能障碍的间接影响作用

B.麻醉药可直接影响肾小管对钠的主动转运

C.麻醉手术使机体产生应激反应

D.麻醉药直接使肾血管收缩

E.麻醉药直接影响肾的浓缩与稀释功能

14.临床最常用于测量肾小球滤过率的物质是(　　)。

A.碘特锐　　　　　B.内生肌酐　　　　　C.尿素　　　　　　D.菊粉

E.葡萄糖

15.肾小球滤过率是指(　　)。

A.单位时间内每肾生成的超滤液量

B.单位时间内肾生成的终尿量

C.单位时间内两肾生成的超滤液量

D.单位时间内两肾生成的终尿量

E.每小时肾脏滤过的尿量

16.下列麻醉药对内分泌功能影响最大的是(　　)。

A.乙醚　　　　　　B.恩氟烷　　　　　C.氧化亚氮　　　　　D.硫喷妥钠

E.异丙酚

17.下列关于低温对机体循环系统的影响,叙述错误的是(　　)。

A.抑制窦房结功能　　　　　　B.减慢传导

C.心排血量增加　　　　　　　D.心率减慢

E.心肌耗氧量减少

【多项选择题】

18.下列与小儿呼吸系统生理相符的是(　　)。

A.头大,颈短,舌大　　　　　　　B.咽喉狭窄,声门列高

C.主要经鼻呼吸　　　　　　　　D.呼吸方式为胸式呼吸,肺活量大

E.通过增加呼吸频率来增加通气量

19.气管内全身麻醉是肾衰竭患者最常选用的麻醉方法,选药原则包括(　　)。

A.对循环和代谢影响小　　　　　　B.可控性好

C.时效短　　　　　　　　　　　　D.保证重要脏器的氧和能量供需平衡

E.以上都不是

20.孕妇应用麻醉药及麻醉性镇痛药必须慎重考虑(　　)。

A.给药时间　　　　　　　　　B.给药剂量

C.胎儿情况　　　　　　　　　D.给药方式

E.母体情况

测评分析

题号	答案	考点分析
1	B	考查神经细胞生物电形成的机制和特点
2	A	考查意识的内容
3	D	考查疼痛的发生机制
4	D	考查麻醉药物对躯体运动的影响
5	B	考查肺表面活性物质
6	C	考查二氧化碳的运输
7	A	考查呼吸系统的中枢调节
8	D	考查心肌生物电活动
9	D	考查冠脉循环
10	B	考查心血管反射
11	A	考查肝的主要功能与麻醉问题
12	B	考查肝功能不全患者的麻醉问题
13	A	考查麻醉期间肾功能的变化
14	B	考查肾小球滤过功能的评估
15	C	考查肾功能及其评估
16	A	考查麻醉药物对内分泌功能的影响
17	C	考查低体温对机体的影响
18	ABCE	考查婴幼儿生理特点
19	ABCD	考查肾功能不全的麻醉问题
20	ABCDE	考查麻醉药对母体和胎儿的影响

考点一 神经系统

重要知识点一 神经细胞生物电形成的机制与特点

(一)静息电位

静息状态下神经细胞膜两侧的电位差称为静息电位。

(1)表现:膜内电位为负,膜外为正。细胞在静息时保持稳定的内负外正的状态称为极化。

(2)机制:K^+的平衡电位。

(二)动作电位

神经细胞在静息电位基础上发生的迅速可传播的膜内外电位的倒转和复原称为动作电位。动作电位是神经细胞兴奋的标志。

(1)表现:极化→去极化→反极化→复极化→超极化→恢复。

(2)机制:当细胞受到阈刺激或阈上刺激时,细胞膜对 Na^+的通透性增加,Na^+大量内流,膜迅速去极化。Na^+通道很快关闭,膜对 K^+通透性逐渐增加,K^+外流而出现复极相。

(3)特点:①全或无;②不衰减式传导;③有不应期;④不能总和。

(三)静息电位和动作电位的特征比较

(1)静息电位特性:等级性;电位电紧张扩布;可以总和(时间性总和、空间性总和)。

(2)动作电位特性:全或无;不衰减的传导;有不应期,不能总和。

重要知识点二 意识

(一)概念

意识是机体对自身和环境的感知。

(二)分类

(1)意识内容:意识内容包括语言、思维、学习、记忆、定向和感情。人意识内容的核心是语言和思维,其中语言是意识内容的外在表现,思维是随语言的发生而发展起来的,亦是语言在脑内形成的活动过程。

大脑皮层是意识内容形成的器官。大脑皮层两半球的高级功能具有明确的分工、高度的可塑性,且相互制约与补偿,这是人类意识内容活动的基本规律。

大脑两半球中,语言功能占优势的半球称为优势半球,大部分人的语言中枢位于左半球;而右半球在非词性的认识功能方面起着主导作用。

(2)觉醒:觉醒是大脑意识内容活动的基础。当脑干网状结构上行激动系统传入冲动激活大脑皮层,使其维持一定的兴奋状态时机体表现为觉醒。全身麻醉药能使意识消失,既抑制了大脑皮层,又抑制了脑干网状结构上行激动系统的功能。

(三)意识的特征

(1)意识是神经系统的功能活动。凡是具有神经系统的生物体就能从外表觉察意识的存在。

(2)意识具有主观能动性。意识可以控制行为。

(3)意识具有易变性。一个人在不同时间的意识程度存在差异。

(4)意识以感觉为先决条件。各种原因使感觉传入冲动减少或缺乏时均可导致意识水平降低。

(5)意识以记忆为先决条件。记忆是将体外的信息储存于脑内,机体正是在这种往事回忆的基础上来计划未来的行动。

(四)意识的产生机制

1.觉醒状态

(1)皮层觉醒:皮层觉醒是指人对外界刺激产生反应时,具有清晰的意识内容活动和高度的机敏力,它有赖于上行投射系统的活动来维持。上行投射系统包括特异性上行投射系统和非特异性上行投射系统。特异性上行投射系统是经典的感觉传导通路的总和,主要包括传导头面部和躯体的浅感觉、深部感觉、听觉、视觉和内脏感觉的特殊传导纤维。非特异性上行投射系统包括上行网状激活系统和上行网状抑制系统。上行网状激活系统能提高大脑皮层的兴奋性,是维持觉醒和产生意识状态的基础。上行网状抑制系统则对大脑皮层的兴奋起抑制作用或改变大脑皮层正常兴奋水平。两者相互作用,可确保意识内容活动的产生。

(2)皮层下觉醒:皮层下觉醒是指觉醒、睡眠交替出现的周期及情绪、自主神经功能和内分泌功能等本能行为。皮层下觉醒的维持包括下丘脑的生物钟、脑干网状结构上行投射系统和下丘脑的行为觉醒。

2.学习和记忆

学习和记忆是意识内容的组成部分,是两个相互联系的神经过程。

(五)意识障碍

意识障碍是指大脑功能活动变化所引起的不同程度的意识改变。

(1)意识内容改变为主的意识障碍:谵妄状态和醒状昏迷。

(2)觉醒状态改变为主的意识障碍:嗜睡、昏睡、意识模糊和昏迷。

💡 **易错警示**

【例题】意识障碍中最严重的一个等级是( )。

A.嗜睡　　　　B.意识模糊　　　　C.昏睡　　　　D.昏迷

E.谵妄

意识障碍可由各种病因所致的脑功能抑制引起,脑功能抑制的程度与致病因素的性质、程度、持续时间有关,也与意识障碍的程度密切相关。意识水平障碍为主的意识障碍以精神活动的普遍抑制为特征。其按程度分为嗜睡、意识模糊、昏睡、昏迷、谵妄等。

【答案】D。解析:(1)嗜睡:这是最轻的意识障碍,是一种病理性倦睡,患者陷入持续的睡眠状态,可被唤醒,并能正确回答和做出各种反应,但当刺激去除后很快又再入睡。

(2)意识模糊:这是意识水平轻度下降,较嗜睡更深的一种意识障碍。患者能保持简单的精神活动,但对时间、地点、人物的定向能力发生障碍。

(3)昏睡:这是接近于人事不省的意识状态。患者处于熟睡状态,不易唤醒。虽在强烈刺激下可被唤醒,但很快又再入睡,醒时答话含糊或答非所问。

(4)昏迷:这是严重的意识障碍,表现为意识持续的中断或完全丧失。按其程度分为三个阶段。①轻度昏迷:意识大部分丧失,无自主运动,对声、光刺激无反应,对疼痛刺激尚可出现痛苦的表情或肢体退缩等防御反应。角膜反射、瞳孔对光反射、眼球运动、吞咽反射等可存在。②中度昏迷:对周围事物及各种刺激均无反应,对于剧烈刺激或可出现防御反射。角膜反射减弱,瞳孔对光反射迟钝,眼球无转动。③深度昏迷:全身肌肉松弛,对各种刺激全无反应。深、浅反射均消失。

(5)谵妄:这是一种以兴奋性增高为主的高级神经中枢急性活动失调状态,表现为意识模糊、定向力丧失、感觉错乱、躁动不安、言语杂乱等。

重要知识点三　疼痛

(一)概念

(1)疼痛:疼痛是一种与组织损伤或潜在的损伤相关的不愉快的主观感觉和情感体验,是大多数疾病的共有症状,为人类共有且差异很大的一种不愉快的感觉,包括痛觉和痛反应两种成分。

(2)痛觉:痛觉是指躯体某一部分厌恶和不愉快的感觉,主要发生在大脑皮层。

(3)痛反应:痛反应的发生与中枢神经系统的各级水平有关,主要有屈肌反射、腹肌紧张性增强、心率加快、外周血管收缩、血压升高、呼吸运动改变、瞳孔扩大、出汗、呻吟、恐惧、烦躁不安和痛苦表情等。

(二)急性疼痛和慢性疼痛

(1)急性疼痛:又称为生理性疼痛,是由伤害性刺激作用于机体的伤害性感受器引起的一种基本感觉。刺激存在时痛觉发生,刺激停止时痛觉消失,对机体具有警戒作用。

(2)慢性疼痛:又称为病理性疼痛,伴有明显的组织损伤、炎症或神经系统病变,刺激消失时仍可出现疼痛。

(三)生理意义

疼痛为机体提供受到伤害的警报信号,使机体迅速做出逃避或防御反应。但严重的疼痛给患者带来痛苦,医生常以疼痛作为诊断疾病的依据之一,并尽力为患者消除疼痛或减轻痛苦。手术也必须在消除或减轻疼痛的情况下才能进行。

(四)疼痛的发生机制

(1)伤害感受器:伤害感受器是产生痛觉信号的外周换能装置,主要是游离神经末梢。其可分为三类:①机械伤害性感受器,主要分布于皮肤,有多类传入纤维,包括 A_δ 和 C 类,仅对施加于感觉野上的重压起反应;②机械温度型伤害性感受器,主要分布于皮肤,属 C 类传入纤维,对机械刺激能做出中等反应,但对温度刺激则发生随温度递增的强反应;③多觉型伤害性感受器,遍布于皮肤、骨骼肌、关节、内脏器官,数量多,对强的机械、温度和化学致痛刺激敏感,传入纤维为 C 类。

(2)传入通路:痛觉信息进入痛觉的初级中枢脊髓背角后,经脊髓丘脑束、脊髓网状束、脊髓中脑束、脊颈段和三叉丘脑束等上行传导通路将信息传达到丘脑进行加工,伤害性信息最后到大脑皮层产生痛觉。

(3)下行抑制系统:在中枢神经系统内有一个以脑干中线结构为中心,由许多脑区组成的调制痛觉的下行抑制系统。它主要由中脑导水管周围灰质(PAG)、延髓头端腹内侧核群(中缝大核及邻近的网状结构)和一部分脑桥背侧部网状结构(蓝斑核群)的神经元组成,它们的轴突主要经脊髓背外侧束(DLF)下行,对脊髓背角痛觉信息传递产生抑制性调制,在脑干水平也抑制三叉神经脊核痛敏神经元的活动。

(五)疼痛的测定与评估

(1)正常人:正常人疼痛的测定一般采用机械压力、温度和电刺激等作为伤害性刺激,观察痛觉阈、耐痛阈和痛反应阈。

(2)临床测定:患者疼痛的测定临床上只能采用由患者主观判定的各种量表,常用的有视觉模拟评分法、口述描绘评分法、数字评分法、疼痛问卷表、行为疼痛测定法、生理生化指标测定法和手术后疼痛评分法等,其中最常用的是视觉模拟评分表(VAS)。

(六)麻醉镇痛及其镇痛机制

(1)针刺镇痛:针刺镇痛的作用机制主要是通过兴奋Ⅱ和Ⅲ类传入纤维,其传入信号在中枢神经系统内与痛信号相互作用,并经加工和整合,产生镇痛效果。

(2)经皮电刺激神经镇痛:经皮电刺激神经镇痛是用表面电极直接刺激皮肤兴奋 A 类纤维,其传入冲动引起脊髓背角伤害性神经元抑制。

(3)镇痛药:镇痛药是指主要作用于中枢神经系统、选择性抑制痛觉的药物,典型的镇痛药为阿片样物质,如吗啡、可待因、哌替啶、芬太尼、美沙酮等,镇痛机制尚未完全被阐明。

(4)全麻药物:大多数人认为全麻药物的镇痛机制是麻醉药物作用的主要部位为细胞膜上的蛋白质,特别是离子通道、膜受体和酶系统。镇痛机制可能主要是影响了中枢神经系统内疼痛调制系统的功能。

(5)局麻药:局麻药是一类能阻断神经冲动的发生和传导的药物,对任何神经都有阻断作用。局麻药引起 Na^+ 通道失活和阻滞 Na^+ 内流,使动作电位不能产生或膜的去极化速率和幅度受限,膜电位达不到阈电位,导致兴奋阈升高、动作电位幅度降低、传导速度减慢、不应期延长,从而影响神经冲动的发生和传导。

重要知识点四 神经－肌肉接头的兴奋传递和功能检测

(一)兴奋传递过程

神经–肌肉兴奋传递是通过轴突末端释放乙酰胆碱、作用于肌膜上的乙酰胆碱受体改变其离子通道,引起膜的电位变化使肌膜去极化,进而触发了兴奋–收缩耦联,引起肌纤维收缩。

(二)功能检测

神经–肌肉接头的兴奋传递功能的检测可根据临床特征和肌肉活动的电位变化（如肌电图)来检测神经–肌肉传递功能。

重要知识点五 肌紧张产生的机制

(一)肌紧张

肌紧张是指在自然环境中因骨骼肌受到重力的持续牵拉引起肌肉的持续收缩,所产生张力时机体得以保持一定的姿势和进行各种复杂的活动。

(二)产生机制

肌梭是肌紧张反射的感受器,当肌肉被拉长时,肌梭也随之被拉长,于是肌梭受到刺激兴奋,经由Ⅰa和Ⅱ类感觉纤维传入中枢(脊髓前角),反射性引起被牵拉收缩,产生肌紧张。

重要知识点六 麻醉药物对躯体运动的影响

(一)全麻药

全麻药主要作用于中枢神经系统,自上而下对各级中枢逐渐产生抑制作用。大脑皮层被抑制后,呈现意识、感觉、随意运动消失。但若皮层下调节运动中枢未被抑制而处于兴奋时,如乙醚麻醉第二期,患者便出现挣扎、乱动、肌肉紧张度增加等现象。当麻醉逐步从大脑皮层向下移行直至脊髓α和γ运动神经元时,开始出现骨骼肌松弛。不同的全麻药对躯体运动和肌肉松弛程度的影响存在差异。

(二)局麻药

不同的局麻药种类和给药途径对躯体运动的影响各异。

(1)椎管内麻醉:椎管内麻醉可使麻醉范围内的肌肉松弛,局麻药主要作用于局部神经组织。

(2)局麻药的剂量:适量的局麻药通常对麻醉范围以外的躯体运动和肌张力无明显作用;倘若用药过多,血液中局麻药的浓度骤然升高,会引起一系列的毒性症状,其中常见的是肌肉震颤和惊厥。

（三）骨骼肌松弛药

骨骼肌松弛药的作用机制主要是竞争性阻滞,少数肌松药是非竞争性阻滞。(图 1-1-2)

（1）竞争性阻滞肌松药的主要作用部位为神经-肌肉接头后膜,主要有非去极化型(如右旋筒箭毒碱、加拉碘铵、泮库溴铵、维库溴铵等)和去极化型(如琥珀胆碱)两类。这些肌松药的分子都具有与乙酰胆碱(ACh)相似的结构,能与终板膜上的 N_2 型胆碱能受体暂时性可逆结合,与 ACh 竞争受体,所不同的是结合后产生的阻滞的方式不同。

（2）非竞争性阻滞肌松药是通过改变受体的功能而产生肌松作用,主要有离子通道阻滞和脱敏感阻滞。①离子通道阻滞:由肌松药直接阻塞离子通道,非竞争性阻滞或影响离子通道的离子流通,使终板膜不能去极化而发生阻滞。抗生素、奎尼丁、三环类抗抑郁药和纳洛酮以及局麻药均可通过离子通道阻滞干扰神经-肌肉传递。②受体脱敏阻滞:终板膜长时间受到 ACh 和其他激动剂作用后,对激动剂开放离子通道的作用不再敏感,如吸入麻醉药氟烷、异氟烷、局部麻醉剂、巴比妥类药物、ACh 受体激动剂、抗胆碱酯酶药、钙通道阻滞剂和多黏菌素等。

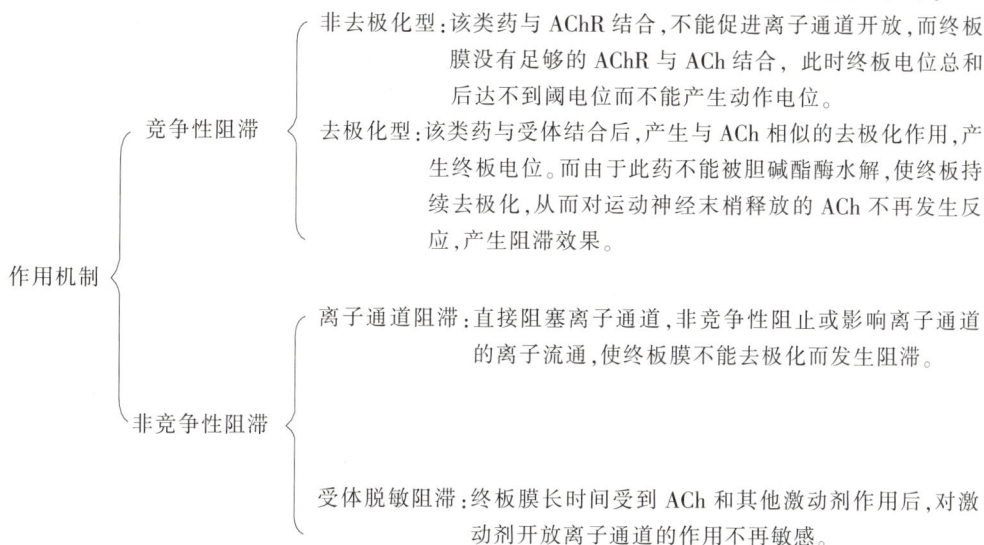

作用机制
- 竞争性阻滞
  - 非去极化型:该类药与 AChR 结合,不能促进离子通道开放,而终板膜没有足够的 AChR 与 ACh 结合,此时终板电位总和后达不到阈电位而不能产生动作电位。
  - 去极化型:该类药与受体结合后,产生与 ACh 相似的去极化作用,产生终板电位。而由于此药不能被胆碱酯酶水解,使终板持续去极化,从而对运动神经末梢释放的 ACh 不再发生反应,产生阻滞效果。
- 非竞争性阻滞
  - 离子通道阻滞:直接阻塞离子通道,非竞争性阻止或影响离子通道的离子流通,使终板膜不能去极化而发生阻滞。
  - 受体脱敏阻滞:终板膜长时间受到 ACh 和其他激动剂作用后,对激动剂开放离子通道的作用不再敏感。

图 1-1-2 肌松药主要作用机制与作用部位

重要知识点七 自主神经系统

（一）自主神经系统的组成

自主神经系统是指支配和调节内脏活动的神经结构,包括传入神经、中枢和传出神经,一般指支配内脏活动的传出神经,分为交感神经和副交感神经。

（二）自主神经系统的主要递质与受体

（1）乙酰胆碱(ACh)及其受体:①交感与副交感神经的节前神经元末梢释放的递质是ACh,神经节内的神经元膜上的受体为胆碱能受体的 N_1 亚型;②支配汗腺、胰腺、骨骼肌和腹腔内脏舒血管的交感神经节后纤维释放的递质是 ACh;③副交感神经节后纤维释放的递质是 ACh,与其相对应的效应器上的受体类型为 M 受体。

（2）去甲肾上腺素及其受体:大多数交感神经节后纤维释放的神经递质是去甲肾上腺素,其受体分为 α 型和 β 型肾上腺素能受体。

(三)自主神经系统的功能

(1)交感神经系统的功能:交感神经具有自发放电活动,维持着静息时的心排血量和器官局部血流量。应激反应时交感神经系统兴奋,使心率增快,心脏的传导加速,心肌收缩力增强,外周静脉收缩,回心血量增加,心排血量增加,血压升高;使皮肤、肠管、肝脏和肾脏的血管平滑肌收缩,血流集中于心脏和脑等重要生命器官;使呼吸中枢兴奋,支气管平滑肌舒张,支气管扩张,通气量增加;使眼睫状肌、胃肠道和泌尿生殖系统括约肌收缩,胃肠道和泌尿生殖系统的平滑肌松弛、功能降低,胃肠道的分泌活动减少;使肾素、抗利尿激素释放,肾上腺髓质分泌去甲肾上腺素和肾上腺增加;使肝脏和肌肉中的糖原水解,脂肪分解,提供更多的葡萄糖和脂肪酸,抑制胰岛细胞分泌胰岛素,胰高血糖素分泌增加,血糖升高,为细胞提供更多的能量,以利于机体兴奋和动员相应的器官应对应激状态。

(2)副交感神经系统的功能:副交感神经系统的作用主要是为机体保存能量储备和维持器官的生理功能,以及应激后机体的复原。副交感神经系统兴奋能抑制交感神经释放去甲肾上腺素,同时副交感神经节后纤维释放乙酰胆碱,使窦房结细胞膜超极化,延缓阈电位恢复,影响另一个动作电位的产生,从而使心率减慢,减弱心房肌的收缩力;使房室结的传导速率减慢,增加房室结的有效不应期,可产生房室传导阻滞;使浦肯野系统的自律性降低,增加心室肌纤颤的阈值;使血管内皮释放一氧化氮,引起血管扩张;使颈动脉窦和主动脉体的化学感受器兴奋;引起支气管、胃肠道和泌尿生殖系统平滑肌收缩,而胃肠道和泌尿生殖系统括约肌松弛,副交感神经过度兴奋时,可引起恶心、呕吐,肠痉挛和大小便失禁;使泪腺、气管、支气管腺体、唾液腺和消化腺分泌增加。

重要知识点八 中枢神经系统对内脏活动的调节

(一)脊髓

脊髓是自主神经调节内脏活动的低级中枢,可完成一些内脏功能的基本反射,如血管张力反射、发汗反射、排尿反射、排便反射、勃起反射、胃肠反射等。

(二)延髓

延髓是生命中枢所在部位,由延髓发出的自主神经支配心脏、支气管、喉头、食管、胃肠道、胰腺和肝及头部所有腺体,可以完成与生命相关的许多反射,如调节心血管活动的加压与降压反射、呼吸调节有关反射、胃肠运动与消化腺分泌反射。延髓还是吞咽、咳嗽、喷嚏、呕吐等反射的整合中枢。

(三)中脑

中脑是瞳孔对光反射的中枢,脑干网状结构中许多神经元通过其纤维下行,调节脊髓的自主性功能。

(四)下丘脑

下丘脑是调节自主神经与内分泌功能的较高级中枢,可使内脏活动和其他生理活动联系起来调节体温、营养摄取、水平衡、内分泌腺的分泌、情绪反应和控制生物节律等生理过程。

(五)大脑皮层边缘系统

该系统功能:①参与控制情绪的发生与表现;②参与调节个体生存和种族延续有关的功能;③参与调节呼吸、心血管活动、胃肠道的运动与分泌活动。

考点二　呼吸系统

重要知识点一　呼吸的过程

呼吸是机体与环境之间进行气体交换的过程,包括内呼吸、外呼吸和气体在血液中的运输。

(一)外呼吸

(1)肺通气:肺泡与外界的气体交换。

(2)肺换气:肺泡与血液之间的气体交换。

(二)气体在血液中的运输

氧气和二氧化碳随血液循环运输到组织的毛细血管。

(三)内呼吸

内呼吸指细胞或组织换气及细胞内的氧化代谢。

重要知识点二　肺表面活性物质(PS)

(一)成分

PS 是一种脂蛋白复合物,由脂质、蛋白质和糖基组成,脂质中磷脂酰胆碱占 70%~80%,主要成分为二棕榈酰磷脂酰胆碱(DPPC)。DPPC 是 PS 降低表面张力的主要成分。

(二)代谢

PS 由肺泡Ⅱ型细胞合成、贮存和释放。分泌到肺泡腔内的 PS 可被Ⅱ型细胞及肺泡巨噬细胞摄取,经气道上移排出或被肺泡液中的酶降解。细胞摄取是主要的清除途径。

(三)生理功能

(1)降低肺泡表面张力,减少吸气阻力,增加肺顺应性。

(2)调整肺泡表面张力,稳定肺泡内压。由于 PS 存在,降低肺泡表面张力的同时,调整表面张力随肺泡面积的变化而变化,使大肺泡表面张力上升而小肺泡表面张力下降,大小肺泡的压力趋于均衡,保持大小肺泡稳定,有利于吸入气体在肺内均匀分布。

(3)减少组织液生成、防止肺泡积液。

(4)PS 还可以吸引单核细胞迁移入肺泡,促进肺泡巨噬细胞的吞噬、杀菌能力,从而有助于加强肺的防御功能。

(四)影响因素

(1)肺机械扩张:促进和调整 PS 释放的主要因素。

(2)体液因素:糖皮质激素可促进胎肺 PS 的合成,加速胎肺的分化成熟过程,对 PS 的生成与释放均有重要作用。

重要知识点三　肺通气的动力和阻力

(一)肺通气的动力

肺通气的原动力来源于呼吸肌的舒张与收缩所引起的胸腔体积改变,通过胸膜腔内压的传递,导致肺内压的变化,克服通气的阻力实现肺通气。

(二)肺通气的阻力

肺通气阻力主要来自肺的弹性阻力和气道阻力。

(1)弹性阻力和顺应性:肺弹性阻力是肺组织抵抗外力、对抗变形的力,肺组织在外力作用下变形的特性称为顺应性(C)。在一定阶段,顺应性与肺扩张呈正变;而当肺容积达到一定程度时则限制其本身进一步扩张,与顺应性呈反变。当肺扩张程度达到50%时,C值最大。

(2)弹性阻力的来源:弹性阻力除来自弹性纤维回缩力外,约2/3来自肺泡液–气界面的表面张力。液体内部的分子所受到的相邻分子的吸引力是对称的,彼此相互抵消;而液体表层分子的四周受力不对称,在垂直于表面向内的方向所受到的吸引力较大,故表面分子有向内运动的趋势,使表面自动地收缩到最小面积。这种使表面自动收缩的力就是表面张力。

💡 易错警示

【例题】人工呼吸的原理是人为造成(   )。

A.肺内压与胸膜腔内压之间的压力差   B.肺内压与大气压之间的压力差

C.胸膜腔内压与大气压之间的压力差   D.呼吸运动

E.肺内压与腹内压之间的压力差

【答案】B。解析:人工呼吸的原理是人为地造成肺内压和大气压之间的压力差,维持肺通气。

重要知识点四 肺通气功能的评价指标

(一)肺的基本容积

肺的基本容积由潮气量、补吸气量、补呼气量、残气量四部分组成。

(1)潮气量:每次呼吸时吸入或呼出的气量称为潮气量(TV)。正常成人平静呼吸时为0.4~0.6 L,平均约为0.5 L。

(2)补吸气量:平静吸气末再尽力吸气,所能增加的吸入气量,称补吸气量(IRV)。正常成人为1.5~2.0 L。

(3)补呼气量:平静呼气末再尽力呼气,所能增加的呼出气量,称为补呼气量(ERV)。正常成人为0.9~1.2 L。

(4)残气量:最大呼气后,肺内仍残留不能呼出的气量,称为残气量(RV)。正常成人为1.0~1.5 L。

(二)肺容量

肺容量由肺的基本容积中的两项或两项以上构成。

(1)深吸气量:补吸气量与潮气量之和,称为深吸气量(IC)。

(2)功能残气量:平静呼气末,肺内所余留的气量,称为功能残气量(FRC),它是补呼气量与残气量之和。正常成人约为2.5 L。

功能残气量的存在有重要的生理意义,它能缓冲呼吸过程中肺泡内氧和二氧化碳分压的急剧变化,从而保证肺泡内和血液中的氧和二氧化碳分压不会随呼吸运动而出现大幅度的波动。

(3)肺活量:尽力吸气后,从肺内所能呼出的最大气量称为肺活量(VC),它是潮气量、补吸气量和补呼气量三者之和。正常成年男性平均约为3.5 L,女性约为2.5 L。

肺活量的大小反映一次呼吸的最大通气能力,是衡量肺静态通气功能的一项重要指标。

(4)肺总量:肺可容纳的最大气体量,称为肺总量(TLC)。它是肺活量与残气量之和。成年男性平均约为5.0 L,女性约为3.5 L。

(三)肺通气量

(1)每分通气量=潮气量×呼吸频率。成人静息每分通气量为 6~8 L,随人体活动量的增加,每分通气量也随之增加。每分静息通气量为基础代谢率的指标。

(2)最大自主通气量:人体在 1 分钟内所能呼吸的最大气体容量。一般以其实测值占预计值的百分比作为判断指标。正常值>75%,其正常界限为 60%,低于59%应视为异常。一般以MVV 40 L 或 MVV 占预计值的 50%~60%作为手术安全指标,低于50%应列为低肺功能,低于30%者,一般应列为手术禁忌证。

(3)用力肺活量(FVC):也称为时间肺活量,是指受试者尽量吸足气,然后尽快呼气且尽量呼完的气体容量。当 FVC<15 ml/kg 时,术后肺部并发症的发生率常明显增加。

(4)用力呼气量:在 FVC 的测定过程中,分别测定最初 3 秒内的呼气量,即为用力呼气量(FEVT)的值,并分别求其各秒气体容量所占最大用力肺活量的百分比。正常情况下,健康成人能在 0.5 s 内呼出 50%~60% FVC,1 s 内呼出 75%~85%FVC,2 s 内呼出 94%FVC,3 s 内呼出97%FVC,其中第 1 秒用力呼气量(FEV)或第 1 秒最大呼气率(也称 1 秒率 FEV)最有临床意义。在大多数阻塞性肺疾病患者中,FEVT/FVC 明显降低,而在限制性肺疾病患者中,该值正常。

(5)用力呼气流量(FEF):FEF25%~75%是在测量 FVC 过程中,呼气在 25%~75% FVC 水平的平均流量,也称为最大呼气中段流率(MMFR)。体重 70 kg 的健康成人正常值为 4.7 L/s。这段肺活量水平的呼气流率是与用力无关的,主要反映肺泡弹性回缩力和气道阻力的情况。阻塞性肺疾病患者通常 MMFR 降低,而在限制性肺疾病患者中,保持正常。

(四)肺泡通气量和无效腔量

(1)无效腔量:未参与气体交换的通气量,称为无效腔量或生理无效腔量。其可分为两部分:①解剖无效腔量,充填传导气道部分的气量;②肺泡无效腔量,肺泡通气良好而相应的血液灌注不良时,气体交换不能充分进行的那部分气量。

肺泡无效腔量的影响因素:①肺泡血液灌注压不足。若患者的生理肺泡无效腔量超过潮气量的 75%时,就会发生严重的肺泡通气不足。②体位的影响。当发生成人呼吸窘迫综合征时,将患者由仰卧位变为俯卧位,会使胸膜腔负压梯度减小,肺内气体的分布变得更为均匀,从而使背侧肺组织的通气得到改善,同时肺内血流又优先分布到背侧肺组织。因此背侧的肺组织通气/血流比率改善,气体交换增加,氧合程度也提高。③无血液灌注的肺泡通气。在肺栓塞、肺毛细血管收缩,或肺泡隔和其中血管广泛性破坏所致肺阻塞性疾患及胸外科手术时,外力引起的肺循环阻塞等使部分肺泡没有血液灌注,肺泡内气体不能进行气体交换而增加肺泡无效腔量。④全麻时,无论自主呼吸还是人工通气,均能使肺泡无效腔量增加,平均增加约 70 ml。

应用面罩等装置进行呼吸,面罩内腔属无效腔,也称为机械无效腔。

(2)肺泡通气量:大约每次呼吸有 2/3 的通气量到达有血液灌注的肺泡参与气体交换,这部分通气量称为肺泡通气量或有效通气量。

重要知识点五　肺的换气

(一)通气与血流比值(V/Q)

(1)概念:通气与血流比值即每分钟肺泡通气量与每分钟肺血流量的比值,可表达肺内所有区域的通气与血流的相关性。

(2)肺内分布:正常条件下 V/Q 在肺内的分布是不均匀的。正常人在直立位由于受重力影响,大部分肺血流分布于肺下部区域;同时在自主呼吸时,大部分潮气量也到达肺下部受重力影响的区域。这样在肺上部,无论通气还是血流均较少;而在肺下部,通气和血流均较多。因此 V/Q 比值在肺上部偏高,在肺下部偏低。这表明在肺上部相对灌注不足,下部相对通气不足。理想的 V/Q 的比值为 1,大约出现在第三肋骨水平。高于此水平,V/Q 的比值大于 1,而低于此水平,V/Q 的比值小于 1。正常人总的 V/Q 比值为 0.84,这是肺的不同区域、高低不等的 V/Q 比值的综合结果。

(3) V/Q 失调类型:无效腔效应(V/Q>1.0)和分流效应(V/Q<1.0)。

(4) V/Q 失调时的调节:当 V/Q 增高时,该区肺泡的 PCO_2 降低,产生低碳酸血症,并引起细支气管收缩,减少通气使 V/Q 降低。在 V/Q 降低时,由于肺泡低氧引起缺氧性肺血管收缩,使该肺血流明显减少。

(二)肺内分流

(1)概念:肺内分流是指由于不同的原因,肺内血流未经氧合便直接与已氧合的动脉血相混合,使血氧下降,其性质类似先天性心脏病患者的"右向左分流",但发生在肺内,故为肺内分流,也称为静脉血掺杂。

(2)生理性肺内分流:正常支气管静脉和心最小静脉的血不经气体交换,直接进入右心,形成肺内分流,但其量占心排血量的 2%以下。

(3)病理性肺内分流:换气障碍中最严重的一种。气道梗阻、肺炎、肺不张、肺水肿等凡使毛细血管内血流不能与肺泡气进行交换,即血流未能获得氧合、动脉化,均可形成肺内分流。严重肺内病变时,肺内分流可占心排血量的 30%~50%,患者出现严重低氧血症与发绀,一般经吸氧不能纠正。

(三)肺内弥散

(1)影响因素:肺泡和血液间的气体交换决定于气体的分压差、肺血流速度、肺泡–肺毛细血管壁的厚度及肺泡总面积和气体弥散能力。此外,肺泡弥散量的变化,可随肺的生长发育而增加,儿童的弥散量小于青年人。老年人有肺泡退行性病变及肺气肿,也使氧的弥散量减少。男性肺泡面积较女性大,故弥散量大于女性。深吸气可扩张毛细血管,增加肺血容量,使弥散量增加。仰卧位时弥散量大于直立位,运动时弥散量大于静息时。

(2)通气不足:首先表现为缺氧,严重气道阻塞才兼有二氧化碳蓄积。发生肺间质纤维化、肺水肿、肺淤血,或弥散面积缩小(肺气肿、肺不张、肺组织病变)时,均存在不同程度的弥散障碍。

(3)麻醉的影响:在吸入挥发性麻醉药时,由于麻醉气体占有一定的分压,使吸入气中氧的分压相对减少,因此同时给以吸氧,是有效增加氧分压的措施。但麻醉过程中出现呼吸抑制引起潮气量不足,只要肺泡内氧分压不低于 60 mmHg(8 kPa),则氧的弥散可不受影响。但肺泡二氧化碳分压很快升高,与血中二氧化碳分压水平相差无几,使其发生弥散障碍,很容易造成二氧化碳蓄积。所以麻醉中,二氧化碳蓄积远较缺氧多见。

重要知识点六 氧的运输

(一)氧的运输方式

(1)物理溶解方式:氧物理溶解在血液中的含量,受氧分压和溶解系数的影响。

(2)化学结合方式:与血红蛋白(Hb)结合是氧运输的主要方式。氧与血红蛋白结合的反应是可逆性的;一个 Hb 分子可结合 4 个 O_2,结合位点在 Fe^{2+} 上,无电子的变化,故不属氧化还原反应。氧结合解离、氧饱和度改变主要受血液中氧分压的控制和调节。

(二)氧合血红蛋白解离曲线

氧合血红蛋白解离曲线反映 Hb 与氧分子结合或分解的能力。Hb 与 O_2 结合的饱和度主要取决于 PaO_2，并呈正相关，显示呈 S 形曲线。

(1)上部较平坦，说明 PaO_2 较高，使 Hb 充分摄氧并与之结合，相当于 PaO_2 在 60~100 mmHg 之间，尽管 PaO_2 有很大变动，但对血氧饱和度(SaO_2)的影响很小。

(2)当 PaO_2 在 60 mmHg 以下时，曲线的坡度陡直即 PaO_2 轻度下降，就能促使大量氧与 Hb 解离，SaO_2 下降显著。

(3)当 PaO_2 在 10~40 mmHg 时，坡度更陡。这种特点有利于组织摄氧，特别是当组织代谢活跃、氧需求增加时。当 PaO_2 轻度上升，会产生大量氧合血红蛋白，这有利于血液在肺的氧交换。此时吸入少量氧，SaO_2 明显升高。

(三)P_{50} 及其意义

(1)概念：P_{50} 是指在血液 pH 为 7.40、$PaCO_2$ 为 40 mmHg、温度为 37 ℃条件下，SaO_2 为 50% 时的 PaO_2，正常人约为 26.6 mmHg。

(2)意义：反映 Hb 与氧的亲和力。P_{50} 值增大表明曲线右移，Hb 与氧亲和力降低；如其值减少则曲线左移，则表明 Hb 与氧的亲和力增加。

(四)影响氧离曲线的因素

氧离曲线受血液的 $PaCO_2$、H^+ 浓度(pH)及温度、吸入麻醉药、2,3-二磷酸甘油等因素影响。

波尔效应：由于 $PaCO_2$、pH 的变化而引起的氧离曲线的移动，即 pH 每降低 0.10，P_{50} 可增大 15% 左右。

重要知识点七　二氧化碳的运输

(一)运输方式

(1)物理溶解：以物理溶解状态存在于血液中的 CO_2，只占血内 CO_2 总量的 5%。

(2)化学结合：CO_2 与血液中某种化学物质结合后进行运输，体内运输 CO_2 的主要方式有以下两种。①碳酸氢盐(HCO_3^-)的形式：溶解于血浆中的 CO_2 大部分扩散入红细胞，在碳酸酐酶作用下，迅速与 H_2O 结合，形成 H_2CO_3，继后解离为 H^+ 和 HCO_3^-，后者约占动脉血总量的 88%。②与 Hb 结合，形成氨基甲酰血红蛋白。虽然仅占血液中 CO_2 总量的 7%，但由于其具有可变和易于交换的特性，在 CO_2 运输中起重要作用。

(二)CO_2 解离曲线

CO_2 解离曲线是表示血液中的 CO_2 含量与 $PaCO_2$ 关系的曲线。在生理范围内的 $PaCO_2$(30~50 mmHg)条件下，血液 CO_2 含量与 $PaCO_2$ 呈线性正相关。

Haldane 效应：CO_2 解离曲线的位置直接受血红蛋白氧合程度的影响。在任何 CO_2 分压下，脱氧血红蛋白和 CO_2 的亲和力均高于氧合血红蛋白。即当血红蛋白饱和时，CO_2 解离曲线便右移；当氧合血红蛋白脱氧时，CO_2 解离曲线便左移。

重要知识点八　呼吸的中枢调节

(一)延髓中枢

延髓呼吸中枢分别管理吸气和呼气动作，故又可分称为吸气中枢和呼气中枢，是调控呼吸节律最基本的中枢。

(1)吸气中枢主要在延髓网状结构的背侧，称为背侧呼吸组(DRG)。DRG 是基本自主呼吸节律的起源部位,在功能上相当于呼吸系统的起搏器。在所有外周和中间神经元被切断或阻滞后,DRG 的节律性活动仍在进行,产生不规则的喘息样呼吸。

(2)腹侧呼吸组(VRG)是呼气相调控中枢,位于延髓网状结构的腹侧。吸气相和呼气相神经元存在交互抑制或负反馈。当 DRG 产生吸气性神经冲动时,发生吸气动作,然后 DRG 冲动被一个交互抑制的 VRG 冲动所阻止。这种 VRG 冲动传导抑制了吸气相时肌肉的进一步收缩,发生被动呼气运动。

(二)脑桥中枢

脑桥中枢发布起源于延髓的信息。

(1)长吸中枢位于脑桥的中部或下部。当其兴奋时,该中枢产生神经冲动至吸气性 DRG 神经元,产生吸气动作。

(2)呼吸调整中枢位于脑桥上部臂旁内侧核和相邻的 Kolliker-Fuse 核。如将此部分损毁,可出现呼吸频率下降伴潮气量增加,如果再切断双侧迷走神经,将出现长吸呼吸。这说明,该呼吸调整中枢的基本功能是限制吸气深度。

重要知识点九 牵张反射

(一)概念

肺扩张或缩小而引起呼吸反射性变化,此种反应也称为赫-布氏反射。

(二)感受器

肺泡壁分布牵张感受器,当吸气肺膨胀时,感受器被刺激产生冲动,沿迷走神经上传至呼吸中枢(延髓)和长吸中枢,抑制吸气中枢兴奋,反射地引起呼气,称为牵张反射。相反,肺缩小时能反射性地引起吸气,称为缩小反射。

(三)麻醉的影响

全身麻醉时,可利用牵张反射诱发或抑制呼吸。当牵张及缩小感受器受到较长时间的刺激时,呼吸中枢由兴奋逐渐转为抑制。如全麻时给予过度张肺使呼吸受到抑制,以便进行控制呼吸。

临床上,肺的气道牵张感受器受到刺激的情况见于肺水肿和肺不张。一些药物如乙酰胆碱、毛果芸香碱和组胺剂量大到足以降低肺顺应性时,也能加强牵张反射。牵张反射的重要作用在于减少潮气量,并代偿性增加呼吸频率,因此在上述情况下,多出现浅快呼吸。

重要知识点十 呼吸的化学因素调节

(一)外周化学感受器

外周化学感受器由颈动脉体和主动脉体组成。颈动脉体位于颈总动脉的分叉处,有重要的呼吸调节功能。主动脉体聚集在主动脉弓及其分叉处,有重要的循环调节效应。由颈动脉体发出的神经冲动通过舌咽神经传到呼吸中枢。主动脉体发生的神经冲动通过迷走神经到达延髓中枢。当 PaO_2 下降时将引起颈动脉体和主动脉体的冲动,但颈动脉体和主动脉体对 SaO_2 或 CaO_2 的下降不敏感。这种依赖于低氧来刺激通气的 PaO_2 值在 65 mmHg 以下。一旦 PaO_2 值超过 60~65 mmHg,则通气活动将减少。

颈动脉体对 pH 和 $PaCO_2$ 的变化也很敏感,但是这种反应是次要的。这些感受器兴奋通气的效应使通气频率和潮气量增加,同时发生血流动力学的变化,包括心动过缓、高血压、细支气管紧张性增加和肾上腺分泌增加。

(二)中枢化学感受器

中枢化学感受器位于第四脑室侧壁和延髓表面腹外侧面,靠近或接触脑脊液,对 H^+ 浓度特别敏感。CO_2 对中枢化学感受器的刺激作用也是通过与 H_2O 反应形成碳酸,然后分解为 H^+ 和 HCO_3^- 发挥效应,CO_2 对这些化学感受器几乎无直接的刺激作用。

(三)CO_2 对呼吸的调节

CO_2 的增加比代谢产生动脉血 H^+ 浓度的增加对通气刺激更为强烈。CO_2 比 H^+ 更容易通过血脑屏障,脑脊液、脑组织和颈静脉血中的 PCO_2 会迅速增高到 $PaCO_2$ 水平。一旦 CO_2 进入脑脊液中,即产生 H^+,使脑脊液 H^+ 浓度升高,因为 H^+ 不易通过血脑屏障,导致脑脊液中 H^+ 浓度明显高于血中浓度。

重要知识点十一 麻醉对呼吸的影响

(一)麻醉药对呼吸的抑制

吸入麻醉药和静脉麻醉药都是肺通气抑制药,吸入麻醉药如氟烷、恩氟烷、地氟烷均使自主呼吸的患者潮气量减少,呼吸浅快。以恩氟烷的肺通气抑制作用最强,NO_2 不抑制二氧化碳通气反应,但以上吸入麻醉药包括 NO_2 都抑制低氧血症通气反应;硫喷妥钠和异丙酚抑制呼吸作用均强,对二氧化碳通气反应的抑制程度与注射速度和剂量正相关。麻醉性镇痛药几乎对呼吸都有不同程度的抑制,且与剂量正相关,均有抑制低氧血症通气反应。其他的气道反应,如对气道梗阻和咳嗽的敏感性在麻醉期间有所降低,麻醉期间呼吸形式较清醒时规律。

(二)麻醉药对通气血流灌注比的影响

在全麻自主呼吸情况下,气体分布即被损害;在机械通气伴局部肺组织通气减少的情况下,气体的分布进一步恶化。在这些肺组织内,出现肺膨胀不全,同时缺氧性肺血管收缩(HPV)的代偿,又被低浓度的吸入性麻醉药所抑制,从而使麻醉的患者无效腔量和肺内分流都有所增加,导致动脉血二氧化碳分压增加和氧分压降低。在麻醉中常使用混入纯氧的空气($FiO_2>0.3$),以保证患者安全。

(三)麻醉药对气体交换和运输的影响

麻醉期间气体交换受到损坏;氧运输也可因心排血量下降而受损。但氧供的降低可因代谢率下降而被补偿。过度通气可通过降低 $PaCO_2$ 致氧离曲线左移而减少氧供,并可引起组织血管收缩,进一步减少组织供氧。术后阶段常出现寒战,引起氧耗的显著增加,加重低氧血症。

考点三 麻醉与循环

重要知识点一 心肌生物电活动

(一)快反应细胞(工作细胞)

(1)静息电位:静息膜电位为 $-90\sim-80$ mV,这是离子在细胞膜两侧分布不同的结果,细胞内 K^+ 浓度比细胞外高,K^+ 从细胞内通过细胞膜进入细胞外,由于 K^+ 的运转,细胞内带负电而细胞外带正电,因此静息电位主要取决于跨细胞膜的 K^+ 浓度梯度。

(2)动作电位:动作电位分为 5 相。

0 相:除极开始,细胞膜的闸门机制——Na^+ 快通道瞬时开放(约 1 ms)。Na^+ 快通道为双重门结构,当膜电位达到 $-70\sim-60$ mV 时激活细胞外侧的 m-门(活性门)开放,由于 Na^+ 的浓度梯度及细胞的电荷势能梯度,使 Na^+ 迅速进入细胞内,此时带正电荷的离子从细胞外流向细胞内,细胞内呈正电(约+30 mV),而细胞外呈负电,此时的动作电位称为 0 相,相当于心电图的 QRS 波。当膜电位达到+30 mV 后,细胞内侧的 h-门(非活性门)关闭,阻止 Na^+ 继续内流(抑制钠通道),从而有效地结束 0 相。在膜电位处于 0 时,没有电势能促进 Na^+ 进入细胞,但浓度梯度差的作用仍使 Na^+ 进入细胞内,使细胞内产生正电荷。此 Na^+ 快通道可以被河豚毒阻断。

1 相:快通道关闭后,随着 Na^+ 内流减慢,细胞内正电荷减少,复极化过程开始,称为 1 相。

2 相:复极化的 1 相和平台期的 2 相主要由 Ca^{2+} 通过 L 型电压依赖的慢通道内流而产生,也有少量 Na^+ 由此慢通道内流。在去极化阶段,膜电位达到-30 mV 时,慢通道被激活,Ca^{2+}(Na^+)开始顺其浓度梯度内流。随着 Ca^{2+} 的内流,触发肌浆网释放更多的钙离子,促使细胞内游离 Ca^{2+} 结合收缩蛋白,产生收缩力。2 相时,动作电位接近于等电位,细胞仍处于除极状态,相当于心电图的 ST 段。

3 相:3 相为快速复极化阶段,相当于心电图的 T 波。此时,K^+ 通透性增加,并沿浓度梯度向细胞外流出,致使细胞内电位又呈负电,膜电位降至静息膜电位,慢钙通道和快钠通道被关闭,细胞处于绝对不应期,新的刺激也不能引起细胞去极化反应。

4 相:复极化完成时,细胞膜电位接近于-90 mV,但细胞膜内外离子分布与去极化前不同,因为 Na^+ 进入细胞,而 K^+ 流出细胞,结果使细胞内 Na^+ 浓度较高,而 K^+ 浓度较低。在 4 相时,由于细胞膜上依赖 ATP 酶的钠泵的作用,使 Na^+ 从细胞内流出,并将 K^+ 带入细胞内(3:2 的比例),恢复去极化前的离子状态。去极化开始时的静息膜电位(4 相)水平,是决定电活动向其他细胞传导的重要因素。4 相电位负值越小,0 相升高速度越慢。

(二)慢反应细胞

(1)静息电位:对慢反应动作电位而言,细胞的静息膜电位大约是-60 mV。

(2)动作电位:快 Na^+ 通道缺乏活性,去极化的产生机制类似于快反应动作电位的 2 时相,主要是 Ca^{2+} 和 Na^+ 的缓慢内流。

起搏细胞的动作电位和心肌细胞明显不同,具有自律性。动作电位的一个重要特点是 4 相不在一恒定的水平,有一缓慢的自主去极化,称为前电位或起搏电位。4 相时少量的 Ca^{2+} 和 Na^+ 进入细胞,K^+ 外流减少,静息膜电位负值减小。4 相的坡度是影响电活动频率的一个重要因素。坡度越陡,则起搏细胞的激动频率越快;反之,坡度越小,频率越慢。兴奋交感神经系统(或儿茶酚胺释放增加)使 4 相坡度变陡,自律性增强;兴奋副交感神经系统则结果相反。常用的抗心律失常药,如利多卡因、普鲁卡因胺、奎尼丁和苯妥英钠等均能使 4 相坡度减小,即舒张期自动去极化频率降低。

💡 易错警示

【例题】奎尼丁可抑制下列哪种通道使心肌兴奋性降低?( )

A.Ca^{2+} B.K^+

C.Mg^{2+} D.Cl^-

E.Na^+

抗心律失常药根据药物不同的电生理作用分为四类,各类的作用机制不同,分别抑制不同的离子通道,故易选错。

【答案】E。解析:奎尼丁属于Ⅰ类药物。Ⅰ类药物作用机制是阻滞快钠通道,降低 0 相上升速率(Vmax),减慢心肌传导,有效地终止钠通道依赖的折返。

重要知识点二 心动周期

(一)概念

每一次心房和心室收缩和舒张的过程即构成一个心动周期。

(二)过程

每一个心动周期中,先见两心房收缩,继而心房舒张;当心房开始舒张时,两心室也几乎同时收缩;然后心室舒张,接着心房又开始收缩。成人心率若为每分钟 75 次,则每一心动周期平均为 0.8 s。若心率增快,心动周期即缩短,且舒张期的缩短更为显著。若心率增快达 180 次/分,心动周期明显缩短,为 0.33 s,特别是舒张期缩短更多,致使心室充盈大为减少,心排血量明显下降。

(1)等容收缩期:相当于心电图 R 波顶峰时心室开始收缩,室内压力升高。由于房室瓣和半月瓣均关闭,心室肌纤维长度和容积均未改变,仅有压力或张力的变化,故称为等容收缩期。

(2)快速射血期:当心室继续收缩,室内压力不断升高,超过主动脉压和肺动脉压,使半月瓣开启,心室内 2/3 的血量迅速射入主动脉和肺动脉,室内容积迅速下降,此期历时约 0.11 s。

(3)减慢射血期:当主动脉和肺动脉压力曲线达最高峰时,心室开始舒张,血流继续从心室流向主动脉和肺动脉,但流速减慢,故称为减慢射血期。心室容积继续下降到最低值,此期历时 0.14 s。

(4)舒张前期:心室舒张开始,心室内压力急骤下降,当主、肺动脉压超过心室内压,两侧半月瓣关闭,产生第三心音,此期历时 0.03 s。

(5)等容舒张期:当主动脉瓣关闭后,由于动脉弹性回缩,主动脉压下降后又回升,当心室内压力继续下降到达低于心房内压时,房室瓣开放。从半月瓣关闭到房室瓣开放,心室内压力迅速下降,心室内容量变化很小,故称为等容舒张期,历时 0.06 s。在心室射血期中,心室射出的血量相当于舒张期容积的 50%~60%,因而在等容舒张期心室内仍有部分血液。

(6)快速充盈期:在心室舒张期初 1/3 阶段,房室瓣开启后,心室内容积迅速增加,由于心室内压力低于心房内压力,致使心房和大静脉的血液快速大量流入心室,约占整个心室充盈量的 2/3,此期历时 0.11 s。左心室充盈受许多因素的影响,诸如心包膜、心室壁厚度及心肌弛张程度等。

(7)舒张后期(减慢充盈期):静脉回心血液经心房回流入心室的速度逐渐减慢,心室内充盈不断增加,此期历时 0.2 s。

(8)心房收缩期:在心室舒张末期,心房收缩,心房内压升高,进一步将血液挤入心室,心室内容积达最大值。随后心室开始收缩,进入下一个心动周期。

重要知识点三 心排血量

(一)概念

(1)心排血量(CO):一侧心室每分钟射出的血液量。心排血量(CO)=搏出量(SV)×心率(HR),是衡量心脏泵血功能的重要指标。

(2)搏出量(SV):单侧心室每搏输出的血量称为搏出量,是心室舒张末期容量与收缩末期容量之差。

(3)心肌收缩性:排除其他影响因素的前提下,心肌固有的变力性,受细胞内钙离子浓度和心肌顺应性的影响。

(4)心指数:心指数(CI)=CO/体表面积(BSA)。70 kg 成人 CI 为 2.5~3.5 L/(min·m²)。

(二)心排血量的调节

影响心排血量的因素很多,包括静脉回心血量、外周血管阻力、周围组织需氧量、血容量、体位、呼吸方式、心率和心肌收缩性等。但决定心排血量的主要因素是心率和搏出量。

1.心率

心率快慢主要取决于窦房结的自律性。正常青年人为 60~100 次/分,随年龄增长而减慢。公式:正常心率=118 次/分−0.57×年龄。心率受内因和外因的支配。

(1)内因:窦房结的自律性。

(2)外因:神经和体液因素。①交感神经影响心率是通过颈交感神经节(上、中、下星状神经节)和心胸加速神经(胸 1~4),影响窦房结、房室结和心室肌等传导系统。兴奋交感神经,释放去甲肾上腺素,激活 β 受体,使窦房结起搏细胞 4 相去极化坡度增加,从而增快心率。②副交感神经是通过迷走神经分布到窦房结和房室结的神经纤维影响心率。兴奋副交感神经,释放乙酰胆碱,激活 M 型胆碱能受体,使起搏细胞超极化,并减慢 4 相除极速率,4 相去极化坡度减小,从而减慢心率。

心率的改变受两种自主神经的共同支配。在应激状态下交感神经兴奋,则伴有副交感神经的抑制。正常成人在静息状态下以副交感神经支配为主。在某些特定情况下(如心脏移植或药物阻断)去除两类神经的支配后,心脏固有的节律才表现出来,此时心率约为 105 次/分。

2.搏出量

搏出量受心肌纤维缩短程度的影响,是测定心功能的指标之一。决定搏出量的因素有前负荷、后负荷、收缩性和心室壁异常活动。

(1)前负荷:是心室舒张末期容积,与心室内容量有关,受静脉系统容量、心室顺应性、胸膜腔内压力、心包膜腔压力、静脉张力等因素影响。在完整无病变心脏中,前负荷常以左心室舒张末期压力(LVEDP)表示。临床上应用漂浮导管进行血流动力学测定,并用温度稀释法测心排血量等,运用这些数据描绘出 Starling 心功能曲线,反映 LVEDP 和 CO 的关系。曲线向上、向左移动,提示在较低的充盈压力下,能完成更多的功,表示心肌收缩性增加;反之,曲线向下、向右移动,表示心室充盈压力较高,做功减退,心功能受抑制。因此当心率恒定时,在一定范围内,前负荷与 CO 的变化呈正比。

若心室内压力与容量关系恒定,则可通过测定左心室舒张末期压力了解前负荷的变化。但正常情况下心室的顺应性呈非线性,并受许多因素影响,如心室壁增厚使顺应性降低。缺血性心脏病或主动脉瓣狭窄的患者,左心室的顺应性左移,左心室内容量稍有增加,即引起左心室充盈压力明显增加(顺应性降低)。主动脉瓣关闭不全,或心内直视手术患者使用心脏停搏液后,停止人工心肺机即刻,左心室充盈量剧增,而左心室压力升高很小(顺应性增加)。二尖瓣正常的患者,在进行心脏手术时,可通过左房压(LRP)来反映左心前负荷,同时也能较好地反映 LVEDP。目前临床上使用漂浮导管测肺小动脉楔压(又称肺毛细血管楔压,PAWP),也能间接提示左房压力的变化。中心静脉压(CVP)反映右心前负荷,当左、右心室功能良好时,CVP 变化能反映心功能。

(2)后负荷:指左心室射血时,心肌壁所面临的应力。主动脉正常情况下,后负荷就是左心室射血时的阻抗,即等容收缩期和射血期间心室肌纤维收缩产生的张力。它受心室容量、室壁厚度、外周血管阻力等因素影响。临床常测定平均动脉压(MAP)来反映后负荷,但确切地说,测定体循环阻力(SVR)更能反映后负荷。

心排血量与后负荷呈反比,由于右心室壁比左心室薄,故右心室对后负荷变化更敏感。但无论左心室或右心室,在功能不全时,后负荷急剧升高,均导致 CO 明显下降,该反应常见于麻醉期间心肌受抑制时。临床上,若出现 SVR 或 PVR 升高,均可采用扩血管药降低后负荷治疗,以提高CO,改善组织灌流和心功能。

(3)收缩性:指心肌固有的变力特性,不受其他心输出因素的影响,而与细胞内钙离子浓度和心肌顺应性有关。心肌顺应性决定了心室充盈能力。若前、后负荷都恒定不变,则搏出量能反映心肌收缩性的状态。

反映心肌收缩性的指标:单位时间内心室压力的变化速率(dP/dt)、射血时心肌纤维的平均缩短速率、心脏压力-容量环、力-速率曲线等。射血分数为搏出量除以左室舒张末期容量,正常成人为 60%~70%,如果低于 40%则心肌收缩性严重不良。

增强心肌收缩性的方式:①兴奋交感神经能直接增强心肌收缩性,又使心率加速。正常交感神经系统的活性对心肌收缩性影响最为重要,交感神经纤维支配心房、心肌传导系统,可提高心率,释放去甲肾上腺素,兴奋 β_1 受体,使心肌收缩性增加。拟交感药物如肾上腺素,通过激活 β_1 受体,可增强心肌收缩性。②抑制副交感神经,使心率增快。③使用增强心肌收缩性的药物,如强心苷等,各种药物的作用机理不同。

抑制心肌收缩性的方式:①兴奋副交感神经,心肌收缩性减弱,心率减慢;②通过阻滞肾上腺素能受体抑制交感神经,或阻断儿茶酚胺作用;③使用 β 肾上腺素能受体阻滞药;④心肌缺血或梗死;⑤心肌本身病变,如心肌病等;⑥低氧血症和酸中毒。大部分麻醉药和抗心律失常药均可抑制心肌收缩性(负性肌力作用)。

(4)心室壁异常活动。

重要知识点四 冠脉循环

(一)生理特点

(1)静息时,体重为 70 kg 的成人的冠脉循环血流量为 225 ml/min;运动时正常人的冠脉血流量随着 CO 的增加呈比例增多。

(2)由于右心室压力和张力低,而冠脉血流灌注压高,故无论收缩期或舒张期,冠脉血流都可进入右心室,而最大灌注速率发生在收缩期峰值期。左心室壁厚,室内压高,小动脉呈垂直方向穿过室壁,收缩期时由于左心室压力高,小动脉壁又受心室壁收缩的压迫,以致左心室冠状血流暂时中断;舒张早期,左心室内压力下降,70%~90%的冠脉血流进入心肌,灌注速率最大。因此,舒张期在冠脉循环中十分重要。心率减慢,舒张期延长,使冠脉循环血流量增加。

(二)冠脉循环的调节

(1)主动脉舒张压:当主动脉瓣关闭后,主动脉舒张压有效地使冠状动脉充盈。舒张期心肌对血管的压迫解除,主动脉舒张压升高,能使冠状动脉大部分血流进入心室壁,冠脉血流量增多。但收缩期心肌内血管壁受压,冠脉血流无法进入左心室。右心室的冠状动脉压力稳定,无论在收缩期还是在舒张期,右心室始终能获得冠脉循环的血液供应。但对肺动脉高压或心室肥厚患者,右心室压力升高,影响右心室的血液供应。

(2)左心室舒张末期压(LVEDP):心脏舒张期时 LVEDP 升高,心内膜下心肌的冠脉血流则减少;同时,当主动脉舒张压下降时,冠脉血流也减少。这是因为冠状动脉灌注压(CPP)是主动脉舒张压减去左心室舒张末期压,即 CPP=DBP-LVEDP。任何情况下,凡引起 DBP 下降,或使 LVEDP 升高的因素,都能导致 CPP 下降。冠心病时,冠状动脉狭窄使冠状动脉舒张压比主动脉舒张压低,而 LVEDP 升高,从而导致心内膜缺血,并产生一系列恶性循环,而心肌缺血本身又能导致心律失常,心室功能低下和 LVEDP 升高。

(3)心率:心脏 70% 以上的冠脉血流在舒张期流入心肌。心动过速时,舒张期缩短,直接使冠脉血流减少;反之,心动过缓时,舒张期延长,冠脉血流增多。

(4)内在调节机制:冠脉血流调节主要适用于心脏做功代谢的需要,故冠脉血流与心肌耗氧呈平行关系。由于心肌摄氧一直保持最高水平,当心肌氧耗增加时,冠脉血流增加。此外,心肌做功和身体氧耗增加可引起代谢性冠脉血管扩张,冠脉血流比静息时增加达 3~5 倍。冠脉血流对组织缺氧十分敏感,缺氧时体内产生腺嘌呤核苷酸,它是一种强力血管扩张物质,使冠脉扩张。pH 下降、CO_2 蓄积及乳酸血症等,均可使冠脉血管扩张,增加冠脉血流。

冠脉狭窄引起损伤区组织释放舒血管物质,使局部血管代偿性扩张,以增加损伤区的血流灌注。但如果狭窄超过血管横截面的 90%,其扩张的代偿机制将不足以弥补血流量的下降。如果同一冠脉有两条分支,一条为正常血管,另一条是严重狭窄血管,则内源性释放的舒血管介质将首先作用于正常血管,因为狭窄血管已经达到其扩张的极限。此现象称为"冠脉窃血",即正常组织的冠脉血流相对增加,而狭窄区域的血流反而下降。

重要知识点五 微循环

(一)结构

微循环是由毛细血管及其有关结构组成,它包括小动脉末梢的微动脉、中间微动脉、毛细血管、微循环和小静脉。小动脉与小静脉之间有以下三条血流通路。

(1)直捷通道(通血毛细血管):微动脉的分支,中间微动脉的延伸,管壁平滑肌纤维由稀少到逐渐消失,即为毛细血管。它比真毛细血管稍粗,与真毛细血管汇合成微静脉。直捷通路经常有血液流通,血流速度较快,故微循环的交换功能有限。此类血管在骨骼肌微循环中较为多见。

(2)真毛细血管:从中间微动脉呈直角分出许多毛细血管,彼此互相连通成网状,穿插于各细胞组织之中,是微循环的交换血管,故称为真毛细血管网。在血管的分支处有平滑肌细胞围绕在血管根部,称为毛细血管前括约肌。它是神经肌肉组织连接到毛细血管充盈的终末部分。毛细血管前括约肌收缩时,毛细血管中无血流流通,或仅有少量血浆以及呈条状的少量红细胞流过;毛细血管前括约肌松弛时,毛细血管入口开放,血流从压力较高的动脉端迂回流向压力较低的微静脉。血液酸碱度、氧分压、二氧化碳分压和体温等变化均可影响括约肌的舒缩活动。

(3)动静脉吻合支:这是小动脉与小静脉之间的短路血管,使小动、静脉直接相通,吻合支血管壁有平滑肌,收缩时吻合支关闭;弛缓时吻合支开启,小部分动脉血由此直接流入小静脉而不通过真毛细血管。人体手掌、甲床、足底、耳壳等皮肤组织均有丰富的吻合支。这些吻合支在体温调节中发挥作用,但无交换功能。

(二)毛细血管的通透性和重吸收作用

(1)微循环的物质交换:微循环的主要功能是进行物质、液体和气体的交换。静息时正常人 24 小时内流经全部毛细血管的血液约 8 400 L 或血浆 4 200 L,血浆又通过毛细血管壁,以弥散方式与组织间液进行交换。每分钟约有 0.25% 血容量透过毛细血管床流入组织间隙(不包括肾小球滤过率)。但上述液体的 80%~90% 经毛细血管床静脉端再吸收入血管内;另有 10%~20% 组织间液,未被重吸收而进入淋巴循环。

(2)毛细血管的通透性:毛细血管壁层由内皮细胞组成。血液与组织中氧和二氧化碳及许多脂溶性物质极易透过毛细血管壁进行交换。在电镜下,毛细血管内皮细胞膜上有许多凹陷点,内皮细胞相连接的部位有裂孔,细胞膜内侧有一些小泡。凡比裂孔小的物质分子,就能通过壁层,故非脂溶性物质也能透过毛细血管,在血液与组织间液之间自由出入互相交换。

(3)影响因素:①毛细血管的通透性。毛细血管的通透性可随各种化学和物理因素而改变,如 pH 下降、缺氧、体温升高、组胺和缓激肽释放增多等,均能使毛细血管通透性增加。②毛细血管内外压力变化。凡引起毛细血管压力升高的因素都可促进组织间液和淋巴液的生成;反之,毛细血管压力降低,则组织间液和淋巴液生成减少。正常情况下血浆的晶体和胶体渗透压的变化幅度较小,胶体渗透压是维持血管内循环血量的重要因素。人体胶体渗透压(主要来自白蛋白)约为 3.33 kPa (25 mmHg),而毛细血管动脉端压力平均为 4.0 kPa(30 mmHg),静脉端为 1.6 kPa(12 mmHg)。组织间隙中组织间液压为 1.33 kPa(10 mmHg),组织间液胶体渗透压为 2.0 kPa(15 mmHg)。组织间液从压力较高的毛细血管中滤出,而一些压力较低的毛细血管又将部分组织间液重新吸收到血浆中。

(三)微循环的调节

(1)神经调节:外周血管末梢均受交感和副交感神经支配。毛细血管前括约肌、动静脉吻合支和中间微动脉管壁周围平滑肌都有交感和副交感神经纤维分布。血管壁末梢有 α 和 β 肾上腺素能受体。兴奋交感神经末梢,释放肾上腺素能递质(去甲肾上腺素),作用于 α 受体,引起血管收缩。各脏器血管的肾上腺素能神经元分布不一,肠系膜和肾血管含量丰富,但在脑血管壁上含量却很少,小动脉壁含量丰富,而静脉壁内只有少量,故毛细血管前括约肌和后括约肌对交感神经兴奋的效应也不同。刺激交感神经后 α 受体兴奋,引起毛细血管前括约肌收缩,致使括约肌前的血管阻力比括约肌后的血管阻力大 2 倍。但毛细血管的面积迅速恢复至交感神经兴奋前的对照值,这提示毛细血管前括约肌的调节是以局部调节为主。

(2)体液调节:该调节是通过肾上腺释放儿茶酚胺,再经血液循环作用于外周血管。骨骼肌小动脉对不同浓度的肾上腺素具有双相效应:低浓度肾上腺素作用于血管壁 β 受体,使血管扩张;高浓度作用于 α 受体,使血管收缩。去甲肾上腺素对血管的作用主要是收缩作用。临床上无论经静脉还是局部应用肾上腺素,由于其浓度超过血浆水平,一般都能引起毛细血管括约肌收缩。在病理情况下,如出血性休克,血浆中儿茶酚胺明显上升,对血管调节起着重要作用。

(3)局部调节:可分为代谢性和肌源性两种。①代谢性调节:通过某些代谢底物或产物的浓度变化进行微循环的调节。血中 K^+、H^+、腺苷、磷酸盐、镁盐和二氧化碳等的浓度增加,以及氧分压降低,都能引起血管扩张。毛细血管前括约肌的舒缩活动与代谢和氧分压有关。②肌源性调节:其机理是通过增强血管壁的膨胀力,使血管壁的平滑肌张力增加。肌源性调节主要发生于毛细血管前括约肌和小动脉,因此它调节在毛细血管前的血管。

重要知识点六　中枢神经对心血管的调节

延髓是调节心血管活动的重要神经中枢;延髓前端网状结构的背外侧部分有加压中枢,实际上是缩血管中枢和心交感中枢,兴奋该区能引起全身交感神经兴奋,血压急骤上升。在延髓后端网状结构的腹内侧部分能引起动脉压急骤下降,它抑制延髓或脊髓交感神经神经元的兴奋。

重要知识点七　自主神经对心血管的调节

(一)心脏的神经支配

(1)心交感神经:它的节前纤维起源于胸 1~5 灰质侧角神经元,随后主要在星状神经节与节后神经元形成突触联系,递质为乙酰胆碱,故心交感节前纤维为胆碱能纤维。乙酰胆碱与节后神经元细胞膜的胆碱能神经受体结合。心交感节后神经元的神经纤维支配窦房结、房室结、房室束和心房、心室肌,递质为去甲肾上腺素,故心交感节后纤维为肾上腺素能纤维。去甲肾上腺素与心肌细胞膜上的肾上腺素能与 β 受体结合,可兴奋心肌细胞,它能提高窦房结和潜在起搏点的自律性,使心率增快;也可产生异位节律,增加心房、房室间和心室内兴奋的传导速度;缩短有效不应期,并提高心肌兴奋性和收缩性。肾上腺素与心肌 β 受体相结合,能兴奋心肌,促进心肌代谢,增强心肌收缩性,使心率加快。β 受体阻滞药(如普萘洛尔)可使心脏自律性降低,传导减慢,心肌收缩性减弱,心肌耗氧减少。

(2)心迷走神经:其节前神经起源于延髓,进入心脏后,神经末梢与心内神经节细胞形成突触联系,递质为乙酰胆碱。心迷走神经的节后纤维支配窦房结、房室结、房室束和心房肌,递质也是乙酰胆碱,故心迷走神经节前、后纤维均属于胆碱能纤维。节后纤维释放的乙酰胆碱与心肌细胞膜上胆碱能毒覃碱样受体(M 受体)结合,导致心肌细胞的抑制,不应期缩短,兴奋传导速度减慢,兴奋性、收缩性和自律性降低。注射阿托品可阻滞胆碱能 M 受体,引起心动过速。

(二)交感缩血管神经纤维

其节前神经元位于胸腰脊髓各节段的灰质外侧角,在各个交感神经节中与节后神经元形成突触联系,递质为乙酰胆碱。交感缩血管纤维末梢释放去甲肾上腺素。血管壁平滑肌上有 α 和 β 肾上腺素能两种受体。去甲肾上腺素与 α 受体结合,导致血管收缩;肾上腺素与 β 受体结合,引起血管舒张。肾上腺素也能与 α 受体结合,导致血管收缩,但作用不如去甲肾上腺素强。身体各个部位血管壁的肾上腺素能受体分布不一,且各血管交感缩血管纤维分布密度也不一,故兴奋交感神经后血管效应也不同。总之,兴奋交感神经后,体循环的血管阻力增加,动脉压上升,血管容积减小,也影响静脉张力,促使静脉血回流至心脏。

重要知识点八 心血管反射

(一)颈动脉窦和主动脉弓压力感受器反射

颈动脉窦和主动脉弓管壁上有特殊的压力感受器,在动脉外膜下有极其丰富的传入神经末梢。动脉压上升时,管壁扩张,外膜下神经末梢受机械的牵张产生神经冲动。颈动脉窦的传入神经纤维随舌咽神经、主动脉弓的传入神经纤维随迷走神经分别进入脑干心血管中枢。任何原因导致的动脉压升高均会抑制交感中枢,使心率减慢,心肌收缩性和血管张力降低,同时兴奋迷走中枢,也使心率减慢,并进一步降低心肌收缩性,最终使动脉舒张,血压下降。一般在血压升高到 170 mmHg 时,压力感受器开始受到刺激,对慢性高血压患者,此触发点会上调。反之,当动脉压降低时,交感神经兴奋,引起动脉收缩压上升,又抑制迷走神经,使心率加速,动脉压也升高。压力感受器反射对血压急剧变化有反应,故其对急性失血患者尤为重要。但当血压降至 50~60 mmHg 时,压力感受器已基本丧失功能。

(二)颈动脉体和主动脉体化学感受器反射

颈动脉体位于颈总动脉分叉处,而主动脉体分散在主动脉弓、锁骨下动脉和颈总动脉分支处血管壁外。当血液流速减慢,血中 PaO_2 下降(低于 50 mmHg),$PaCO_2$ 升高,或 H^+ 浓度增高时,可使小体的传入神经兴奋。而主动脉体的传入神经纤维与迷走神经、颈动脉体的传入神经随舌咽神经兴奋延髓的呼吸中枢,增加通气;增加迷走中枢兴奋性,降低心率和心肌收缩性。

(三)静脉心脏反射(Bainbridge 反射)

感受器位于右心房壁和腔静脉血管壁内膜下,当静脉回心血量增加,右心房和中心静脉压升高时,静脉扩张有效兴奋大静脉血管壁内膜下的传入心迷走神经受体,反射地引起心率增快。当静脉回心血量减少时,通过迷走神经作用使心率减慢。

(四)Bezold-Jarisch 反射

左心室壁存在一定的压力感受器,在左心室内容量降低时兴奋,通过 Bezold-Jarisch 反射,心率减慢,为心室赢得更多的充盈时间,维持满意的心搏出量。Bezold-Jarisch 反射和静脉心脏反射在椎管内阻滞时尤为明显,椎管内阻滞后,特别是患者循环血容量不足时,静脉回心血量减少,前负荷显著降低,腔静脉、右心房和左心室压力感受器兴奋,通过 Bainbridge 和 Bezold-Jarisch 反射,可出现严重的心动过缓,甚至心脏停搏。

(五)眼心反射

压迫眼球或牵引眼周围结构将刺激眼外肌(尤其是中直肌)上的受体,使其沿长、短睫神经至睫神经节,再沿三叉神经的分支——动眼神经至半月神经节,从而使副交感张力增加,心率减慢。在 30%~90% 的动眼神经手术中,会出现眼心反射,预防方法为术前使用抗毒蕈碱样药物,如阿托品等。

(六)中枢神经缺血反射(Cushing 反射)

颅内压增加引起中枢神经缺血,最初的反应是中枢神经交感兴奋性增加,心率加快,心肌收缩性增加,血压升高。随后压力感受器兴奋导致外周血管张力增加,体内释放大量肾上腺素和去甲肾上腺素,结果心排血量增加达 100% 以上。

(七)肺血管、冠状动脉和肠系膜血管反射

肺动脉压力升高可反射性地使心率加快。左心室壁的左冠状动脉左旋支末端附近有化学感受器,兴奋经无髓鞘的迷走神经传入 C 纤维传导,增加副交感张力,产生心动过缓、低血压和冠脉扩张。心肌缺血后再灌注、溶栓治疗后会出现此类反射。手术时牵拉肠系膜引起迷走神经兴奋,使心率减慢,血压下降。

考点四　麻醉与肝

重要知识点一　肝的主要功能

(一)肝的代谢功能

1.胆红素

(1)胆红素代谢:当红细胞膜破裂,释放出的血红蛋白被网状内皮细胞吞噬。释放出珠蛋白后即成为血红素,血红素在微粒体血红素加氧酶的催化下生成胆绿素,胆绿素在胆绿素还原酶的作用下生成游离胆红素而释放入血浆。并与血浆白蛋白形成复合体,便于在血液中运输或进入肠液,血中胆红素以"胆红素–白蛋白"的形式运输到肝,很快就被肝细胞摄取。因此,肝功能正常时血浆中胆红素浓度很低。肝细胞的内质网含有胆红素–葡萄糖醛酸基转移酶,它可催化胆红素与葡萄糖醛酸结合,形成胆红素葡萄糖醛酸。胆红素经上述转化后,即从极性很低的脂溶性游离型变为极性较强的水溶性化合物,容易从胆汁排泄入小肠,少部分直接经肝窦状隙入血。结合胆红素进入肠道后在肠道细菌的作用下,先脱去葡萄糖醛酸,再逐步还原成胆素原族化合物即尿、粪胆素原。粪胆素原在肠道下段与空气接触后被氧化成粪胆素,随粪便排出。

(2)胆红素的毒性作用:胆红素对很多生物酶均有毒性。这种毒性作用可见于异常高浓度的胆红素血症,并经补给白蛋白后得到改善。胆红素可影响线粒体的氧化磷酸化,胆红素神经毒性的机制可能为胆红素与介导的 ATP 酶的活性变化及蛋白合成及细胞生长的抑制所致,胆红素更可能影响生物膜的功能。

(3)高胆红素血症:高胆红素血症可分为非结合型高胆红素血症和结合型高胆红素血症。前者可能由于胆红素过度合成或肝对胆红素的转运障碍所致,如溶血、大血肿、红细胞的无效合成。后者主要由于肝胆管阻塞引起的肝脏对胆红素清除障碍所致。任何影响肝摄取及结合胆红素的疾病均会引起高胆红素血症,如新生儿黄疸、遗传性 Gilbert 病和 Crigler-Najjar 综合征等。非结合型高胆红素血症可能会引起严重神经功能障碍,并很快引起致死性肝性脑病,而结合型高胆红素血症没有显著神经毒性。

2.碳水化合物代谢

肝在碳水化合物代谢方面主要起到血糖稳定作用,即餐后将单糖转化为糖原而贮存,即糖原合成作用,而在饥饿状态下,将糖原分解为葡萄糖,即糖原分解作用,或将非糖物质转化为葡萄糖,即糖原异生作用。所以肝功能障碍时易引起低血糖,糖耐量降低及血中乳酸、丙酮酸增多。

3.蛋白质代谢

肝是人体合成和分解蛋白质的主要器官,也是血浆内蛋白质的最重要来源。肝合成的蛋白质包括肝的组织蛋白、各种酶蛋白、纤维蛋白原、凝血酶原、凝血因子和大部分血浆蛋白。肝内蛋白质的分解可能主要在溶酶体中进行,分解为氨基酸,大多数必需氨基酸在肝内代谢,而支链氨基酸主要在肌肉内通过转氨基作用降解。所以肝功能障碍时易引起低蛋白血症,增加游离药物的浓度,增强药物的作用,引起血浆氨基酸特别是芳香族氨基酸含量增高,导致肝昏迷,对镇痛镇静药物特别敏感。

(二)肝的药理学作用

(1)肝的药代动力学:主要是指通过生物转化或以原型分泌入胆汁的方式清除外源性或内源性化合物。

(2)肝的药物清除的影响因素:①肝血流的变化;②肝细胞生物转化功能;③肝的分泌功能;④药物结合功能,即游离药物与结合药物的比例及药物的分布容积。

重要知识点二 肝功能不全患者的麻醉问题

(一)咪达唑仑

对于进行性肝病患者应用咪达唑仑的药代动力学研究,各家研究报道结果各异。有研究证明在肝硬化患者体内该药的清除半衰期是降低的,而另一研究则证明影响较小。另外,由于与蛋白结合比例减小,特别是在内源性结合抑制剂胆红素蓄积时,由于游离药物增加,而使药理作用增强,进行性肝病患者应用咪达唑仑时,药理作用增强就属这样的情况。

(二)芬太尼和丙泊酚

单次剂量芬太尼及丙泊酚在肝病患者与正常肝功患者之间其药代动力学无差异,仅清除半衰期略有差异。这一结果提示,在进行性肝病患者重复多次应用该类药物后,其药物清除速率减慢,可增加药理作用。

(三)硫喷妥钠

肝硬化患者的硫喷妥钠总血浆清除率及表观分布容积不变,所以其清除半衰期不延长。硫喷妥钠清除不依赖于肝的血流。但是,由于非结合游离药物浓度增加,所以单次剂量应用该药显示较强的药理作用。

(四)吗啡

有关肝病患者的吗啡药代动力学研究多有矛盾。有研究发现肝病患者与健康志愿者之间吗啡药代动力学无甚差异,但也有报道发现肝病患者与健康志愿者相比,吗啡及其代谢产物的清除半衰期是延长的。一些研究表明,肝硬化患者尤其是有肝昏迷史者比普通人群对吗啡及氯丙嗪更加敏感,也有研究表明同样血浆浓度的地西泮在严重肝病患者体内比在普通人体内药物作用更强。但是,有证据表明,严重肝硬化及门脉高压患者对儿茶酚胺的敏感性实际上是降低的。门脉高压患者血浆胰高糖素是升高的,胰高糖素会降低血管对儿茶酚胺的敏感性,所以肝硬化患者不像正常人那样对儿茶酚胺敏感。也就是说,这类患者使用吗啡及苯二氮䓬类药物时应减量,使用一些血管活性药如血管升压素时等应增加剂量。

(五)肌松药

严重肝硬化患者需要更大剂量的筒箭毒碱和泮库溴铵才能达到与普通患者相同程度的肌松反应。因为筒箭毒碱和泮库溴铵在肝硬化患者体内有较大的分布容积,主要由于该类患者体内有较高浓度的γ-球蛋白,这使与球蛋白结合的筒箭毒碱和泮库溴铵增多,而游离药物相对较少。另外,许多肌松药均从胆汁分泌,肝硬化及阻塞性黄疸患者其分泌速度显著减慢,从而使肌松药的作用时间明显延长。

易错警示

【例题】肝功能障碍的患者,全身麻醉药初量应当减少,是因为(　　)。

A.肝药酶缺乏　　　　　　B.胆汁淤积

C.肝血流量减少　　　　　D.低蛋白血症

E.肝肾综合征

肝是体内最大的器官,具有极其复杂的生理生化功能,肝功能障碍患者的病理生理变化是全身性和多方面的,所以影响全身麻醉药作用的因素也较多,容易选错。

【答案】D。解析:当肝功能障碍时,蛋白质代谢障碍的突出表现:①低蛋白血症;②甲种胎儿球蛋白(AFP)重现;③血浆氨基酸含量升高;④尿素合成减少。由于这类患者常发生低蛋白血症,影响了麻醉药的体内代谢过程,血中与血浆蛋白结合的药物浓度相对减少,游离药物浓度增多,从而增强药物的作用,所以术中应适当减少药物的用量。

重要知识点三　吸入麻醉药与肝功能

(一)氟烷的肝毒性机制

1.代谢激活学说

代谢激活造成氟烷代谢增高是氟烷性肝炎发生的诱因,而低氧使氟烷还原代谢增多,生成的 CF_3CHCl 自由基与微粒体膜不饱和脂肪酸形成共价结合,这是氟烷性肝炎发生的关键步骤,由 CF_3CHCl 激发的脂质过氧化反应是肝细胞死亡的直接原因。

(1)代谢激活:各种因素所造成的细胞色素 P_{450} 酶的激活,如苯巴比妥、聚氯联苯及氟烷自身的诱导,使氟烷代谢增加。

(2)低氧:内质网周围氧分压近 1 mmHg 时,氟烷还原代谢加强。

(3)还原代谢产物的共价结合:低氧时氟烷代谢产物以共价键结合成 CF_3CHCl 自由基并与肝细胞膜磷脂脂肪链结合引起肝细胞膜功能障碍,同时 CF_3CHCl 自由基与细胞色素 P_{450} 共价键结合,使细胞色素 P_{450} 失活。细胞色素 P_{450} 是氟烷代谢的主要催化酶,氟烷在低氧条件下生成的还原性代谢产物首先与细胞色素 P_{450} 共价结合使其活性降低。CF_3CHCl 自由基共价结合所致的细胞色素 P_{450} 的失活,并不直接引起肝细胞死亡。

(4)脂质过氧化反应：CF_3CHCl 也能夺取多聚不饱和脂肪酸亚甲桥的氢而形成 CF_3CH_2Cl 的共轭烯结构，同时释放出脂肪酸自由基；CF_3CHCl 自由基也能结合到脂双键的一个碳原子上，使邻近的碳原子成为一个活性基因，从而形成脂肪酸自由基。在厌氧条件下 CF_3CHCl 自由基形成率最高，但氧分压太低此自由基又不能激发脂质过氧化反应。所以，要使自由基 CF_3CHCl 激发脂质过氧化反应，氧分压须低到足够能产生 CF_3CHCl（<10 mmHg），而又要高到足够自由基 CF_3CHCl 激发脂肪酸自由基形成。CF_3CHCl 激发脂质过氧化反应导致质膜破坏及蛋白的失活，造成细胞内膜结构如内质网、线粒体损伤，溶酶体酶释放，膜离子梯度破坏最终导致肝细胞死亡。

2.氧化代谢免疫学说

氟烷在氧充足的前提下在肝内经 $P_{450}2E_1$ 酶氧化代谢生成，在这反应过程中形成的卤化中间产物能结合肝细胞内某些蛋白的赖氨酸残基，形成三氟乙酸(TFA)蛋白复合物，这些内源性肝细胞内蛋白由"自我"改变为"非我"肝细胞，最终导致肝坏死。

3.钙失衡学说

氟烷作为一种氧化剂，可能通过氧化质膜或内质网膜 Ca^{2+}-Mg^{2+}-ATP 酶的二硫键或其他还不明的机制使胞质游离 Ca^{2+}升高，后者又激动氟烷还原代谢形成 CF_3CHCl 自由基激发脂质过氧化反应，造成细胞膜损伤；而细胞膜屏障的破坏，又可使胞质游离 Ca^{2+}的进一步升高。这种胞质游离 Ca^{2+}升高与氟烷激发脂质过氧化反应的恶性循环的形成可能是氟烷性肝炎发生发展的基础。

(二)其他卤族吸入麻醉药的肝毒性作用

(1)安氟烷、异氟烷和地氟醚等卤族吸入麻醉药在体内只有氧化代谢途径，它们都是通过肝脏内 P450 2E1 同工酶代谢。这些卤族吸入麻醉药在 P450 2E1 同工酶中氧化代谢也生成类似于氟烷代谢中间产物的物质，同样可以结合肝细胞内的某些蛋白，在一定条件下可以激发机体的免疫反应。只不过由于这些卤族吸入麻醉药在体内代谢率低，在一般情况下其中间产物结合的肝细胞内蛋白可能达不到刺激机体免疫应答所需的阈值浓度。但对于一些高敏患者来说，可能吸入很少的卤族麻醉药就会引起肝损害。

安氟烷、异氟烷和地氟醚等卤族吸入麻醉药，与氟烷有相似的结构，其肝毒性虽然减少，但仍不能排除。吸入这些麻醉药引起肝毒性的患者以前不少都接受过氟烷，因此两者可能有非常密切的联系。免疫学实验证实了安氟烷、异氟烷代谢过程中都能产生与 TFA 蛋白类似的化合物，这些化合物能被氟烷性肝炎患者的血浆识别，因此可以提出这样一个解释：个体吸入氟烷诱导免疫应答，再次吸入其他卤族吸入麻醉药后产生了"交叉致敏"现象，即以前形成的抗体能够与现在生成的"非我"物质发生免疫反应，最终引起肝损害。单独吸入安氟烷、异氟烷等不易引起肝毒性。

氟烷性肝炎患者大多数发生于再次接受氟烷麻醉术后，甚至有 28 年后再次使用氟烷麻醉，术后死于急性肝功能衰竭的病例。而其他的卤族吸入麻醉药引起的肝毒性的患者以前也吸入过氟烷。TFA 蛋白在诱导机体免疫应答过程中生成了一部分的记忆淋巴细胞，即形成了免疫记忆。这种免疫记忆长期存在，这些记忆细胞下次接触特异性抗原后就能迅速增殖分化，发挥免疫效应。因此，虽然儿科患者氟烷麻醉后肝损害的发生率比成人少 20 倍，但是仍有专家建议儿童手术时尽量避免使用氟烷麻醉，以减少以后再使用卤族吸入麻醉药时可能引起的肝毒性作用。

(2)七氟醚的代谢产物为六氟异丙醇，其在人体内生成率极低，且与葡萄糖醛酸结合后失活，生成的葡萄糖醛酸化合物六氟异丙醇几乎无毒性。七氟醚的代谢产物没有 TFA 生成，因此，七氟醚几乎没有肝毒性。

（3）地氟烷对肝肾无毒性，经肺以原型排出体外，麻醉浓度对循环影响小。

重要知识点四　静脉麻醉药与肝功能

依托咪酯静脉持续点滴可有时间依赖性肝动脉血流下降。但是，这些变化可能继发于其对全身血流动力学的影响，依托咪酯及安泰酮可剂量依赖性地降低心排血量及平均动脉压。但也有报道认为，依托咪酯及安泰酮在不影响心排血量及平均动脉压的剂量范围，即有降低肝动脉血流量的作用。

在应用依托咪酯、丙泊酚、硫喷妥钠、咪达唑仑及安泰酮麻醉下进行小手术后未发现有肝功能试验的异常，而氯胺酮麻醉时则发现血清中肝酶升高。而在同样上述药物麻醉下行大手术后则可发现血浆中肝酶的明显升高。

麻醉镇痛药均能使 Oddi 氏括约肌痉挛而使胆道内压升高及剧烈腹痛。而在术中胆道造影中未能证实这一结果。一般认为应用麻醉镇痛药发生 Oddi 括约肌痉挛的发生率将近 3%。在等效剂量下，芬太尼及吗啡增加胆管内压的作用最强，而盐酸哌替啶及喷他佐辛则此作用较弱。纳布啡则无 Oddi 氏括约肌痉挛作用。

重要知识点五　外科应激与肝功能

即使肝功能完全正常的患者大手术后亦可能呈现暂时的肝功能紊乱，多表现为血清胆红素增高，血清中的肝功能内特有的酶异常，此种肝功能异常以术后 1~3 天最为显著，7~10 天内恢复正常，这种术后肝功能异常与所使用的麻醉药物和不同的麻醉方法间并没有明确的关系。麻醉手术后肝脏非器质性的暂时功能改变，实际上是机体在麻醉和手术时经受应激反应的一部分，术前的肝功能的紊乱程度比麻醉更为重要。术前急性病毒性或中毒性肝炎患者接受大手术后（甚至术中）极易因肝功能出现进一步损伤而发生肝功能衰竭，甚至出现肝性昏迷。慢性实质性肝脏疾病可能临床和生化检查并不能发现明显异常，但此时肝脏的储备功能已受损，任何麻醉和手术处理不当都可能引起肝功能严重失代偿。肝胆本身的手术和肝脏附近的上腹部手术都可使肝血流量明显减少，并对肝脏功能的影响最大，术后肝功能异常持续的时间较长，麻醉和手术过程中如果出现缺氧、循环功能紊乱、酸碱平衡障碍、较大量输血以及术后严重感染等都可导致肝细胞功能，甚至肝脏结构不同程度损害，术后出现显著的肝功能紊乱。

考点五　麻醉与肾

重要知识点一　麻醉期间肾功能的变化

（一）麻醉用药与肾功能相关的意义

从药代学和药效学的角度考虑，麻醉用药与肾功能相关的重要意义在于肾是药物代谢和排泄的主要器官之一。影响药物作用的肾源因素有以下几点。

（1）大多数麻醉药物是高脂溶性的，这些药物若不能通过代谢降解成为水溶性的，就会被肾小管重吸收而滞留于体内。

（2）药物与血浆蛋白结合后，很不容易通过肾小球血管膜孔被滤过。蛋白结合率大或在脂肪内储积量多的药物排泄速度变慢,作用时效就延长。

(3)尿的 pH 值亦直接影响药物排泄,碱性尿能使巴比妥类和哌替啶等酸性药排泄加速;而碱性药则在酸性尿中排泄较快。

(二)麻醉用药对肾功能的作用

(1)基础用药:常用的术前药如阿托品和东莨菪碱很少影响肾功能。阿托品仅有小部分以原形经肾排除;而东莨菪碱则更少,因此更适用于重危肾病者。安定类药物主要由肝降解,部分代谢产物经肾排除,治疗量对循环和肾功能影响轻微。

(2)静脉麻醉药:静脉麻醉药中,巴比妥类明显减少肾小球滤过率(20%~30%)和尿量(20%~50%),常用的硫喷妥钠以剂量相关方式使肾小球滤过减少,肾血流灌注降低,重症肾衰患者诱导剂量可较正常减少 75%,并随尿毒症严重程度而药效延长。神经安定镇痛剂使肾小球滤过及肾血流灌注轻度受抑制而下降约 12%,但仍能保留清除过量水负荷的能力。氯胺酮并不增加肾素活性,但增加心脏负荷,对伴有高血压、心脏病的肾病患者慎用。麻醉性镇痛药基本上由肝代谢,其代谢产物大部分经肾由尿排泄。由于有 10%随胆汁进入肠道,代谢产物被肠内的酶水解转为母体,又被吸收再进入血循环,此为肝肠循环。吗啡可减少 9%肾血流,降低 17%肾小球滤过;哌替啶类似吗啡,减少 25%~50%肾血流,降低 21%~45%肾小球滤过。新型静脉麻醉药丙泊酚的代谢主要是在肝内,一小部分在肝外。给药后 30 min 代谢物即占 81%,其中代谢物的 88%经肾排出,对肾功能的影响取决于对心血管系统的干扰程度。有研究报道,丙泊酚在麻醉期间可使尿酸分泌增加,临床尚未见严重后果的报道。

(3)吸入麻醉药:吸入麻醉药影响肾功能多为肾外因素,如降低心排血量、低血压等。目前常用的安氟醚、异氟醚、七氟醚以及地氟醚对循环的抑制程度,多呈剂量相关。安氟醚、异氟醚可使肾小球滤过率下降和肾血流减少 20%~50%,通常在停药后能较快恢复。但如发生休克或缺氧,会加重抑制而导致恢复延迟。以前认为无机氯代谢物浓度的肾毒阈值是 50 mmol/L,现认为肾毒性发生与无机氟峰值和持续高浓度时间两者相关。若血浆内无机氟的高浓度持续时间很短,瞬间一过性明显超阈值,尚不产生不可逆的肾功能损害。

(4)神经肌肉松弛剂:去极化肌松药琥珀胆碱 1 mg/kg 可使正常人血钾上升 0.5~0.7 mmol/L,事先预注非去极化肌松药也不能预防。非去极化肌松剂与血浆蛋白结合率在肾衰与无肾衰患者之间没有明显差异。戈拉碘铵全部经肾排除,不宜用于肾病患者。阿曲库铵的排泄不经肾,属霍夫曼消除,为肾功能障碍患者首选。

(三)循环、呼吸、代谢改变与肾功能

(1)循环与肾功能:肾脏的供血与心排血量密切相关。维持正常心功能的任何一个因素失常,或多种因素综合的不利影响,都会使心排血量降低。肾血流在肾脏灌注压居于 10.7~24.0 kPa(80~180 mmgH)之间时,可依靠自动调节保持恒定。肾小球滤过率受肾血流、交感神经兴奋及内分泌活性的多重影响,综合作用集中在改变肾小球入球小动脉阻力,是正常范围内自动调节的关键部位。出球小动脉一旦出现痉挛,要比入球小动脉更加严重,造成肾小球滤过率的下降,明显超过肾血流的减少,两者之间不成比例。当肾脏缺血时,如果肾灌流恢复迟缓,超过了肾小球耐受低血氧的阈限,即使应用各种血管扩张药,也不能改善肾小球滤过率。

(2)呼吸与肾功能:控制呼吸的间歇正压,使胸腔内负压下降,导致回心血量减少,时间稍长,就有减少肾血流和肾小球滤过率的可能。呼吸衰竭情况下,肺动脉高压使右心室负荷加重,造成右心室的扩张。如用低气道压的高频通气,可降低休克或低心排综合征的右心室衰竭超负荷,对于肾灌流有所改善。呼气末正压通气,虽有助于一些呼吸衰竭的换气障碍,但其限制静脉

血回流所造成的对循环的不利影响,较间歇正压呼吸更大。机械呼吸所导致的水、钠潴留,多继发于循环功能改变,增加了肾的工作负荷。呼吸性酸中毒或碱中毒都能造成肾血流的下降。

(3)交感神经与肾功能:肾的神经支配来自交感神经的胸 12 至腰 2 节段。交感神经兴奋,导致肾血管收缩,使肾血流减少。由于肾缺少副交感神经的支配,对于交感神经 β 受体兴奋刺激肾素和血管紧张素增多的血管挛缩,以及引起醛固酮释放导致的钠和水潴留,只能依靠反馈的内分泌调节,以促成生理上的平衡。对于缺氧(如吸入 14% 的氧),肾血流的反应表现为代偿性增加;减到吸入 9% 的氧时,肾血流与正常值相近。渐进性缺氧或低灌流,使肾血管压力感受器转变交感系活性释放肾素,造成肾血管阻力大增,肾血流急骤下降。

重要知识点二　手术对肾功能的影响

机体对伤害性刺激的应激反应主要是靠神经和内分泌系统来调节。手术伤害性刺激的激惹诱发兴奋作用;而麻醉则多为双向反应,有兴奋也有抑制,有利的方面是谋求达到恰到好处的抑制。倘若出现激烈的应激反应,则能导致肾血流自动调节的丧失;过度的抑制同样也会造成肾功能代偿不全乃至衰竭。肾血流动力学及水电解质维持平衡,与内分泌系统有密切的关系。

(一)肾素 – 血管紧张素 – 醛固酮系统

该系统的主要功能是血压和电解质平衡的调控,包括液量、液压、血压、水和钠、钾的动态平衡。肾对外来刺激诱发的肾动脉压下降,或肾小管远端的低钠的反应是肾素分泌。肾素进入循环经由血浆球蛋白,释放出血管紧张素Ⅰ,并由转化酶作用而生成血管紧张素Ⅱ,使血压上升;并且促使肾上腺皮质分泌醛固酮,直至钠和血压恢复到稳定平衡,消除了兴奋信号,肾素分泌才停止。

(二)抗利尿激素

抗利尿激素由下丘脑前叶合成,经脑垂体后叶分泌。它对血浆渗透压的改变,反应极为敏感。手术刺激可使抗利尿激素大量释放,从而导致水分潴留、低渗透压和低血钠,此反应常能持续至术后 2~3 天。

(三)前列腺素

不同结构的前列腺素,对肾血管的作用可以相反。由于机体缺氧产生的花生四烯酸,衍化而生成一些外源性前列腺素,能使肾血管扩张;而其他一些结构不相同的前列腺素则具有肾血管收缩作用,使肾素分泌减少。当缺氧造成肾灌流量下降时,前列腺素与肾素调控血管张力以保持血流动力学平衡的作用减弱,其影响已无足轻重。

重要知识点三　肾功能及其评估

(一)肾小球滤过功能的评估

(1)肾小球功能异常主要表现为肾小球滤过率降低和肾小球滤过膜通透性改变。导致肾小球滤过率降低的主要原因:①肾血流量减少。有效循环血量减少,心排血量降低以致肾血管收缩,导致肾血流量减少。②有效滤过压降低。失血、失液时肾毛细血管血压随全身血压下降而降低以及尿路梗阻、管型阻塞或间质水肿压迫肾小管引起囊内压升高,致使肾小球有效滤过压降低。③肾小球滤过面积减少,见于慢性肾炎、慢性肾盂肾炎等引起肾小球广泛损坏,肾小球滤过面积极度减少。

(2)肾小球滤过功能是临床上了解肾功能的重要指标之一。肾小球滤过与许多代谢产物排泄有重要关系,肾发生疾病过程中,或多或少都会影响肾小球的形态或功能,从而导致代谢产物滤过减少并在血中潴留,严重时可产生许多临床症状。临床上可检查肾小球滤过情况判定肾小球是否有病变及其程度,同时还通过系统性的动态检查,判定疾病的发展过程和对治疗等的反应,以及作为估计预后的重要依据。肾小球滤过功能广义上也包括其对各种不同直径蛋白质滤过的限制等情况,即出现选择性蛋白尿等情况,但本节不予以讨论。肾血流量的多少,会影响肾小球的滤过情况,同时可影响滤过分数转而改变肾小管周围毛细血管的胶体渗透压、静水压等。许多病理改变也可影响肾血流量,间接影响肾小管的功能。

(3)肾小球滤过率是反映肾小球滤过功能的客观指标,在临床上常被用于评价肾功能的损害程度。由于肾有较强大的储备能力,目前临床上常用方法的敏感程度有所不同,各有优劣。常用的检测指标:①菊糖清除率。菊糖可完全透过肾小球,且不被肾小管所分泌或重吸收,适合用来测定肾小球滤过率。动态观察也证实该值相当稳定,即使在活动或摄入液体情况时,也都基本不变。②内生肌酐清除率(Ccr),肌酐是由肌肉内磷酸肌酸转变而来。由于人体肌肉重量在一定时期内相当恒定,因此肌酐血浓度也较恒定。肌酐除极少部分由肾小管分泌外,绝大部分由肾小球滤过;也不被肾小管所代谢。当肾小球滤过功能下降时,体内产生的肌酐不能及时从肾清除,血肌酐就会升高。但实验研究证明只有当肾小球滤过率(GFR)下降到正常人的 1/3 时,血肌酐才会明显上升。③血中含氮代谢物(尿素氮、血清肌酐、血清尿酸等)的测定等。

(4)实际应用时应注意:①需要患者合作,严格按规定的时间留尿;②单次测定的数据不能取代连续性对比;③先后几次测定的结果对照观察,更确切可靠。

(5)非放射性的碘造影剂碘海醇清除率的准确性与同位素无异,是目前较为理想的方法。碘海醇是较为常用的非离子碘造影剂,其全名为三碘三酰苯,是一种含有 3 个碘分子的非离子水溶性造影剂。在体内与蛋白质结合率非常低(<2%),不被任何器官吸收,也无任何代谢产物,在 24 小时内几乎 100% 从尿中以原状排出,而且只经肾小球滤过,不被肾小管重吸收及排泄,非常适合作为 GFR 测定的标记物。碘海醇作为非离子碘,所引起的不良反应,其严重性及频度上均显著低于目前常用的离子造影剂。有研究显示较大剂量的碘海醇不会造成肾功能的损伤,因此应用碘海醇的安全性较好。碘海醇清除率测定采用静脉一次注入法,不必静脉输注,一般一次注射 3~6 g;目前发现小剂量仍能达到满意的结果,在 GFR<30 ml/min 时,可使用更小剂量(3 g)。碘海醇清除率测定方法简便,结果准确,无须接触同位素,无放射性,对医护人员及受检者均较安全,是测 GFR 的理想方法。

(二)肾小管功能的评估

肾小管功能异常为缺血、缺氧及肾毒物等的作用引起上皮细胞变性坏死、功能异常,也可为醛固酮和抗利尿激素等调节因素变动而导致功能改变。肾小管各段的结构与功能各异,受损时出现的功能异常也不同。

1.近端肾小管功能测定

(1)肾小管葡萄糖最大重吸收量:正常血糖经过血液循环从肾小球全部滤过后,在近端小管被全部重吸收,所以用肾小管对葡萄糖的最大重吸收量(TmG)代表肾小管的最大重吸收功能。正常人 TmG 为 340±18 mg/min。当肾小球滤过的葡萄糖量超过近端小管的最大重吸收量时,尿中即有葡萄糖排出。当血糖大于 8.9~10 mmol/L 时,尿中葡萄糖即呈阳性,该数值称为肾糖阈。当血糖低于肾糖阈而尿糖呈阳性时,表示近端小管重吸收葡萄糖的能力下降,称为肾性糖尿。

(2)肾小管对氨马尿酸最大排泌量:血液中的对氨马尿酸(PAH)经肾小球滤过并由肾小管排泄,当血中 PAH 达到一定浓度时,肾小管排泄 PAH 的能力达最大值,该值称为肾小管 PAH 最大排泌量,正常成人该值为 60~90 mg/min。

（3）尿氨基酸和溶菌酶测定：肾小球滤过的氨基酸绝大多数被近端小管重吸收，通过对尿中氨基酸谱的测定可大体了解近曲小管的重吸收功能。溶菌酶分子量为 14~17 ku，由于其分子量小，经肾小球滤过的该物质可在近曲小管重吸收。正常人尿溶菌酶含量<3 pg/ml，如血中含量正常而尿中含量增高，说明近端小管的重吸收能力障碍。

（4）酚磺太排泄试验：又称为酚红排泄试验，酚红是一种对人体无害的染料，注入人体后，94%由近端小管上皮细胞主动排泌，从尿液中排出。因此，测定酚红在尿中的排出量可反映有效肾单位的数量和功能，是衡量近端小管排泄功能的粗略指标。正常人静脉注射后的排出率：15 min>25%，120 min>55%。老年人排出率略低，儿童排出率较成人略高。慢性肾炎、慢性肾盂肾炎、肾动脉硬化等疾病时其酚红排出率会出现不同程度的降低。如果 15 min 排出率<12%，120 min 排出率<55%，又无肾外因素影响，则表示肾功能不全。例如，120 min 排出率为 40%~55%，则为轻度肾功能损害；25%~39%为中度损害；10%~24%为重度损害；<10%为严重损害。

2.远端肾小管功能测定

远端肾小管在神经体液的调节下，对维持内环境的稳定及终尿的质与量具有非常重要的意义，其检测指标主要关于尿浓缩与稀释试验。其结果是根据尿液渗透压和血浆渗透压相比较而确定的，如尿液渗透压高于血浆渗透压则为高渗尿，表示尿液浓缩；如尿液渗透压低于血浆渗透压则为低渗尿，表示尿液稀释；如两者相近或相等，则为等渗尿。

（1）尿比重：正常人 24 小时尿比重为 1.015~1.030，如每次尿比重均固定于 1.010，说明肾小管浓缩功能差。

（2）浓缩、稀释试验：前一天 18 时后禁水，次晨 6、7、8 时各留尿一次，此三次尿中至少一次尿比重大于 1.026，如果小于 1.020 则提示肾小管浓缩功能下降。

（3）尿渗透压测定：尿渗透压反映尿液中物质的克分子浓度，单位为 mOsm/kg·H_2O，常用冰点法或蒸汽压渗透压法测定。正常人每日从尿中大约排出 600~700 mOsm/kg·H_2O 的溶质，如禁水 8 小时后晨尿的渗透压<700~800 mOsm/kg·H_2O，说明肾浓缩功能下降，较尿比重测定，该测定对了解肾浓缩功能更具准确性。

3.肾小管酸化功能测定

（1）碳酸氢根、可滴定酸及尿铵测定：肾为排出氢离子的主要场所，肾小球滤过的氢离子量等于 GFR 与血浆 HCO_3^- 浓度之乘积，如成年人 GFR 为 180 L/d，血浆 HCO_3^- 浓度为24 mEq/L，则肾小球每日将滤过 4320 mEq 的 HCO_3^-。如此巨大的 HCO_3^- 量对维持体内酸碱平衡至关重要。可滴定酸及尿铵测定可直接了解远端小管泌氢产氨的功能。正常人每日饮食约产生 70 mEq 的酸性物质，均可通过尿排出体外，当肾小管发生病变时，尿可滴定酸（UTA）及尿酸（Ud）排出减少，而尿 HCO_3^-（U HCO_3^-）排出增多，可产生酸中毒。

（2）氯化铵负荷试验（酸负荷试验）：主要用于远端肾小管泌氢、产氨能力的测定，但有明显酸中毒的患者不宜进行该试验。具体方法：一次性口服氯化铵 0.1 g/kg，然后收集每小时尿，共 3~8 次，如尿 pH 不低于 5.5，可诊断为远端肾小管性酸中毒；每日服用氯化铵量如上法，共三日，分别收集三日尿，结果判断如上法。

（3）碳酸氢根负荷试验：正常肾滤过氢离子的 80%~85%被近端小管重吸收，10%~15%由远端小管重吸收，尿中几无 HCO_3^- 排出。具体做法为根据患者酸中毒的情况口服或滴注碳酸氢钠直至酸中毒被纠正，计算公式如下：

尿中排出的 HCO_3^- 量（%）= 尿每分钟排出的 HCO_3^- 量×血肌酐/尿每分钟排出的肌酐×血 HCO_3^- 量

正常时该值为 0；当 Ⅰ 型肾小管性酸中毒时，该值<5%；Ⅱ 型肾小管性酸中毒时>15%。

（三）肾血流量测定

（1）肾血流量：主要包括肾血流量及肾血浆流量。临床上一般不作为常规检查要求，但也是肾功能的一个重要指标，特别是通过肾血流量与 GFR 测定，可以计算出滤过分数（FF），这对了解许多生理和病理生理情况有重要意义。通常采用对氨马尿酸（PAH）测定 RPF。PAH 可从肾小球滤过，从出球小动脉出来的 PAH 可大量被近曲小管摄取，而后迅速完全地被分泌入肾小管管腔内，当选择较大剂量 PAH 时，一次通过肾即可完全排出，因此 PAH 是理想的测定 RPF 的物质。

（2）滤过分数：滤过分数是指肾小球滤过率与肾血浆流量的比值，通常该值用百分比（%）来表示。正常人滤过分数值男性为 19.2±3.5，女性为 19.4±3.9。滤过分数与有效滤过压及肾小球毛细血管对水的通透性有关。

重要知识点四　肾功能不全的麻醉问题

（一）麻醉药药代动力学改变

临床麻醉中，肾功能不全对麻醉药物作用的影响因素：①大多数麻醉药物是高脂溶性的，这些药物若不能通过代谢降解成为水溶性的，就会被肾小管重吸收而滞留于体内。②药物与血浆蛋白结合后，很不容易通过肾小球血管膜孔而被滤过。蛋白结合率大或是在脂肪内储积多的药物，排泄速度转慢，作用时效延长。③尿的 pH 亦直接影响药物排泄，碱性尿能使巴比妥类和哌替啶等酸性药排泄加速；而碱性药则在酸性尿中排泄加快。因此，肾功能障碍或伴有肾功能不全的患者，不仅药物排泄的速度显著减慢，还因蛋白质减少使血浆内游离药物分子浓度增加，极易出现药物过量的毒副作用。

由于清除途径不同，吸入麻醉药的作用一般不受肾功能改变的影响。静脉麻醉用药中，凡主要经肾排泄的药物，其药效均随肾功能受损的程度而变化，麻醉用药时应权衡利弊以做选择。

肌松药的血浆蛋白结合率一般最多为 50%，且药物的解离分子和结合分子间很快建立平衡，因此，蛋白结合方面的改变对肌松药的清除影响很小。值得注意的是，肌松药经肾排泄的依赖程度。加拉碘铵全部经肾排泄，不能用于肾病患者。筒箭毒碱除经肾排泄外，尚可经胆道排泄，去肾后胆道排泄量可增加 3~4 倍。阿曲库铵不靠肾排泄，目前列为肾功能障碍患者的首选肌松药。肾病患者的肌松药耐量常偏大，包括维库溴铵、阿曲库铵等。阿曲库铵本身不受肾功能不全的影响而改变药效，但它的代谢产物则相反，由于肾衰竭可使其清除时间延长10倍，故大量使用时需慎重。琥珀胆碱应用于肾功能不全患者时常顾及两方面的问题，其一是血钾浓度变化的潜在危险，其二是血浆胆碱酯酶浓度下降的影响。拮抗药新斯的明对肾功能的影响不详，现知该药经肾排泄量约 50%，故肾功能不全时，半衰期亦明显延长。

（二）术前准备

（1）术前病情评估：充分了解患者的全身状况、肾功能检查结果和肾功能障碍的严重程度。

（2）麻醉前准备：①在术前根据了解病史、检查结果和肾功能评估，对机体承受麻醉及手术刺激的反应潜力做出正确评估。尤其对伴有高血压、心脏病及水电解质、酸碱平衡失调的患者，应尽最大可能予以纠正。慢性肾衰患者容易出现感染，除用具、操作要求严格无菌外，需用抗生素时，要选择对肾功能影响最小的药。②控制好心率失常，矫正血容量不足及贫血，使心功能得到最大改善。③严重肾功能障碍使水与钠的调节逐渐减退而终于丧失，只得依靠摄入来调整。

如果处理不当则易发生水肿或脱水。如果每日尿钠大于 60 mmol/L,并已控制血压和水肿,补液时可酌情加含钠液体。④有高血压、水肿和稀释性低钠时,则应限制入水量。因此,输液必须是在明确损害严重程度及过去 24 小时液体出入量的基础上进行,注意不能过多过急,以免引起水中毒。⑤血钾可因使用利尿药、激素、呕吐或用含钾偏低的透析液而下降,补钾必须小心缓慢地进行。术前血钾如超过 7 mmol/L,应尽力使之降至 5 mmol/L 以下,可静脉注射高渗葡萄糖、胰岛素,或加用钙剂和碳酸氢钠,无效时可采用透析。纠正酸中毒忌使用碳酸氢钠过量,以免液体过多,造成细胞内脱水。

(三)麻醉处理

术前已有肝肾功能障碍的患者,麻醉用药应权衡利弊精选,少用中枢抑制药,特别要警惕术毕的残余作用。最好采取不依赖肝肾代谢和肾清除的药物,如氧化亚氮、异氟烷、肌松药阿曲库铵等。麻醉性镇痛药用于肾功能不全患者时,有一部分虽可由胆汁经消化道排泄,但很难达到要求,常使耐量减少,时效延长。初量一般应限于产生麻醉药效的低限量,避免快速静脉注射所产生一过性高血浆浓度,维持用小剂量。

静脉常用麻醉性镇痛药以原形经尿的排出量多数不到 15%,但肾衰竭患者的血浆蛋白低,使未结合的药物游离分子增多,容易发生过量的毒性反应。这些药的消除主要受肝脏代谢率影响,而一次中等治疗量基本上不依赖肝肾功能,是靠在组织内再分布,使药效消退;只有多次注射后,药效才延迟。肝肾功能尚可的肾衰患者,能用少量地西泮、吗啡、哌替啶、短效巴比妥类或氯胺酮。而多脏器衰竭的重危患者,药物再分布半衰期延长,耐药极差,只能慎选那些对循环、代谢影响最小及可控性较佳的短时效药,如氧化亚氮、瑞芬太尼、芬太尼,详见表 1-5-1。

表 1-5-1 对肾功能影响小的药物

药物种类	建议药物
吸入麻醉药	氧化亚氮
静脉麻醉药	羟丁酸钠、依托咪酯、异丙酚
中枢性镇痛药	芬太尼
镇静安定药	氟哌利多、地西泮
肌松药	阿曲库铵

💡 易错警示

【例题】每昼夜尿量不足( )称为无尿。

A.50 ml   B.100 ml

C.150 ml   D.200 ml

E.250 ml

无尿的判断属概念性知识,需要区别少尿与无尿。

【答案】B。解析:少尿是指 24 小时尿量<400 ml 或持续每小时<17 ml,如果 24 小时尿量<100 ml 或 12 小时完全无尿则称为"无尿"。

考点六　麻醉与内分泌

重要知识点一　麻醉药物对内分泌功能的影响

大多数麻醉药能够抑制机体对手术刺激等应激的内分泌反应,详见表1-6-1。

(1)麻醉性镇痛药:吗啡可抑制下丘脑促肾上腺皮质激素释放激素,从而影响垂体ACTH及肾上腺皮质激素的分泌,促进抗利尿激素分泌。吗啡也能刺激肾上腺髓质释放儿茶酚胺。哌替啶可抑制垂体分泌ATCH。

(2)静脉麻醉药:巴比妥类药可抑制下丘脑-垂体-肾上腺轴的肾上腺皮质激素的释放,抑制甲状腺摄碘和释放碘的作用,刺激抗利尿激素。吩噻嗪类药物可增加ACTH的分泌。氯胺酮和γ-羟丁酸钠促使ACTH分泌和肾上腺皮质激素分泌。

(3)吸入麻醉药:乙醚能明显刺激内分泌系统的活性,使抗利尿激素、生长激素、ACTH、甲状腺素(T_4)及儿茶酚胺均升高。氟烷增加抗利尿激素、生长激素、ACTH、甲状腺素、醛固酮、肾上腺皮质激素的分泌。甲氧氟烷可促进抗利尿激素、生长激素分泌。安氟醚、异氟醚对内分泌影响较小,生长激素及催乳素变化不大。

(4)肌松药:目前所知,肌松药对内分泌系统活性无明显影响。

表1-6-1　麻醉药物对内分泌功能的影响

药物种类	对内分泌的影响
吗啡	抑制下丘脑CRH分泌
哌替啶	抑制ACTH作用
巴比妥类	抑制下丘脑-垂体-肾上腺有关的肾上腺皮质功能
吩噻嗪类药物	长时间使用,抑制下丘脑-垂体ACTH分泌;短时间使用,ACTH分泌增加
肌松药	—

重要知识点二　麻醉方法对内分泌功能的影响

(1)椎管内阻滞麻醉:椎管内阻滞麻醉对内分泌的影响轻微。由于其阻滞了交感神经,抑制机体对手术等刺激的反应,故肾上腺皮质激素、甲状腺素、儿茶酚胺等分泌均减少。

(2)全麻:全麻对内分泌的影响较椎管内阻滞麻醉显著,全身麻醉时ACTH、抗利尿激素、β-内啡肽明显增高,现代全麻药对内分泌的影响明显小于手术刺激的影响。

重要知识点三　手术对内分泌功能的影响

(1)精神因素:患者精神紧张、手术等应激反应、正压通气等均可促进抗利尿激素的释放。低血糖、麻醉和手术等刺激均可引起催乳素分泌增加。手术及创伤交感神经兴奋和肾上腺皮质激素分泌增加,甲状腺素、胰高血糖素分泌增高,胰岛素分泌减少。

(2)温度:低温可抑制内分泌反应,肾上腺皮质激素、甲状腺素、胰岛素、儿茶酚胺分泌减少。

(3)缺氧及二氧化碳蓄积:可促进垂体ACTH的分泌,刺激儿茶酚胺的释放。

(4)循环血容量:循环血容量不足时,抗利尿激素、肾上腺皮质激素、生长激素、胰岛素分泌增加,儿茶酚胺释放增多。

重要知识点四 激素的分类及其作用机制

(一)激素的分类

根据激素的化学性质,分为以下几类:

(1)含氮类激素:①胺类激素,甲状腺激素、肾上腺素、去甲肾上腺素等;②肽类激素,下丘脑调节肽、腺垂体分泌的激素、抗利尿激素、催产素、胰岛素、胰高血糖素等。

(2)类固醇激素:糖皮质激素、盐皮质激素(醛固酮)、性激素等。

(二)激素的作用机制

激素的作用机制详见表 1-6-2。

表 1-6-2 激素的作用机制

类别	第二信使学说	基因表达学说
激素	含氮类激素(甲状腺激素除外)	类固醇激素、甲状腺激素
受体	细胞膜受体	细胞内受体

💡 **易错警示**

【例题】影响降钙素分泌的主要因素是(　　)。

A.血镁浓度　　　　　　　　　　B.血钙浓度

C.血钠浓度　　　　　　　　　　D.血磷浓度

此题考查降钙素分泌的影响因素。降钙素的主要作用是降低血钙和血磷,其主要靶器官是骨,对肾也有一定的作用。但降钙素分泌调节主要受血钙浓度的影响。

【答案】B。解析:调节降钙素分泌的主要生理因素是血钙浓度。当血钙浓度升高,降钙素分泌增多;当血钙浓度降低,降钙素分泌减少。

考点七　麻醉与体温

重要知识点一 低体温对机体的影响

临床上常在全身麻醉下采用物理降温的方法将患者体温降至一定程度,以保护重要脏器;但另一方面,低温也给机体带来一些不利影响。

(一)对代谢的影响

(1)在无御寒的条件下,人体代谢率随体温降低而降低,体温每下降 1 ℃,氧耗量下降约5%,但各器官氧耗量的减少程度并不一致,如脑的氧耗量在 31 ℃以上时较少改变。

(2)低温可引起器官血流灌注明显减少,无氧代谢产物增加,进一步危害机体的正常代谢。

(3)低温可影响药物的药代动力学,降低药物在体内的代谢,从而增加药效,不利于麻醉恢复。

(二)对呼吸系统的影响

(1)体温下降,呼吸频率随之减慢加深,在体温低于 25 ℃时,呼吸变弱甚至停止。

(2)低温使支气管扩张,增加解剖无效腔。

(3)低温使氧离曲线左移,血红蛋白与氧的亲和力增加,不利于组织供氧。

(4)CO_2在血中溶解量增加,$PaCO_2$的升高及酸中毒使氧离曲线右移,产生代偿作用。

(三)对循环系统的影响

(1)低温直接抑制窦房结功能、减慢传导,心率和心排血量随体温下降而下降;冠脉血流减少,心肌耗氧量降低。

(2)心脏收缩时间和等长舒张时间均延长,严重者可发生心室颤动。

(四)对神经系统的影响

(1)低温可降低中枢神经系统的氧耗量,在一定范围内有利于降低颅内压和脑保护。

(2)低温可减慢周围神经的传导速度,但动作电位反而增强,故出现肌张力增强的现象。

(五)对血液系统的影响

(1)低温使血小板和各种凝血因子及纤维蛋白原减少,抑制血小板功能,造成凝血功能紊乱,渗血出血增加。

(2)低温使毛细血管静水压增高,血管内液体向组织间隙转移,血浆容量减少,血液浓缩,黏稠度增加,血流速度减慢,使发生血栓的可能性增加。

(六)对肝肾功能的影响

(1)低温时,肝代谢率和解毒功能降低,另外,增加了肝对缺氧的耐受性。

(2)低温时,肾的有效血浆容量下降,肾小球滤过率减少;肾小管的分泌和重吸收也受到抑制;同时低温可延长肾循环阻断时间,对肾缺血有保护作用。

💡 易错警示

【例题】机体安静时,产热的主要器官是( )。

A.肾脏   B.肝脏
C.大脑   D.肌肉
E.胃

机体热量来自各组织器官的分解代谢,由于各器官的代谢水平不同,其产热量各异。不同时期,产热的主要器官不同,易混淆。

【答案】B。解析:安静时,主要产热器官是内脏,其中肝代谢最旺盛,产热量最多;运动或劳动时,骨骼肌代谢率显著提高,成为主要产热器官。

(七)对电解质和酸碱平衡的影响

(1)低温可因组织灌流不足而引起代谢性酸中毒。

(2)低温时心肌细胞对钙离子的敏感性增加,易出现室颤。

(八)其他

(1)低温可降低患者的免疫功能,不利于术后恢复。

(2)低温时交感神经功能亢进,体温升高时活动明显增强。

重要知识点二 体温升高对机体的影响

(1)一系列的代谢紊乱,代谢增快,氧耗量增大。

(2)糖原分解增加,出现代谢性酸中毒、高钾血症。

(3)心率加快,增加心肺负荷,容易发生心律失常和心肌缺血。

(4)过度通气可出现呼吸性碱中毒。

(5)严重的水电解质紊乱和酸碱失衡。

重要知识点三 恶性高热

(1)概念:恶性高热是一种与药物和遗传基因相关的骨骼肌高代谢反应,出现全身肌肉强直性收缩并发体温急剧上升及进行性循环衰竭的代谢亢进危象。

(2)临床特征:无法解释的二氧化碳浓度增高、骨骼肌强直性收缩、横纹肌溶解、高热、严重酸中毒及高血钾血症,$PETCO_2$持续升高是恶性高热早期出现体征之一。

(3)对机体的影响:体温几乎每15分钟上升1℃,常在40℃以上,死亡率很高。

(4)特效药物:丹曲林。

考点八　麻醉与妊娠生理

重要知识点一 妊娠期间母体的生理变化

(一)代谢的变化

1.基础代谢率(BMR)

BMR在妊早期下降,妊中期升高,妊晚期升高15%~20%,氧耗量增加20%~30%。

2.体重

孕妇在妊娠13周前无明显改变,13周后每周增长350 g,妊足月平均增加12.5 kg(胎儿3 400 g、胎盘650 g、羊水800 g、子宫970 g、乳房405 g、血液1 450 g、组织间液1 480 g、脂肪3 345 g)。

3.妊娠期母体糖、脂肪及蛋白质的代谢变化

(1)糖代谢:早、中期下降。

(2)脂肪代谢:脂肪是妊娠期间母体体内贮存能量和供给能量的主要物质。孕期30周时机体有3~4 kg脂肪储存:①肠道吸收脂肪升高→血脂升高→脂肪储存升高;②能量消耗升高→动用脂肪升高→血中酮体升高→酮血症。

(3)蛋白质代谢:①蛋白质代谢升高,呈正氮平衡;②妊32~36周,生理性血液稀释→血浆总蛋白量下降(最低)→白蛋白下降→白/球蛋白比值下降血浆胶体渗透压下降→低蛋白水肿。

4.妊娠期体液变化

总体液量升高7~8 L(70%体重,生理性),主要发生在组织间隙(组织间液2~3 L)。其变化原因:①雌激素使水、电解质在组织间隙潴留。②妊娠期血容量升高。③稀释性低蛋白血症,胶体渗透压下降(14%)。④下腔静脉受压,血液回流下降,毛细血管压升高,组织液生成升高。

5.妊娠期电解质的变化

(1)妊娠后半期每周平均潴留钠3 g,全孕期钠总潴量20~25 g。

(2)妊娠早期钾水平下降,末期又恢复至原来水平,平均值为4.1 mmol/L。

(3)血清镁在分娩前降低至0.73 mmol/L,使子宫肌应激性增强。

(4)整个妊娠期约储备钙3.5~4.5 g,每天平均需钙1.5 g,如果孕妇体内钙储备不足或饮食缺乏,胎儿所需的钙将取自母体的骨骼组织,血清钙正常也不能排除缺钙。

(5)妊娠期母体和胎儿对铁的需要量增加,如果不能及时补充,会出现缺铁性贫血。

(二)循环系统的变化

1.血流动力学改变

(1)心排血量:心排血量的增加对维持胎儿生长发育极为重要。妊娠期心排血量增加(妊娠足月达40%)是由于心率增快15%~20%和每搏量增高30%,这种变化从妊娠第5周开始,在第32周左右达到高峰。

(2)血压:妊早、中期稍下降,晚期轻度升高。收缩压无变化,舒张压下降,脉压稍升高。

2.血液的变化

(1)血容量:妊娠第6~8周升高,32~34周达到高峰,血浆容量增加35%~40%,平均增加1 500 ml(血浆1 000 ml,RBC 500 ml,血液稀释)。

(2)血液成分:不同的成分会发生不同的变化。①RBC:RBC生成素升高,网织RBC升高,20%升高的患者需补铁;血液稀释,RBC比容从40%降至33%,HGB125 g/L降至109 g/L。②WBC:妊娠第7~8周升高,第30周升高,(10~12)×10^9/L,主要为中性粒细胞增多。③凝血因子:Ⅱ、Ⅴ、Ⅶ、Ⅷ、Ⅸ、Ⅹ升高,Ⅺ、Ⅻ下降,血小板早期稍有减少,末期增加,产后升至500×10^9/L,两周后恢复正常。④血浆纤维蛋白原:40%~50%升高,妊娠末期4~5 g/L(正常3 g/L),血沉升高(100 mm/h)。⑤纤溶酶原(plasminogen):升高,溶解纤维活性下降,全血凝块溶解时间升高,妊娠期纤溶活性下降。⑥PT、APTT轻度缩短。⑦凝血时间:无明显变化。

(三)呼吸系统的变化

(1)肺功能的改变:妊中期耗氧量升高10%~20%,肺通气量升高40%导致过度通气。妊娠第8~12周 PaO_2 为92 mmHg,$PaCO_2$ 为26~30 mmHg,pH 为7.45,HCO_3^- 为18~21 mmol/L,BE为−2~−3 mmol/L,易导致过度通气和呼吸性碱中毒。妊娠第24周后,补吸气量和余气量进行性下降,至妊足月时功能余气量下降20%。

妊娠期肺功能的变化:①肺活量无明显变化。②每分通气量升高50%,潮气量升高28%。③残气量约下降20%。④肺泡换气量约升高65%。

(2)妊娠期呼吸系统的变化对麻醉的意义:①功能余气量下降、氧耗量升高、母体氧储备下降导致低氧血症、代谢性酸中毒。②上呼气道解剖学改变导致气管插管困难。③妊末椎管阻滞导致平面过高,呼吸抑制。④呼吸道黏膜毛细血管怒张导致插管损伤。⑤加强麻醉呼吸管理。

(四)消化系统的变化

(1)胃肠道受增大子宫的推挤而移位。

(2)黄体酮升高,抑制胃肠道对乙酰胆碱和胃泌素的收缩反应,胃肠平滑肌张力下降,贲门括约肌松弛。

(3)胃内压升高,贲门括约肌张力下降,胃内容物反流,妊后期胃酸分泌升高,反胃、胃烧灼感、呕吐及误吸。全麻时易出现吸入性肺炎。

(4)胃肠蠕动下降,胃排空时间延长,上腹饱胀感、便秘、痔疮加重。

(5)分娩时焦虑、疼痛、鸦片类药物使胃排空时间延长,分娩时呕吐、误吸率升高。

(6)胆囊收缩功能下降,排空不全,胆道平滑肌松弛,胆汁黏稠,易产生胆石症。

(7)妊娠末期血清蛋白总量无变化,白蛋白下降25%,白球比值降低。血清碱性磷酸酶和胆碱酯酶水平升高。

(五)内分泌系统的变化

(1)垂体变化。①体积:升高20%~40%。②黄体生成素:妊娠早期下降。③催乳素:妊娠第7周升高200 μg/L(20倍)。④促性腺激素:分泌下降。⑤生长激素:分泌下降。

(2)甲状腺变化。①腺体:增大(65%)。②基础代谢率:增高(10%),T_3、T_4逐渐上升。③TBG:增高(2~3倍),平均53 mg/dl,可无甲状腺功能亢进表现。④甲状旁腺:增大,孕妇需钙量增加,可出现低钙血症,甲状旁腺功能亢进。

(3)肾上腺:肾上腺皮质形态无明显改变。雌激素升高,血清皮质醇升高(3倍),仅有10%可起活性作用的游离皮质醇,无肾上腺皮质功能亢进。

(4)肾-血管紧张素-醛固酮系统:雌激素使肾素活性升高3~10倍,肾素血管紧张素升高,醛固酮分泌升高。

💡 **易错警示**

【例题】仰卧位低血压综合征是因为增大的子宫压迫(　　)。

A.下腔静脉　　　　　　　　　B.髂内静脉

C.髂外静脉　　　　　　　　　D.子宫静脉

E.髂总静脉

妊娠期子宫增大可压迫腹部器官,造成多条血管被压迫,易选错,需要鉴别。

【答案】A。解析:仰卧位低血压综合征主要发生于妊娠晚期妇女,一般认为主要与孕妇体位有关,妊娠晚期子宫增大,如取仰卧位,增大的妊娠子宫可压迫下腔静脉,使下腔及盆腔内静脉回流受影响,回心血量减少,右心房压下降,心搏出量随之减少,从而引起血压下降,出现休克的一系列表现。

重要知识点二 胎儿的气体交换

(1)在胎盘进行,仅为肺的1/50。

(2)分娩时子宫收缩强烈、频繁,母体仰卧位低血压综合征、胎盘血流受阻;若母体患肺炎、哮喘、充血性心力衰竭、抽搐、麻醉呼吸抑制、低血压,则会发生母体低氧血症,使胎儿供氧不足。

重要知识点三 胎儿的血液循环特点

(一)解剖学特点

(1)脐静脉:一条,来自胎盘的血液经脐静脉进入肝及下腔静脉,生后胎盘循环停止,脐静脉闭锁为肝圆韧带,脐静脉的末支静脉导管闭锁为静脉韧带。

(2)脐动脉:两条,来自胎儿的血液经脐动脉注入胎盘与母血进行物质交换,生后闭锁为腹下韧带。

(3)动脉导管:肺动脉与主动脉之间,出生后肺循环建立,肺动脉的血液不再流入,闭合为动脉韧带(10~14天)。

(4)卵圆孔:生后数分钟开始关闭,6~8周完全闭锁。

(二)血循环特点

(1)来自胎盘的血液进入胎儿体内分为3支:一支直接入肝,一支与门静脉汇合入肝,一支经静脉导管入下腔静脉。

(2)卵圆孔:左右房之间,开口对下腔静脉,连接左心房。

(3)肺循环阻力大,肺动脉血液进入主动脉,首先供应心、头部及上肢,仅三分之一经肺静脉流入左心房(左心房→左心室→升主动脉→降主动脉→全身→腹下动脉→脐动脉→胎盘)。

重要知识点四 麻醉对母体和胎儿的影响

(1)麻醉对子宫血液的影响:麻醉药物可通过改变子宫-胎盘循环对疼痛刺激的反应,影响子宫动静的收缩和舒张,以及改变子宫收缩强度而影响子宫血流,一般剂量的镇痛药对子宫血液影响不大,血管收缩药可引起强烈的子宫血管收缩,不利于子宫-胎盘循环,应避免使用。

(2)麻醉对宫缩和产程的影响:麻醉性镇痛药哌替啶在产科镇痛中应用最广,镇痛剂量不影响宫缩。局麻药不影响子宫收缩,剂量过大或误注入血管内可使宫缩加强。吸入麻醉药对子宫的松弛作用呈剂量依赖性。

(3)妊娠生理对麻醉的影响:由于妊娠子宫压迫下腔静脉,椎管内静脉丛扩张淤血,硬膜外腔和蛛网膜下腔容积减小,局麻药用量需减少。吸入麻醉药显效快容易造成麻醉过深。母体基础代谢率高,氧耗量增加,容易出现低氧血症。

(4)麻醉对胎儿的影响:麻醉药和麻醉性镇痛药都有不同程度的中枢抑制作用,且均有一定数量通过胎盘进入胎儿循环。

考点九　麻醉与老年、小儿生理

重要知识点一　老年人生理特点

(一)代谢与能量消耗改变

人从出生后,组织耗氧与基础代谢就不断下降。与中年人比较,老年人降低10%~20%;同时老年人体力活动量也相对有所减少,使总能量代谢明显改变。代谢率的降低,常需一个调节控制的适应期,以维持代谢的平衡。这种调控的失衡,则会使体脂含量的比例增高,或者即使减食也不能控制体重的增长。

(二)细胞功能下降

随着年龄增长,体内代谢类型逐渐由合成代谢占优势转为劣势,分解代谢相对增强,以致合成与分解代谢失去平衡,引起细胞功能下降,成分改变,体脂逐渐增加,瘦体(去脂)组织逐渐减少,出现肌肉萎缩,体内水分减少等改变。细胞的改变(老化),不可避免地影响其他代谢的改变。老年人对葡萄糖、脂类代谢能力都明显下降,如老年人的糖耐量曲线降至正常值较中年人缓慢;脂类代谢中合成、降解与排泄能力改变,胆固醇在饱餐后明显上升,表明组织对胆固醇的利用减少,因而使脂类在体内组织及血液中积累。骨骼成分改变,骨密度降低,尤以绝经期妇女骨质减少最明显。已知有众多因素影响,其中膳食营养作用也是非常主要的,如蛋白质过高、低磷、低维生素D都影响着钙的代谢。

(三)器官功能改变

内脏器官功能随年龄增高而有不同程度的下降。老年人中牙齿疾患较为普遍,牙齿缺失也不在少数,严重影响着其咀嚼功能;味蕾萎缩常影响着甜与咸两种味觉,有的伴有嗅觉改变,从而使食欲发生改变,食物种类受限;胃肠道消化液分泌减少,消化酶活力下降,导致营养成分的吸收能力降低;肠蠕动减慢,极易发生便秘,也间接影响食欲与消化功能。肝实质细胞数目减少。肝功能改变,使肝内糖原、抗坏血酸及核糖核酸都减少,蛋白质合成下降,酶活力降低,马尿酸合成减慢,胆酸分泌下降,胆囊壁的变薄影响着胆汁的排泄。肝功能的改变、肝内贮存糖原的减少,均易使老年人在长时间负荷时引起低血糖及老年人低蛋白血症。肾组织结构的改变,如肾单位的萎缩、酶活力下降,常使肾功能有所下降,高蛋白易引起尿毒症;过量的水会增加心脏的负载;电解质平衡也会受到干扰;肾羟化25-(OH)D$_3$的能力降低,增加了机体对维生素D的需要。

(四)内分泌功能改变

尽管很多学者对老年人的激素代谢状况尚有不同意见,但从血浆中激素水平和体内受体的敏感性的分析测定中仍可见到激素的改变。老年人脑垂体功能的改变最明显的表现是影响基础代谢,使之降低。老年人甲状腺也可能有萎缩,这也是降低代谢率的因素之一。此外糖尿病、肥胖等也与激素改变有关。老年人脑下垂体功能的减弱,不仅影响着基础代谢,也常影响整个代谢。如当机体过负载时,就难以动员体内脂肪以支持能量代谢,故需要更多的葡萄糖和糖原并生,以引起蛋白质的分解代谢的加强。雌激素的减少,是引起老年妇女骨质疏松的重要原因之一。

重要知识点二 新生儿生理特点

(一)呼吸和脉搏

由于新生儿的呼吸系统发育不健全,呼吸腔道狭小、胸腔变窄、呼吸功能差、胸廓的呼吸运动较浅。为此,必须经常保持呼吸道通畅。新生儿出生 10~12 小时后,从胸式呼吸转变为腹式呼吸,其呼吸经常不均匀、效率差,常可出现呼吸浅、快、不匀等现象。脉搏也可出现一会儿快、一会儿慢。脉搏每分钟在 120 次左右。新生儿在哭完和吃完奶时,有时会出现呼吸浅、快、不匀,脉搏数可增加至每分钟 160 次,是成人的两倍。测量新生儿的呼吸次数须在安静时。正常新生儿每分钟呼吸次数在 30~60 次之间,超过此范围就可能是疾病所致。

(二)体温与皮肤

刚出生的小儿体温较高,经肛门测量为 37.5~38 ℃,以后体温逐渐降低,到生后 3~5 小时,体温可降 1.5~2 ℃,24 小时后,在护理正常情况下,体温变为正常,肛温在 37 ℃左右,腋温比肛温稍低。

新生儿的皮肤红润,表面带着一层油脂(又叫胎脂),胎脂可使胎儿易于通过产道,分娩后,如胎脂过多时,可用消毒棉花浸植物油擦去一部分,残留的胎脂有保护皮肤的作用。一星期后,可以开始洗澡。在新生儿的屁股、腰、后背等处常可以见到蓝绿色的色素斑,称为"儿斑"或"蒙古斑",这是黄种人的特征,随着年龄的增长而逐渐消退。

(三)排泄

很多新生儿在出生后 24 小时内就会排尿,个别的在生后第二天排尿。最初几天,新生儿每日排尿 4~5 次,7 天后,每天可达 20 次左右。如果新生儿 2 天仍未排尿,就需要查找原因,应检查有无尿道畸形。新生儿出生后,一般多在 10 小时内开始排出胎便。胎便常呈黑绿或深绿色,黏稠,无臭味。2~3 天后渐渐变为棕黄色的粪便。吃母乳的孩子粪便呈金黄色。每天排便一次至数次不定,有的新生儿大便次数较多,几乎每次更换尿布时都染有粪便,倘若粪质均匀,没有奶块,水分不多又不含黏液,则属正常现象。如果生后 24 小时未排大便,则应查找原因,如先天性胃肠道畸形,直肠闭锁、无肛等。新生儿前两天的粪便称为胎粪,其中含有咽下的胎毛。如生后胎粪便很少,也要就医,进行显微镜检。胎粪内是否有胎毛至关重要,如镜检查出胎毛即说明胃肠是通畅的,否则应考虑有异常情况。新生儿要勤换尿布,不要让屁股受粪便、尿液的浸渍,否则容易引起溃烂。

(四)睡眠

新生儿除吃奶或尿布潮湿时觉醒,几乎都在睡觉。睡眠多,一方面是生长发育的需要,另一方面也是其脑神经系统还没有发育健全,大脑容易疲劳的缘故。正常新生儿每天睡眠时间约为 20 小时。

(五)运动

新生儿出生不久,手、脚都有会自由运动。最初几天,新生儿还是保持出生前的姿势,双臂蜷缩在胸前,双腿向腹部蜷曲。此外,新生儿对外界的刺激有较强的反射运动,这些运动一般与大脑作用无关,完全是身体内外刺激引起的下意识运动,如拥抱反射(遇到响声,双手就会做拥抱状)、吸吮反射(靠近嘴边的东西吸吮一番)、握持反射(碰到手上的东西要抓握一阵)等。这些反射运动随着大脑的逐渐发育健全,脖子开始挺起的3~4个月就会自动消失。

(六)感觉

(1)皮肤:新生儿的皮肤感觉非常敏感,食乳和洗澡时的温度太热或太凉,他们都会用哭泣表示反感。

(2)听觉:新生儿听觉在出生后一周左右就出现,他会因较大的声响而惊跳、哭啼。

(3)视觉:新生儿视觉在出生后不久就形成,生后两周左右开始能区别明暗。半个月后,其眼球开始随物体转动。

(4)味觉:新生儿的味觉是所有感觉中最发达的,在出生后1周左右就能分出甜、苦等不同味道,而且特别喜欢甜味。

(5)嗅觉:新生儿的嗅觉较弱,但遇到强烈刺激的气味,也会引起反应。

(6)触觉:新生儿触觉最敏感的部位是唇及唇的周围,一旦嘴唇接触到东西就会去吸吮。

(七)抵抗力

新生儿从母体中获得的一些免疫抗体,使新生儿对白喉、麻疹等有免疫力,故不会患麻疹等病。但有些传染病仍可能感染新生儿。6个月后的婴儿,其从母体中获得的免疫抗体就会渐渐消失。

(八)新生儿黄疸

生后2~5天的新生儿,会出现生理性黄疸,可见于80%的新生儿,有的全身皮肤显著发黄,有的不太显著。一般在出生后8~10天消退。

(1)在胎儿期,氧气比较缺乏,因此血液中有较多的红细胞以补充红细胞含氧不足。出生后,新生儿已能自己供氧,不再需要过量红细胞,于是过量的红细胞被破坏,产生了过量的胆红素。

(2)肝功能尚未成熟,不能把全部过量的胆红素变为肝胆红素(又称为结合胆红素),以致较多的胆红素堆积在血液中,随着血液的流动,其把皮肤和黏膜染成黄色。新生儿黄疸的第2~3天最为明显,以后渐渐变淡褪色,第8~10天黄疸完全褪尽,这是正常的生理现象。如果黄疸较重,皮肤黄色迟迟不退,就属病态,可能是溶血、感染或先天性胆道梗阻等,应迅速就医治疗。

重要知识点三 婴幼儿生理特点

(一)呼吸系统

(1)上呼吸道具有调节温度的作用:上呼吸道黏膜有丰富的毛细血管网,呼吸时能使吸入的冷空气升温至接近体温,还可以加湿再进入下呼吸道。

(2)黏膜纤毛的清除作用:支气管以上部位的黏膜上皮细胞,有纤毛运转系统,具有清除功能,对防止感染、维持正常功能非常重要,一旦微生物或颗粒吸入后,其利用摆动可使之排出体外。

(3)肺回缩力的特点:婴幼儿肺回缩力与胸廓回缩力较成人小,故肺处于膨胀状态。若需氧量增加,由于缓冲气量较少,则易发生换气不足。

(二)心血管系统

婴幼儿出生时心脏的迷走神经发育尚未完善,交感神经占优势,故迷走神经中枢紧张度较低,对心脏抑制作用较弱,而交感神经对心脏作用较强。至 5 岁时,心脏神经反射开始具有成人的特征,10 岁时完全成熟。年龄越小,心律及血流速度也越快。婴幼儿血循环时间平均 12 秒,学前期儿童需 15 秒,以后则需 18~20 秒。

(三)消化系统

婴幼儿正处于生长发育阶段,所需要的总能量相对较成人多,消化器官发育尚未完善,如胃肠道受到某些轻微刺激,就比较容易发生机能失调。

(四)泌尿系统

足月儿出生时肾已能有效发挥作用, 在一般情况下能够完成肾生理机能, 但是储备能量差, 调节机制不够成熟, 在喂养不当、疾病或应激状态下, 易出现功能紊乱。出生后机体内环境的调节主要依靠肾维持, 随着生理要求的提高, 肾功能迅速增长, 到 1 岁后各项肾功能按体重或体表面积计算已接近成人水平。

(五)内分泌系统

内分泌系统的主要功能是促进和调节人体生长、发育、性成熟和生殖等生命过程。激素是内分泌系统借以调节机体生理代谢活动的化学信使, 它们由各种内分泌细胞所合成、储存和释放。在人体内, 多数内分泌细胞集中形成特殊的内分泌腺体, 如脑垂体、甲状腺、甲状旁腺、胰岛、肾上腺和性腺等;有些内分泌细胞也分散于某些脏器或广泛散布于全身组织中。

(六)神经系统

(1)脑发育迅速:婴幼儿大脑发育十分迅速,脑重量增长很快。通常,刚出生时新生儿脑重量平均为 350 克,1 岁时可达 950 克,6 岁时接近成人水平,达 1 200 克(成人为 1 400~1 500 克)。

(2)大脑功能发育不健全:婴幼儿的大脑尚未完全建立起各种神经反射,所以在运动、语言、思维等各方面的能力都不及成人。6 岁儿童的大脑在重量上已接近成人水平,但功能仍不完善,需要用大量的信息刺激,来帮助婴幼儿建立起各种感觉通道。

(3)神经髓鞘化:髓鞘是指包裹在某些神经突起外面的一层类似电线绝缘体的磷脂类物质,它可以防止"跑电""串电",使人的动作更准确。刚出生时婴幼儿的神经细胞缺乏髓鞘,因此婴幼儿在做许多动作时不精确。通常到 6 岁时完成神经纤维髓鞘化。

(4)大脑容易兴奋,易疲劳:婴幼儿大脑皮层发育不完善,兴奋占优势,抑制过程形成较慢。婴幼儿大脑对外界刺激非常敏感,很容易兴奋,因此,婴幼儿容易激动,注意力不能持续集中,不能长时间做一件事,容易疲劳。

(5)小脑发育晚:婴幼儿出生时脑干、脊髓已发育成熟,但小脑发育较晚。3 岁左右时婴幼儿小脑功能才逐渐完善。因此,1~3 岁的婴幼儿平衡能力差,走路不稳,动作协调性比较差,容易摔跤。

(6)自主神经发育不全:婴幼儿自主神经发育不全,表现在内脏器官的功能活动不稳定,如婴幼儿的心跳和呼吸频率较快,节律不稳定,胃肠消化功能容易受情绪的影响。

第二部分
麻醉药理学

2

真题自测

【单项选择题】

1.有关肺泡最低有效浓度(MAC)的概念的说法,下列哪项错误?(　　)

A.MAC是在大气压下疼痛刺激时,50%患者(或动物)不出现体动或逃避反射时的肺泡中某吸入全麻药的浓度

B.吸入全麻药的强度可用MAC来表示

C.MAC越大,麻醉效能越强

D.MAC可用于表示麻醉药的剂量

E.MAC单位是vol%

2.下列哪一项不是药物的特异性作用机制?(　　)

A.影响酶的作用　　　　　　　　B.影响自体活性物质的合成和储存

C.参与或干扰细胞代谢　　　　　D.通过脂溶性影响神经细胞膜的功能

E.影响核酸代谢

3.下列哪一项不是地西泮的药理作用?(　　)

A.镇静　　　　　　　　　　　　B.催眠

C.中枢性肌肉松弛　　　　　　　D.麻醉

E.抗惊厥

4.苯二氮䓬类药物和巴比妥类药物比较,前者没有的作用是(　　)。

A.镇静、催眠　　　　　　　　　B.麻醉

C.抗焦虑　　　　　　　　　　　D.抗惊厥

E.中枢性肌肉松弛

5.氯丙嗪引起的锥体外系反应不包括(　　)。

A.帕金森综合征　　　　　　　　B.迟发性运动障碍

C.急性肌张力障碍　　　　　　　D.静坐不能

E.肌张力下降

6.有关吗啡的药理作用,下列叙述错误的是(　　)。

A.呼吸抑制程度与剂量相关

B.镇痛作用,可产生欣快感和依赖性

C.镇咳作用,缩瞳作用

D.治疗剂量对正常人的心血管系统有轻度抑制作用

E.可由于释放组胺和直接作用于平滑肌而引起支气管收缩

7.异氟烷的特点是(　　)。

A.无气道刺激性　　　　　　　　B.代谢率高

C.升高颅内压明显　　　　　　　D.毒性大

E.心血管安全性大

8.恩氟烷不宜用于(　　)。

A.糖尿病　　　　　　　　　　　B.颅内压明显增高患者

C.嗜铬细胞瘤　　　　　　　　　D.重症肌无力

E.眼科手术

9.下列关于依托咪酯的描述,哪一项是错误的?（　　）

A.依托咪酯起效较慢,患者需 2~3 次臂–脑循环方能入睡

B.临床常用诱导剂量为 0.85~1.0 mg/kg

C.心血管系统稳定是依托咪酯的突出优点

D.对肾上腺皮质功能无明显抑制作用

E.理论上依托咪酯不增强琥珀胆碱的作用

10.与吸入麻醉药相比,静脉全麻药的突出优点是（　　）。

A.效能强,麻醉效果好　　　　　　　B.镇痛效果好

C.起效快　　　　　　　　　　　　　D.苏醒快

E.并发症少

11.下列抑制肾上腺皮质功能的药物有（　　）。

A.硫喷妥钠　　　　　　　　　　　　B.氯胺酮

C.羟丁酸钠　　　　　　　　　　　　D.依托咪酯

E.丙泊酚

【多项选择题】

12.纳洛酮的临床应用包括（　　）。

A.解救酒精急性中毒

B.解救麻醉性镇痛药急性中毒,拮抗这类药的呼吸抑制作用,并使患者苏醒

C.在应用麻醉性镇痛药实施复合全麻的手术结束后,可用以拮抗麻醉性镇痛药的残余作用

D.可拮抗新生儿因受其母体中麻醉性镇痛药影响而引起的呼吸抑制

E.对疑为麻醉性镇痛药成瘾者,用此药可激发戒断症状,有诊断价值

13.局麻药的不良反应包括（　　）。

A.CNS 毒性反应　　　　　　　　　　B.特异质反应

C.变态反应　　　　　　　　　　　　D.高敏反应

E.局部组织损伤

14.氯胺酮麻醉时可出现（　　）。

A.感觉与环境分离

B.患者表情淡漠,意识消失,眼睛睁开,深度镇痛和肌张力增强

C.唾液分泌增多,小儿尤为明显

D.部分患者有精神激动和梦幻现象

E.脑血流、脑代谢、脑耗氧量和颅内压均增加

15.理想的局麻药应具备的条件（　　）。

A.起效快,毒性低,局部作用强

B.易溶于水,局部刺激性小,理化性质稳定

C.不易被吸收入血,不易引起过敏

D.麻醉效果完全可逆

E.无快速耐受性

测评分析

题号	答案	考点分析
1	C	考查 MAC 的概念及特点和影响因素
2	D	考查药物的非特异性和特异性作用机制
3	D	考查地西泮的作用
4	B	考查苯二氮䓬类和巴比妥类相比较
5	E	考查氯丙嗪的不良反应
6	D	考查吗啡的药理作用
7	E	考查异氟烷的特点
8	B	考查其他常用吸入性麻醉药
9	D	考查依托咪酯的药理作用
10	C	考查静脉麻醉药的优点
11	D	考查依托咪酯的药理作用
12	ABCDE	考查纳洛酮的临床用途
13	ABCDE	考查局麻药的不良反应
14	ABCDE	考查氯胺酮的作用
15	ABCDE	考查局麻药的概述

考点一　总论

重要知识点一　基本概念

(1)肺泡最低有效浓度(MAC):吸入全麻药的效价强度,指在一个大气压下,使50%患者或动物对伤害性刺激不再产生体动反应时呼气末潮气内麻醉药浓度,单位是vol%。

(2)首过消除:经胃肠道给药,药物吸收后通过门静脉进入肝。有些药首次通过肝就发生转化,减少进入体内循环药量,叫首过消除。首过消除值越大,代谢越多,利用越少。

(3)肝肠循环:药物经胆汁排泄时,一些药物被小肠重吸收进入血循环,称为肝肠循环。

(4)蓄积中毒:反复用药,药物在体内蓄积引起中毒,称为蓄积中毒。

(5)治疗指数(TI):常以药物的LD_{50}与ED_{50}的比值表示药物的安全性,称为治疗指数。

(6)副作用:又称为副反应,是药物在治疗剂量时出现的与治疗目的无关的作用。

(7)生物利用度:指药物经血管外给药后,被吸收进入血液循环的速度和程度的一种量度,是评价药物吸收程度的重要指标。

(8)靶目标控制输注技术(TCI):又叫靶控输注,是由药物动力学理论与计算机技术相结合产生的给药方法,能快速达到并维持设定的血浆或效应部位药物浓度,并根据临床需要随时调整药量。

(9)第二气体效应:同时吸入高浓度气体和低浓度气体时,低浓度气体的肺泡气浓度及血中浓度提高的速度较单独使用相等的低浓度时更快,高浓度为第一气体,低浓度为第二气体,称为第二气体效应。

(10)药物依赖性:又分为习惯性和成瘾性。前者指连续应用某药,停药后患者会发生主观不适感觉,渴望再次用药;后者则指停药后出现严重生理功能紊乱,即戒断综合征。

💡 易错警示

【例题】体液pH对药物转运的影响(　　)。
A.弱酸性药物在酸性条件下解离增多
B.弱碱性药物在碱性条件下解离增多
C.弱碱性药物在酸性条件下解离增多
D.弱酸性药物在细胞内液浓度高
E.弱碱性药物在细胞外液浓度高

药物的理化性质,也影响被动转运,分子量小、极性小、解离度小及脂溶性大的药物易通过生物膜,"解离度"因素影响甚大,因为大多数药物属弱酸性或弱碱性化合物,各种体液pH的改变均影响药物解离状况,从而影响药物转运。

【答案】C。解析:多数药物为弱酸盐或弱碱盐,弱酸性药物在酸性环境中解离少,分子态多,脂溶性强,易通过生物膜;弱碱性药物则相反。

重要知识点二　MAC的特点和影响因素

(一)MAC的特点

(1)肺泡内药物浓度容易反复、频繁、精确地测定。

(2)MAC对各种伤害性刺激几乎不变。

(3)个体差异、种属差异都较小。

(4)性别、身长、体重以及麻醉持续时间等均不明显影响 MAC。

(5)麻醉药的 MAC 可以"相加",如 0.5+0.5=1MAC。

(二)MAC 的影响因素

(1)种属、刺激种类、酸碱状态、麻醉时程、性别、pH 等对 MAC 无明显影响。

(2)使 MAC 上升的因素:高体温(不高于 42℃);高钠;长期嗜酒。

(3)使 MAC 下降的因素:低体温;低钠;妊娠;低 O_2;低 BP;老年人;MCA 下降;术前服镇静药;术前大量饮酒;药物。

重要知识点三　药物的非特异性和特异性作用机制

(一)药物的非特异性作用机制

非特异性作用机制一般是药物通过其理化性质发生,而与药物的化学结构无明显关系。

(1)改变细胞外环境的 pH,如碳酸镁抗溃疡。

(2)螯合作用,如重金属中毒使用二巯丙醇。

(3)渗透压作用,如硫酸镁导泻、甘露醇脱水。

(4)通过脂溶性影响神经细胞膜的功能,如全麻药的作用、膜稳定药、膜易变药的作用。

(5)消毒防腐,如酸类、醛类、卤素类、重金属化合物、表面活性剂等。

(二)药物的特异性作用机制

(1)对酶的影响,如新斯的明和他汀类降血脂药。

(2)对离子通道的影响,如钙拮抗药、局麻药。

(3)影响自体活性物质的合成和储存,如色甘酸钠可稳定肥大细胞。

(4)参与或干扰细胞代谢,如补充生命代谢物质。

(5)影响核酸代谢,许多抗癌药及抗生素均属此类。

(6)影响免疫机制,如免疫血清、疫苗、免疫增强药(左旋咪唑)、免疫抑制药(环孢霉素)等。

(7)以受体为介质,相当多的药物作用都是直接或间接通过受体产生作用。

重要知识点四　口服给药进入体循环的量常小于所给剂量的原因

(1)一些水溶性差的药物剂型,到达结肠前仅释放了一小部分药物。

(2)极性大的药物吸收受到了限制。

(3)有些药物存在明显的首过消除等。

重要知识点五　影响目标控制输注系统的因素

目标控制输注(TCI)又称为靶控输注,TCI 使用受到药动学模型固有局限性的影响。

(1)假想药物在房室内迅速均匀,但现实中不可能。

(2)预计和实测平均稳定血药浓度的差异受生物变异性的影响。

(3)生理状态变化可能改变药动参数,降低模型的预测价值。

(4)各学者用同一药物研究得出的药代学参数可能有很大不同。

考点二　镇静催眠药

重要知识点一　基本概念

(1)催眠药:凡能促进和维持近似生理睡眠的药物。

(2)镇静药:仅能消除烦躁、恢复平静情绪的药物。

(3)宿醉反应:巴比妥类特别是长效的药物,催眠剂量时可致醒后出现眩晕和困倦、精细运动不协调及定向障碍等。

重要知识点二　苯二氮䓬类

(一)苯二氮䓬类的临床用途

(1)用于麻醉前给药,可消除焦虑,产生遗忘,降低代谢,预防局麻药毒性反应等。

(2)作为部位麻醉辅助用药,使患者产生镇静遗忘并预防局麻药的毒性反应。

(3)用于全麻诱导,主要适用于心血管功能较差的患者。

(4)作为复合全麻药的组成部分可增强全麻药作用,减少全麻药用量,并预防某些不良反应。

(二)苯二氮䓬类的不良反应

(1)中枢神经反应:小剂量使用可出现头昏、乏力、嗜睡及淡漠等,大剂量使用可导致共济失调。

(2)呼吸及循环抑制:容易发生在静脉注射速度过快时。6个月以下的婴儿及重症肌无力患者禁用。

(3)急性中毒:剂量过大可致昏迷及呼吸、循环衰竭,氟马西尼可救治。

(4)依赖性:长期服用可产生耐受性及依赖性;突然停药会出现戒断反应。

(5)致畸:可通过胎盘屏障,有致畸性,妊娠3个月内的妇女禁用。

(三)与巴比妥类相比所具有的优点

(1)治疗指数高,对呼吸、循环功能抑制轻。

(2)对肝药酶无明显诱导作用,联合用药时相互干扰少。

(3)对快眼动睡眠(REMS)时相影响小,停药后反跳现象较轻,可减少夜惊、夜游症。

(4)连续应用依赖性较轻。

(5)有特异性拮抗药。

(6)中枢性肌肉松弛。

(四)咪达唑仑

咪达唑仑具有较强的抗焦虑、催眠、抗惊厥、肌松和顺行性遗忘作用,主要用作麻醉前用药,全麻诱导和维持,部位麻醉时辅助用药及ICU患者镇静药。

重要知识点三　地西泮的临床用途

(1)麻醉前辅助用药,口服5~10 mg可消除焦虑恐惧,并有助于预防局麻药毒性反应。

(2)麻醉辅助用药,诱导前静脉注射(iv)10~20 mg可增强麻醉效果,减少眼压增高的发生率,适合眼内手术,与氯胺酮合用减轻其心血管兴奋和术后精神症状。

(3)心律转复和局麻下施行内镜检查前静滴10 mg,可消除紧张,产生肌松,并对过程失忆。

(4)静滴用于全麻,对心血管影响轻微,但起效慢,不如硫喷妥钠。

重要知识点四 咪达唑仑的临床用途

(1)麻醉前用药。
(2)全麻诱导和维持:主要适用于不宜使用硫喷妥钠的危重患者。
(3)部位麻醉时作为辅助用药:特别适用于消化道内镜检查及其他诊断性和治疗性操作。
(4)ICU患者镇静:使应用呼吸机的患者镇静。

重要知识点五 氟马西尼的临床用途

(1)麻醉后拮抗苯二氮䓬类药的残余作用,促使手术后早期清醒。
(2)苯二氮䓬类药使用过量,导致的中毒的诊断和解救。
(3)拮抗苯二氮䓬类药物的作用。

重要知识点六 巴比妥类

(一)巴比妥类的不良反应

(1)后遗效应:宿醉。
(2)呼吸抑制:呼吸衰竭是主要致死原因。
(3)耐受性、依赖性。
(4)变态反应:偶见粒细胞减少症、剥脱性皮炎等严重变态反应。

(二)巴比妥类急性中毒的临床表现及处理方法

(1)临床表现:巴比妥类可抑制呼吸中枢,大剂量巴比妥类可致急性中毒,严重者表现为深度昏迷,各种反射消失,呼吸显著抑制,血压下降,甚至休克。呼吸衰竭是其主要致死原因。
(2)处理方式:①洗胃。生理盐水或1:2 000高锰酸钾溶液。②导泻/碱化尿液/利尿。10~15 g硫酸钠,忌用硫酸镁;并给碳酸氢钠或乳酸钠碱化尿液;也可用呋塞米,甘露醇等利尿。③维持呼吸循环。必要时行气管切开或气管插管、吸氧或人工呼吸。血压偏低时可静滴葡萄糖盐水或低分子右旋糖酐。

💡 **易错警示**

【例题】巴比妥类进入脑组织的快慢取决于(   )。

A.剂型　　　　　　　　　B.剂量
C.给药途径　　　　　　　D.分子量大小
E.脂溶性

影响药物吸收的因素较多,剂型、剂量、给药途径、脂溶性、分子量大小等都可影响药物在体内的吸收,但巴比妥类进入脑组织的快慢主要取决于其脂溶性。

【答案】E。解析:巴比妥类药物进入脑组织的快慢主要取决于药物的脂溶性,脂溶性低的巴比妥类如苯巴比妥,从血液进入脑组织的速度慢,静脉注射也需15分钟以上才能出现中枢抑制作用。

重要知识点七 神经松弛药恶性综合征及临床表现

(1)神经松弛药恶性综合征(NMS):吩噻嗪类治疗的患者中0.5%~14%可发生一种类似恶性高热的综合征。

(2)临床表现:首先出现血压变化,心率增快和心律失常等自主神经功能不稳定的症状,随后24~72小时内出现高热和意识模糊,全身骨骼肌张力增高,甚至影响呼吸运动,转氨酶和肌酸磷酸激酶增高,病死率高达20%~30%。

重要知识点八 氯丙嗪

(一)药理作用

(1)中枢神经系统:①抑制下丘脑体温调节中枢,不但降低发热者的体温,也降低正常人的体温;②抑制第四脑室的催吐化学感受区,大剂量直接抑制呕吐中枢,可镇吐,但不能对抗前庭刺激的呕吐,还可治疗顽固性呃逆;③对结节-漏斗的多巴胺受体有阻断作用,抑制激素分泌;④对延髓呼吸中枢无抑制作用。

(2)自主神经系统:阻断α受体致血管扩张,血压下降,可引起直立性低血压。

(二)临床用途

(1)麻醉前用药:12.5~25 mg肌内注射,可产生镇静作用并加强镇痛药和麻醉药的效应。

(2)低温麻醉:在降温前使用可阻滞自主神经系统,以防寒战及血管痉挛,使末梢血管扩张,有利于体温下降。

(3)人工冬眠:(氯丙嗪+异丙嗪+哌替啶)冬眠合剂1号,适用于高热烦躁的患者,呼吸衰竭患者慎用。(氯丙嗪+异丙嗪+普鲁卡因)冬眠合剂4号,适用于少尿患者,心律失常者慎用。

(4)亚冬眠脱毒疗法:采用大剂量氯丙嗪为主的脱毒疗法。

(三)不良反应

(1)一般反应:嗜睡、无力、口干、视力模糊、眼压升高、直立性低血压、反射性心动过速。

(2)锥体外系反应:肢体震颤、肌张力增高、运动减少、静坐不能。

(3)神经松弛药恶性综合征(NMS):锥体外系反应敏感者易发生,多见于服用高效价药物或多种药物合用者,是抗精神病药的致命不良反应,表现为肌肉僵直、高热、妄想、意识不清和循环衰竭等,目前尚无有效治疗措施,应停药,同时使用多巴胺受体激动剂和中枢性肌松药。

(4)恶性高热:是一种罕见的常染色体遗传性疾病,患者在麻醉时迅速产生严重难以控制的高热、肌强直及酸中毒。患者可有高血糖、血钙,以及磷、钾及镁等离子增高,肌酸激酶(CK)显著增高,严重者可有肌红蛋白尿及肾功能衰竭。该病可伴有肌肉病如肌营养不良和中央轴空病。发生恶性高热后若不迅速诊断和治疗则病死率很高,若早期经肌松药丹曲林治疗,则病死率从70%降至10%。

重要知识点九 氟哌利多的临床用途

最广最强安定药,与氯胺酮合用增强镇静作用,防止氯胺酮幻觉及躁动。

重要知识点十 异丙嗪

(1)药理作用:此药除无抗精神病作用外,对中枢神经系统的其他作用与氯丙嗪相似。其镇静作用更强,用药后较快入睡;抗胆碱能作用显著,使唾液腺及支气管分泌减少;与其他噻吩嗪类不同的是此药为强效H_1受体阻断药,有抗过敏及对支气管和胃肠道具有解痉挛作用。

(2)临床用途:主要用于治疗过敏性疾病,如荨麻疹、过敏性鼻炎、支气管哮喘;也可用于预防和治疗输血和输液时出现的过敏反应。

考点三 阿片类镇痛药

重要知识点一 基本概念

阿片类镇痛药主要包括激动阿片受体的镇痛药(阿片生物碱类镇痛药、合成阿片类镇痛药)及具有镇痛作用的其他药。本类药物多数反复应用易致成瘾性和耐受性。

重要知识点二 吗啡

(一)吗啡的药理作用

(1)中枢神经系统:①镇痛作用,高选择性、高效、范围广、作用较持久,同时伴镇静作用;②抑制呼吸,降低呼吸中枢对 CO_2 的敏感性,使呼吸减慢、频率减少、潮气量降低;③镇咳作用,抑制咳嗽中枢;④其他,如缩瞳、恶心、呕吐。

(2)消化道:有止泻和致便秘的作用,可使胆道括约肌收缩,胆囊压力升高。

(3)心血管系统:扩张阻力及容量血管,可引起直立性低血压。

(二)吗啡的临床用途

(1)镇痛:适用于各种疼痛,尤为急性锐痛,但易成瘾,治胆绞痛、肾绞痛宜与阿托品合用。

(2)心源性哮喘:除输氧及用强心苷外,静脉注射可产生良好效果。

(3)止泻:常选用阿片酊或复方樟脑酊。

(4)麻醉前给药及复合麻醉:可缓解疼痛和焦虑情绪。大剂量(1mg/kg)曾用于心脏手术复合麻醉,现已被芬太尼及其衍生物取代。

(三)吗啡的不良反应

(1)一般不良反应:眩晕、恶心、呕吐、呼吸抑制、便秘、排尿困难、嗜睡、心动过缓、直立性低血压。

(2)依赖性:连用 3~5 天可产生耐受性,一周以上可成瘾。

(3)急性中毒昏迷、呼吸深度抑制、瞳孔极度缩小或呈针尖样大,血压下降甚至休克。急救采用人工呼吸、吸氧、纳洛酮。

(四)吗啡的禁忌证

呼吸衰竭、颅内压增高、颅脑损伤、支气管哮喘、肺源性心脏病代偿失调、严重肝功能障碍患者,哺乳期妇女、待产期妇女、婴儿禁用。

💡 **易错警示**

【例题】吗啡作用于边缘系统的阿片受体,产生( )。

A.镇咳作用　　　　　　　　B.止吐作用

C.催吐作用　　　　　　　　D.减轻情绪反应

E.镇痛作用

吗啡可作用于不同的受体,进而产生不同的作用效果。

【答案】D。解析:吗啡作用于中脑盖前核阿片受体,可引起瞳孔缩小;吗啡作用于边缘系统阿片受体,引起欣快感;吗啡作用于延髓孤束核阿片受体,可镇咳,引起呼吸抑制;吗啡作用于脑干极后区阿片受体,引起胃肠道反应,产生恶心、呕吐。

重要知识点三 哌替啶的临床应用及不良反应

(一)哌替啶临床应用

本品可代替吗啡用于各种剧痛,对内脏绞痛(胆绞痛及肾绞痛)须与阿托品合用;用于分娩止痛需在胎儿娩出前 1 小时或估计胎儿娩出在 4 小时之后;也用于心源性哮喘、麻醉前辅助给药及静脉复合麻醉。

(二)不良反应

(1)急性中毒表现为呼吸抑制、嗜睡,进而昏迷、血压下降。

(2)偶有阿托品样中毒症状:瞳孔散大、心动过速、烦躁、谵妄甚至惊厥,然后转入抑制。

(3)对中毒出现的兴奋等症状,纳洛酮可使其加重(只能用地西泮或巴比妥对抗)。禁忌证同吗啡。

重要知识点四 纳洛酮的临床用途

(1)用于麻醉性镇痛药急性中毒。

(2)术后因阿片类药物引起的中枢抑制的拮抗。

(3)对脑梗死、急性乙醇中毒、镇静催眠药中毒也有一定的疗效。

(4)拮抗吗啡的全部效应,也可做为成瘾复吸的诊断和支持疗法,极少量可增强吗啡镇痛作用。

重要知识点五 曲马朵的不良反应

(1)偶见头晕、出汗、恶心、呕吐、排尿困难等。

(2)少数患者可见皮疹、低血压等变态反应。

(3)剂量过大抑制呼吸,久用可成瘾。

(4)静脉注射太快可出现面红、出汗,短暂心动过速。

(5)禁与单胺氧化酶抑制药合用。

(6)孕妇及哺乳期妇女不宜使用。

重要知识点六 其他常用药

(1)芬太尼:当前最常用的麻醉性镇痛药,术后无镇痛。

(2)阿芬太尼:蓄积少,适用于长时静脉注射。

(3)舒芬太尼:脂溶性、镇痛作用最强。

(4)瑞芬太尼:心血管抑制轻,更适用静脉注射,是超短时效镇痛药。

考点四 吸入麻醉药

重要知识点一 基本概念

血气分配系数:分压相等,气体扩散达动态平衡时,麻醉药在两相中的浓度比值。

重要知识点二 吸入麻醉药的理想条件

(1)理化性质稳定。

(2)无刺激性。

(3)可控性强。

(4)麻醉作用强。

(5)诱导苏醒迅速、平稳、舒适。

(6)有良好的镇痛、肌松、安定、遗忘作用。

(7)抑制异常应激反应(调节),保持内环境稳态。

(8)代谢率低,代谢产物无明显药理作用和毒性。

(9)安全范围大,毒性低,不良反应少而轻。

(10)设备简单,使用方便,药源丰富,价格低廉。

重要知识点三 麻醉的分期

吸入性麻醉药对中枢神经系统各部位的抑制作用有先后顺序,先抑制大脑皮质,最后抑制延脑。麻醉逐渐加深时,依次出现各种神经功能受抑制的症状。以乙醚麻醉为代表,将麻醉过程分成四期。

(1)一期(镇痛期):从麻醉开始到意识消失。此时大脑皮质和网状结构上行激活系统受到抑制。

(2)二期(兴奋期):兴奋挣扎,呼吸不规则,血压心率不稳定,是皮质下中枢脱抑制现象。此期不宜进行任何手术。一、二期合称诱导期,易致心脏停搏等意外。

(3)三期(外科麻醉期):兴奋转为安静、呼吸血压平衡,标志着本期开始。皮质下中枢(间脑、中脑、脑桥)自上而下逐渐受到抑制,脊髓由下而上逐渐被抑制。此期又分为四级。一般手术都在二、三级进行,第四级时呼吸严重抑制,脉搏快而弱,血压降低,表明延脑生命中枢开始受抑制,应立即减量或停药,以免进入以呼吸停止为特征的第四期。

(4)四期(延髓麻痹期):应绝对避免。

上述麻醉的分期,在现代临床麻醉中已难看到。但只要在实践中仔细观察,掌握复合麻醉深度,不难达到满意的外科麻醉状态。

重要知识点四 第二气体效应

(1)概念:同时吸入高浓度气体(N_2O)和低浓度气体(如氟烷)时,低浓度气体的肺泡气浓度和血中浓度提高的速度,较单独使用相等的低浓度时为快。N_2O 为第一气体,氟烷为第二气体。

(2)机理:N_2O 被大量摄取会导致浓缩效应,肺泡缩小,氟烷浓度加大,入血增快;也可导致增量效应,产生较大负压,被动性吸气(含麻醉药)增加。

(3)意义:加快诱导;降低第二气体浓度,减少其不良反应;对抗第二气体的心血管抑制作用。

💡 **易错警示**

【例题】N_2O 对哪些组织器官有明显抑制作用?(   )

A.心

B.肺

C.肾

D.肝

E.骨髓

N_2O 的药理作用及不良反应取决于使用的时间。氧化亚氮于短时间内使用,是毒性较小的吸入麻醉药,对循环系统基本上无抑制,不引起心率和血压的变化。但当氧化亚氮和麻醉性镇痛药同时使用时,对循环的抑制便可增加。氧化亚氮对呼吸道无刺激性,不增加呼吸道分泌物和喉部反射,对肝肾功能无影响。

【答案】E。解析:长时间高浓度吸入氧化亚氮,会影响红细胞生成时对维生素的利用,导致骨髓抑制,出现巨幼红细胞贫血,甚至引起恶性贫血和神经系统毒性。

重要知识点五 异氟烷与安氟醚相比具有的特点

(1)理化性质更稳定,但有刺激性气味,血/气分配系数为1.4,诱导并不快。

(2)MAC 低(1.15%),苏醒较快。

(3)无惊厥性棘波和肢体抽搐。

(4)颅内压增高程度轻、时间短(过度通气控制)。

(5)镇痛、肌松作用同安氟醚;加快肌松药消除。

(6)任何麻醉深度,对迷走神经的抑制均强于对交感神经的抑制。

(7)循环抑制轻:1~2MAC,CO 无明显减少;心血管安全性大,心脏麻醉指数大于5.7;BP下降主要与 SVR(全身血管阻力)有关;不减慢浦肯野纤维的传导;不增加心肌对 CA(儿茶酚胺)敏感性;可合用 AD(肾上腺素)。

(8)呼吸抑制较轻:舒张支气管,轻度降低肺顺应性。

(9)对肝、肾无明显损害(尚需资料进一步证明)。

(10)可降低成人眼内压,程度弱于安氟醚。

(11)对子宫平滑肌影响不大,深麻醉时有明显抑制。

(12)不升高血糖,可用于糖尿病患者。

(13)代谢率约2%,不发生还原代谢,不产生自由基。

(14)临床应用广:无肯定禁忌证;可控制性降压。

重要知识点六 吸入性麻醉药的体内过程

(1)麻醉药的转运过程:肺泡→弥散入血→血循环透过血-脑屏障→脑组织,麻醉深度取决于脑组织中麻药的浓度。

(2)影响经膜扩散速度的因素:与膜两侧药物分压差、溶解度、温度、扩散面积成正比,与扩散距离分子量成反比。

(3)进入肺泡的速度:与吸入浓度和肺通气量成正比,利用第二气体效应加快诱导,降低第二气体浓度、减轻不良反应、对抗第二气体的心血管抑制作用。

(4)进入血液的速度:麻醉药在血中的溶解度、心排血量、肺泡-静脉血麻醉药分压差,三者有一项为 0 则摄取量为 0,一项增高则速度增高。

(5)进入组织速度:与在组织中的溶解度和动脉血与组织内麻醉药分压差成正比,组织局部血流量越大则其速度越快,脑最快,肌肉脂肪越慢。

(6)生物转化。

(7)排泄:一部分经机体代谢,一部分以原形从肺排出,增大通气量可加速排出。

重要知识点七 氟烷

(一)药理作用

(1)镇痛作用差,肌松作用弱,需加用肌松药。

(2)可降低脑代谢扩张脑血管,明显增加脑血流量,使颅内压明显升高。

(3)对循环系统有明显抑制作用,心肌直接抑制作用及压力感受器障碍,使收缩压明显下降,但舒张压下降不明显,心率减慢,心肌自律性增高。

(4)对呼吸道无刺激性,不引起咳嗽喉痉挛等,使支气管扩张,抑制唾液腺、气管、支气管黏膜的分泌。

(5)对呼吸有显著抑制,随麻醉加深,通气量逐渐减少。

(6)抑制胃肠道蠕动,不引起血糖升高,可用于糖尿病。

(二)不良反应

(1)抑制呼吸循环,有剂量依赖性。

(2)心律失常,麻醉中处理好呼吸,不宜使用去甲肾上腺素。

(3)肝损害,肝功能不全及胆道疾病患者禁用。

(4)恶性高热,是麻醉期间罕见的严重并发症,可由很多麻醉肌松药引起,而氟烷合用琥珀胆碱引起的此反应最多,可导致心力衰竭死亡。

重要知识点八 其他常用吸入性麻醉药

(一)恩氟烷

(1)临床应用:本品应用广泛,对中枢抑制与剂量相关,浅麻醉脑电图高幅慢波,深麻是惊厥性棘波,可用于各种年龄部位大小手术,对糖尿病、嗜铬细胞瘤、重症肌无力、眼科手术有明显优点。

(2)不良反应:①抑制呼吸循环;②中枢兴奋;③肝损害;④肾损害。本品一般不用于癫痫和颅内压增高患者。

(二)异氟烷

(1)临床应用:本品对循环影响小,毒性低,可用于癫痫、颅内压增高、支气管哮喘等,还可用于控制性降压。

(2)不良反应:本品一般不用于麻醉诱导,恶心、呕吐、喉痉挛等。

(三)甲氧氟烷

本品为常用的吸入麻醉药,血气分配系数最大为 15.0,MAC 最小为 0.16%。

(四)地氟烷

本品血气分配系数最小,为 0.42,是现有吸入麻醉药中最低的,故诱导、苏醒作用非常快,对心血管影响小。

(五)N_2O

(1)本品 MAC 最大,为 105%,N_2O 是已知毒性最小的吸入麻醉药。

(2)禁忌证:肠梗阻、气胸、空气栓塞等体内有闭合空腔的患者。

(六)七氟烷

七氟烷全麻效能高,诱导、苏醒作用均很迅速,麻醉深度容易调节。七氟烷对呼吸道无刺激,呼吸道分泌物不增加,尤其适用于小儿和门诊手术。

常用的吸入麻醉药的临床应用,详见表 2-4-1。

表 2-4-1　吸入麻醉药临床应用比较

药理作用		恩氟烷	异氟烷	氧化亚氮
中枢神经系统	麻醉作用	快、强、短	快、强、短	快、弱、短
	中枢兴奋	+	+/-	0
	脑血流	↑	↑	↑(脑代谢↑)
	镇痛	+	+	+++
	肌松	+	+	0
循环系统	血压	↓	↓	↑
	心律失常	少	少	单用少
	心肌敏感性	-	-	-(促进 CA 释放)
呼吸抑制		++	+	+
其他		BP↓∝麻醉深度	理想	镇痛最强

考点五　静脉麻醉药

重要知识点一　基本概念

(1)静脉麻醉药:凡经静脉途径给予的全身麻醉药,统称为静脉麻醉药。

(2)丙泊酚输注综合征(PIS):在大剂量、长时间输注丙泊酚时,可能引起代酸、高脂血症、肝脏脂肪浸润和肌肉损伤及难治性的心力衰竭等严重并发症,甚至导致死亡。

(3)分离麻醉:氯胺酮单独注射后不像其他全麻药出现类似睡眠状态,而呈木僵状,表现为意识消失但睁眼凝视,眼球震颤,对光反射、咳嗽反射、吞咽反射仍存在,肌张力升高。少数患者出现牙关紧闭和四肢不自主活动,称为分离麻醉。

重要知识点二　静脉麻醉药与吸入麻醉药相比具有的优点

(1)使用方便,不需要特殊设备。

(2)不刺激呼吸道,患者乐于接受。

(3)无燃烧、爆炸危险。

(4)不污染手术室空气。

(5)起效快,甚至可在一次臂-脑循环时间内起效。

重要知识点三　硫喷妥钠

(一)硫喷妥钠的不良反应

其不良反应主要有血压骤降、呼吸抑制、喉痉挛等并发症。个别患者可出现变态反应或类变态反应。若误注入动脉内,可引起动脉强烈收缩,如处理不及时,可造成肢体坏死。对于卟啉症患者,硫喷妥钠也可诱发其急性发作。

(二)硫喷妥钠的禁忌证

(1)呼吸道梗阻或难以保证呼吸道通畅的患者。

(2)支气管哮喘患者。

(3)卟啉症(紫质症)患者。

(4)严重失代偿的心脏病和其他心血管功能不稳定患者(如未经处理的休克、脱水等)。

重要知识点四 氯胺酮

(一)药理作用

(1)中枢神经系统:①唯一具有确切镇痛作用的静脉麻醉药,但对内脏镇痛作用差;②能增加脑血流量和脑耗氧量,颅内压随脑血流量增加而增高;③分离麻醉。

(2)心血管系统:①交感神经系统活性正常的患者心率、血压、心排血量都上升;②危重和活性减弱患者表现为心血管抑制,心肌收缩力、心排血量、血压下降。

(3)呼吸系统:对呼吸频率和潮气量产生轻度抑制,婴儿、老年人更明显。

(4)其他:①松弛支气管平滑肌,肺顺应性升高,呼吸道阻力降低,缓解支气管痉挛,适用于支气管哮喘;②麻醉后唾液和支气管分泌增加,可能诱发喉痉挛,麻醉前应使用阿托品;③眼压轻度升高,妊娠子宫的张力和频率增加。

(二)临床应用

本品适用于短小手术清创植皮、更换辅料和小儿麻醉及血流不稳的麻醉诱导。

(三)不良反应

(1)精神运动反应:苏醒期现精神激动和梦幻,如谵妄、狂躁、乱动,成人多于小儿,个别患者可有一过性失明。

(2)心血管系统:一般血压、心率上升但对失代偿休克或心功能不全本品可使血压剧降,心动过缓甚至停搏。

(3)偶有呃逆、恶心、呕吐,有时发生喉痉挛,可产生耐受和依赖性。

(四)禁忌证

本品禁用于高血压、肺心病、肺动脉高压、颅内压升高、心功能不全、甲状腺功能亢进、精神病等患者。

重要知识点五 羟丁酸钠

(1)运动系统反应:诱导和苏醒期可出现锥体外系症状,多数均可自行消失。

(2)副交感神经兴奋:可使唾液和呼吸道分泌物增多,有时也可引起恶心、呕吐。

(3)低血钾:此药在代谢过程中使血浆钾离子转入细胞内,可产生一过性血清钾降低,低钾血症患者应慎用。

(4)依赖性:国外有人把此药当作"娱乐性药",连续使用可产生依赖性。

重要知识点六 依托咪酯

(一)药理作用(无镇痛肌松作用)

(1)中枢神经系统:静脉滴注后起效迅速,降低颅内压,不影响平均动脉压,使脑耗氧量降低而脑灌注压正常,对缺氧性脑损伤有保护作用。

(2)心血管系统:对心功能无明显影响是其突出优点,轻度扩张冠脉,不增加心肌耗氧量,尤其适用于冠心病患病。

(3)呼吸系统:与丙泊酚相似,大剂量静脉滴注过快可抑制甚至暂停呼吸。

(4)其他:不影响肝肾功能,不释放组胺,能快速降低眼内压,属短效静脉麻醉药,无镇痛、肌松作用,主要用于麻醉诱导及人流门诊等小手术。

(二)不良反应

(1)局部刺激:注射部位疼痛及血栓性静脉炎。

(2)抑制肾上腺皮质功能。

(3)诱导期兴奋:出现肌震颤、强直、抽搐,可预先静脉滴注咪达唑仑或芬太尼。

(4)术后恶心呕吐。

重要知识点七 理想的静脉麻醉药的条件

(1)易溶于水,溶液稳定。

(2)刺激性小,对血管损伤小。

(3)安全范围大,不良反应少而轻。

(4)麻醉深度易于调控。

(5)消除快,无蓄积,可重复使用。

(6)作用快、短、强,诱导平稳,苏醒快,无兴奋现象。

(7)镇痛、肌松作用强。

(8)有特异拮抗剂。

重要知识点八 丙泊酚

1.药理作用

本品无蓄积,可持续输注。

(1)中枢神经系统:本品有抗惊厥作用,且为剂量依赖性,可降低脑血流量、脑氧代谢率和颅内压,对急性脑缺血患者有保护脑的作用。

(2)呼吸系统:明显被抑制,表现为呼吸频率减慢,潮气量减少,呼吸暂停,持续输注期间中枢对 CO_2 反应性减弱。

(3)心血管系统:明显被抑制,由于外周血管扩张与直接心脏抑制的双重作用,致动脉压显著降低。本品对老年人的心血管抑制作用更重。

(4)其他:本品对肝肾及肾上腺皮质功能均无影响,可引起变态反应,对本品有药物过敏史者慎用。

2.临床应用

本品普遍用于麻醉诱导、麻醉维持及镇静、短小手术麻醉、ICU 的镇静。

3.不良反应

本品诱导时最明显的副作用是呼吸与循环系统抑制,也可引起注射部位疼痛和局部静脉炎。

💡 **易错警示**

【例题】苯二氮䓬类药物主要作用于(　　)。

A.GABA 受体　　　B.氯离子通道　　　C.BZ 受体　　　　　D.阿片受体

E.5-羟色胺受体

不同类的神经系统药,作用于大脑不同的受体或离子通道。

【答案】C。解析:苯二氮䓬类(BZ)与脑内 BZ 受体结合,促进了 γ-氨基丁酸与 γ-氨基丁酸 A 型受体的结合,使 Cl^- 通道开放频率增加,Cl^- 内流增多,细胞膜超级化,使 γ-氨基丁酸能神经的抑制功能增强。

考点六　局部麻醉药

重要知识点一　基本概念

局部麻醉药是一类能可逆地阻断神经冲动的发生和传导,在意识清醒的条件下,使相关神经支配的部位出现暂时性、可逆性感觉丧失的药物。

重要知识点二　局麻药概述

(一)局麻药欲获得满意的神经传导阻滞应具备的条件

(1)必须达到足够的浓度。

(2)必须有充分的时间使局麻药分子达到神经膜上受体部位。

(3)有足够的神经长轴与局麻药直接接触,至少为1 cm。

(二)影响局麻药药理作用的因素

(1)剂量:浓度和容量。

(2)血管收缩药:常用肾上腺素。其目的是减慢局麻药吸收,延长局麻药的作用时间,减轻局麻药的毒性反应。

(3)pH:影响局麻药通透神经膜的能力。pH升高,碱基浓度增加,增强局麻药通过神经膜的能力。

(4)局麻药混合应用:其目的在于利用不同药物的优、缺点相互补偿,以期获得较好的临床效果。一般以起效快的短效局麻药和起效慢的长效局麻药合用。

(三)局麻药的不良反应

(1)毒性反应:①中枢系统反应,先兴奋后抑制,短时大量进入血中时则直接抑制,初期舌唇麻木、头痛眩晕、耳鸣多语、视力模糊、烦躁不安,进一步眼球肌肉震颤,神志不清,转为昏迷、呼吸停止。②心脏反应,心率、血压下降,传导阻滞,心搏停止。丁卡因反应最强,普鲁卡因反应最弱。

(2)高敏反应:患者接受少量局麻药可突然发生晕厥、呼吸抑制甚至循环衰竭等毒性反应的先兆。脱水、酸碱平衡失调、感染、室温过高都是促成因素。

(3)特异质反应:患者接受极少量即可引起严重毒性反应,表现为惊厥、喘息、惊恐感和循环虚脱,极其罕见,可能与遗传相关,与变态反应不同的是无致敏过程。

(4)变态反应:属于抗原抗体反应,轻者可见皮肤斑疹和血管性水肿,重者为呼吸道黏膜水肿、支气管痉挛、呼吸困难、肺水肿、循环衰竭,危及生命,患者要立即停药,并对其进行心肺复苏和维持循环。

(5)局部组织损伤:正常情况下极少见。

(6)神经毒性:原有神经系统疾病,脊髓外伤或炎症等。神经细胞对麻醉药比较敏感,容易诱发或加重神经并发症。

(四)理想局麻药应具备的条件

(1)理化性质稳定、易长期保存,不因高压、日照等因素变质。

(2)易溶于水,局部刺激性小,对皮肤、皮下组织、血管及神经组织无损伤。

(3)起效快,局部作用强、能满足不同手术所需麻醉时效。

(4)对皮肤、黏膜的穿透力强,能用于表面麻醉,且麻醉效果应是完全可逆的。

(5)不易被吸收入血或虽被吸收入血亦无明显毒性,不易引起变态反应。

(6)无快速耐受性。

(五)局麻药毒性反应的预防措施及治疗方法

1.预防措施

(1)使用局麻药的安全剂量。

(2)在局麻药液中加入血管收缩药,延缓吸收;注药时注意回吸,避免血管内意外给药。

(3)警惕毒性反应先兆,如突然入睡、多语、惊恐、肌抽搐等。

(4)麻醉前尽量纠正患者的病理状态,如高热、低血容量、心力衰竭、贫血及酸中毒。术中避免缺氧和 CO_2 蓄积。

2.治疗方法

(1)立即停药,保持患者呼吸道通畅,给氧。轻度的毒性反应多属一过性,一般无须特殊处理即能很快恢复。

(2)如遇患者极其紧张甚至烦躁,可静脉注射地西泮 0.1~0.3 mg/kg;如发生惊厥,除吸氧或人工呼吸外,应及时控制惊厥的发作,可给氧后即给以地西泮、短效肌松药、气管内插管、人工呼吸。硫喷妥钠极易抑制呼吸、循环,用时需特别谨慎。

(3) 应注意循环系统的稳定和监测患者体温。严重而长时惊厥所致缺氧可引起中枢性高热,后者已提示有缺氧性脑损伤。发生低血压应及时有效地对症处理,一般先静脉注射麻黄碱 10~30 mg,疗效不佳改用多巴胺 20~40 mg 或间羟胺 0.5~5.0 mg。

(六)结构

(1)芳香基团:局麻药亲脂疏水性的主要结构,改变可产生不同脂溶性的药。

(2)中间链:决定代谢途径并影响作用强度,链长则强。

(3)氨基团:决定亲水疏脂性,影响分子解离度。

(七)分布

(1)吸收:血药浓度依次递减顺序是肋间>骶管>硬膜外>臂丛>蛛网膜下隙>皮下浸润。

(2)分布:局麻药从注射部位经毛细血管吸收分布至各器官系统。首先承受药物负荷的是血液灌流好的器官,如心、脑、肝和肾,随后以较慢的速率再分布到灌流较差的肌肉、脂肪和皮肤;最终经生物转化、清除和排出至体外。局麻药的分布与各种药物的理化性质和各组织器官的血流量有关。

(3)生物转化和排泄:酯类局麻药主要通过假性胆碱酯酶水解,也有小部分局麻药以原形排出。不同药物水解速率不同,氯普鲁卡因最快,普鲁卡因居中,丁卡因最慢。假性胆碱酯酶主要存在于血浆中,肝细胞中含量亦高,脑脊液甚微。

酰胺类局麻药主要通过肝微粒体酶、酰胺酶分解,经过 N-脱羟后脱氨基等步骤生成 2,6-二甲代苯酸。该类药物在肝内代谢的速率各不相同,代谢产物主要经肾排出,仅有不到 5% 以原形从尿排出。利多卡因还有小部分通过胆汁排泄。

重要知识点三 常用局部麻醉药

(一)普鲁卡因

本品作用稳定毒性中等,可用于全麻和急性疼痛、复合麻醉、神经阻滞硬膜外阻滞、脊髓麻醉等,用前需做皮试,不用于表麻。

(二)氯普鲁卡因

本品毒性最低,表麻无效,常用于局部浸润麻醉、神经阻滞和硬膜外麻醉。

(三)丁卡因

本品毒性最大,加入肾上腺素以延缓吸收,用于表麻、神经阻滞、硬膜外阻滞,不单独用于浸润麻醉。

(四)利多卡因

本品广泛用于表麻、浸麻、神阻、硬阻;由于其弥散广,脊神经阻滞不易控制一般不用。本品对心脏毒性低,用于室性心律失常特别是危重患者,是麻醉期间最常用的抗心律失常药,可治疗洋地黄中毒引起的快速性心律失常。

临床常用局麻药的鉴别,详见表2-6-1。

表 2-6-1　常用局麻药的作用特点比较

药物	作用	穿透力	毒性	用途
普鲁卡因	快弱短	差	小	不宜用于表麻
利多卡因	快中中	强	中	"全能",不宜用于脊麻
丁卡因	慢强长	强	大	不单独用于浸润麻醉
丁哌卡因	快强长	弱	心脏毒性大	不宜表麻
罗哌卡因	快强长	—	中	镇痛

第三部分
临床麻醉学

3

真题自测

【单项选择题】

1.下列对于肺泡最低有效浓度(MAC)的理解,正确的是( )。

A.不同麻醉药具有相同的 MAC

B.MAC 越小,表示该麻醉药效能越弱

C.MAC 越小,表示该麻醉药效能越强

D.MAC 不受任何因素的影响

2.下列哪项不是气管插管的即时并发症? ( )

A.牙齿及口腔软组织损伤　　　　　B.高血压和心律失常

C.气道痉挛　　　　　　　　　　　D.气管导管误入食管

3.关于静脉麻醉药,下列哪项说法错误? ( )

A.氯胺酮是目前镇痛作用最强的静脉麻醉药

B.羟丁酸钠可引起一过性血清钾升高

C.依托咪酯对循环影响最小,适用于冠心病和其他心脏储备功能差的患者

D.异丙酚对循环的影响较等效剂量的硫喷妥钠稍重

4.关于咪达唑仑,下列叙述哪项错误? ( )

A.具有逆行性遗忘作用

B.对正常人心血管系统影响轻微

C.可产生剂量相关性呼吸抑制作用

D.具有抗焦虑、催眠和抗惊厥作用

5.重症肌无力患者使用下列哪种药物不合理? ( )

A.琥珀酰胆碱　　　　　　　　　　B.利多卡因

C.氟烷　　　　　　　　　　　　　D.右旋筒箭毒碱

6.哪种局麻药最常用于静脉局部麻醉? ( )

A.普鲁卡因　　　　　　　　　　　B.利多卡因

C.丁卡因　　　　　　　　　　　　D.丁哌卡因

7.哪种臂丛神经阻滞法的血、气胸并发症发生率最高? ( )

A.腋路臂丛阻滞法　　　　　　　　B.锁骨上臂丛阻滞法

C.肌间沟阻滞法　　　　　　　　　D.喙突下臂丛阻滞法

E.经颈路臂丛阻滞法

8.椎管麻醉时,哪种神经功能最后被阻滞? ( )

A.随意运动　　　　　　　　　　　B.温度觉

C.深部感觉(本体感觉)　　　　　　D.自主神经功能

E.痛觉

9.在控制性降压过程中最易受损的器官是( )。

A.脑　　　　　　　　　　　　　　B.肾

C.肺　　　　　　　　　　　　　　D.心

E.肝

10.控制性降压的药物首选( )。

A.硝普钠 B.硝酸甘油

C.尼卡地平 D.吸入麻醉药

E.艾司洛尔

11.对于浅麻醉下手术刺激引起的支气管痉挛,其处理措施为( )。

A.手控呼吸 B.用 β_2 受体兴奋药物治疗

C.施行 IPPV 通气即可缓解 D.去除诱因,加深麻醉或给肌松药治疗

E.吸氧治疗

12.对于过度通气或过度膨肺引起的呼吸抑制,应如何处理? ( )

A.适当减浅麻醉 B.用纳洛酮拮抗

C.用氟马西尼拮抗 D.过度通气

E.减少潮气量

13.颅脑手术患者除常规监测外,还需监测下列哪项特殊监测? ( )

A.血压监测 B.中心静脉压监测

C.心功能监测 D.麻醉深度监测

E.颅内压监测

14.下列除哪一项外,均是血液稀释的适应证? ( )

A.预计手术出血量大于 800 毫升 B.稀有血型需行重大手术

C.因宗教信仰而拒绝输异体血者 D.红细胞增多症

E.血小板减少者

15.浓缩红细胞仅用于哪种患者? ( )

A.仅需增加红细胞无须增加血容量的患者

B.因输血而发生严重过敏反应者

C.反复发热的非溶血性输血患者

D.稀有血型

E.低蛋白血症

16.开胸手术前,停止吸烟多长时间才有意义? ( )

A.2 周 B.4 周

C.6 周 D.8 周

E.10 周

17.肺大泡破裂患者,麻醉诱导前应先行( )。

A.支气管纤维镜检查 B.呼吸功能训练

C.心电图检查 D.肺通气功能检查

E.胸腔闭式引流

18.预防产妇误吸,术前应禁食( )小时。

A.3 B.4

C.4.5 D.3.5

E.6

19.下列有关脊柱侧凸畸形矫正术的麻醉特点的叙述,哪项错误? ( )

A.虽脊柱侧凸可发生于任何年龄,但多见于小儿

B.气管内全麻为首选麻醉方法

C.为防止术中脊髓损伤,有时需做术中唤醒试验

D.术中出血较少

E.手术有损伤胸膜造成气胸的危险

【多项选择题】

20.静脉全麻技术的缺点为( )。

A.注射时疼痛　　　　　　　　　B.可控性不如吸入麻醉药

C.麻醉效应不可逆转　　　　　　D.静脉麻醉药的个体差异大

E.给药过量时缺乏方便的纠正手段

21.在肌间沟阻滞一侧臂丛 30 分钟后,还可用哪些入路阻滞另一侧?( )

A.腋入法　　　　　　　　　　　B.肌间沟法

C.喙突下法　　　　　　　　　　D.锁骨上法

E.颈路臂丛阻滞

22.硬膜外阻滞的主要机制与部位是( )。

A.椎旁阻滞

B.经吸收循环后再作用于脊髓

C.根蛛网膜绒毛阻滞脊神经根

D.直接透过硬膜与蛛网膜产生蛛网膜下阻滞

E.各种途径进入脑脊液作用于脑部

23.下列哪些患者不适合控制性降压?( )

A.严重高血压　　　　　　　　　B.严重动脉硬化

C.严重贫血　　　　　　　　　　D.低血容量

E.肝肾功能不全

24.麻醉手术期间引起心肌缺血的原因有( )。

A.患者精神紧张、恐惧、疼痛

B.血压过低或过高

C.麻醉药对心肌的抑制作用

D.麻醉期间供氧不足或缺氧

E.各种原因引起的心率增速或心律失常

25.下列哪些因素可以引起 $PaCO_2$ 增高?( )

A.麻醉深度不够　　　　　　　　B.通气不足

C.患者出现疼痛和寒战　　　　　D.上呼吸道梗阻

E.机械无效腔增加

26.目前主要凝血因子的临床补充方法是( )。

A.补充输注新鲜冰冻血浆　　　　B.补充输注浓缩血小板

C.补充输注冷沉淀　　　　　　　D.补充输注红细胞

E.补充输注全血

测评分析

题号	答案	考点分析
1	C	考查吸入麻醉的基本概念
2	C	考查气管插管并发症
3	B	考查常用的静脉全身麻醉药
4	A	考查常用的静脉全身麻醉药咪达唑仑
5	D	考查影响肌松药作用的因素
6	B	考查常用局部麻醉药的特点
7	B	考查臂神经丛阻滞
8	C	考查蛛网膜下腔麻醉对生理的影响
9	A	考查控制性降压对机体的影响
10	A	考查常用控制性降压药物
11	D	考查支气管痉挛
12	E	考查中枢性呼吸抑制
13	E	考查特殊监测
14	E	考查血液保护方法
15	A	考查成分输血
16	D	考查胸腔手术患者的术前准备
17	E	考查特殊患者手术麻醉处理
18	E	考查产科手术的麻醉术前准备
19	D	考查脊柱侧凸畸形矫正术的麻醉
20	ABDE	考查静脉全身麻醉的缺点
21	AC	考查臂神经丛阻滞
22	ACD	考查硬脊膜外麻醉
23	ABCDE	考查控制性降压的禁忌证
24	ABCDE	考查麻醉期间心肌缺血的原因
25	ABCDE	考查呼吸功能监测
26	ABC	考查围术期液体治疗

考点一 绪论

重要知识点一 麻醉的基本概念

麻醉的含义是用药物或者其他方法使患者整体或局部暂时失去感觉，以达到无痛地进行手术治疗的目的。麻醉学是运用相关麻醉的基础理论、临床知识和技术以消除患者手术疼痛，保证患者安全，为手术创造良好条件的一门科学。

重要知识点二 麻醉学专业的任务和范围

(1)临床麻醉学。

(2)急救与复苏。

(3)危重病医学。

(4)疼痛治疗及其机制的研究。

(5)其他任务：麻醉门诊、麻醉恢复室和麻醉学研究室或实验室的工作。

💡 **易错警示**

【例题】麻醉学专业的任务及范围是( )。

A.临床麻醉

B.重症监测治疗

C.急救和复苏

D.疼痛治疗及其机制研究

E.以上均是

麻醉学专业的学生业务培养，要求应掌握基础医学、临床医学和麻醉学的基本理论知识及临床麻醉的操作技术，毕业后能够从事临床麻醉、复苏和急救、生理功能调控等工作。麻醉学专业的任务与范围：①临床麻醉学；②急救与复苏；③危重病医学；④疼痛诊治及其机制的研究；⑤其他任务。

【答案】E。解析：麻醉学专业的任务与范围：①临床麻醉学；②急救与复苏；③危重病医学；④疼痛诊治及其机制的研究；⑤其他任务。

重要知识点三 麻醉的分类

(1)按麻醉药作用部位：全身麻醉(作用于中枢神经系统)、局部麻醉(作用于周围神经根、神经节、神经干、神经丛、神经末梢)；局部麻醉可分为椎管内麻醉(作用于蛛网膜下腔麻醉、硬膜外麻醉)、神经阻滞、局部浸润麻醉、表面麻醉等。

(2)根据麻醉药进入人体的方式不同，全身麻醉分为吸入麻醉、静脉麻醉、静吸复合麻醉等。

(3)按麻醉亚学科分类：神经外科麻醉、普外手术麻醉、产科麻醉、小儿麻醉、老人麻醉等。

考点二　全身麻醉

重要知识点一　全身麻醉的诱导、维持和苏醒

(一)麻醉诱导的注意事项

(1)做好麻醉前对患者进行心理疏导和手术耐受力的评估。

(2)麻醉诱导前应先检查设备的可靠性,检查麻醉机是否漏气,环路是否通畅,气管插管是否合适,套囊是否漏气,患者连接监护仪并测量诱导前的数值,建立好静脉通路,准备好急救和治疗用药等。

(3)全麻诱导过程按操作规程进行。患者体位应为仰卧位,诱导过程应面罩吸氧,充分给氧去氮,气管内插管应遵守操作规范。

(4)全麻诱导用药应强调个体化用药、按需给药。

(5)保持呼吸道通畅,维持有效通气。

(6)预防和及时处理诱导期的并发症:诱导前应先进行快速输液扩容,以防止诱导期低血压的出现,必要时给予血管活性药物。诱导时给予芬太尼 2~4 $\mu g/kg$,或插管前给予短效降压药如硝酸甘油、乌拉地尔,或环甲膜穿刺及气管内给予表面麻醉均能预防和减轻气管插管引起的心血管反应。

(二)全麻诱导的常用方法

(1)静脉快速诱导。

(2)吸入麻醉诱导。

(3)保持自主呼吸的全麻诱导。

(4)清醒插管后再做静脉快速诱导。

(5)其他方法,如肌肉注射氯胺酮。

💡 **易错警示**

【例题】目前最常用的全麻诱导方法是(　　)。

A.吸入麻醉诱导　　　　　　　　B.保持自主呼吸的诱导

C.静脉快速诱导　　　　　　　　D.肌肉注射氯胺酮等麻醉诱导

E.清醒插管后再做静脉快速诱导

全麻诱导方法:①静脉快速诱导;②吸入麻醉诱导;③保持自主呼吸的诱导;④清醒插管后再做静脉快速诱导;⑤其他方法。

【答案】C。解析:静脉快速诱导具有快速、方便、平稳、安全等优点,是目前最常用的诱导方法。

(三)全身麻醉的维持的注意事项

(1)确保麻醉过程平稳。

(2)做好呼吸管理。

(3)密切观察病情变化,并及时处理术中可能出现的各种情况。

(四)全麻苏醒的注意事项

(1)加强呼吸管理。

(2)当患者出现呼吸衰竭、低体温、延迟清醒、明显血流动力学不稳定或气道严重受损(如广泛的口腔手术),应当在手术后保留气管导管直至这些情况好转后再拔管。

(3)及时处理并发症。

(4)麻醉催醒药的应用。

(5)全麻苏醒期,有条件的应将患者放入麻醉后恢复室,进行严格的检测和治疗,待完全清醒后,方能离开麻醉后恢复室。

(五)全身麻醉的麻醉深度的判断

1.Guedel 分期法

第一期:遗忘期,从麻醉诱导开始到意识丧失和睫毛反射消失。除应用乙醚或 N_2O 外,此期痛觉仍未消失。

第二期:兴奋期,乙醚麻醉可出现兴奋、躁动。现代强效吸入麻醉药及静脉麻醉药在此期的特征为意识消失,但呼吸和循环尚不稳定,神经反射处于亢进状态。此期不应进行手术操作。

第三期:外科手术期,此期达到所需麻醉深度。眼球固定于中央,瞳孔缩小,循环平稳,疼痛刺激已不能引起躯体反射和有害的自主神经反射(如血压增高、心动过速)。进一步加深麻醉则对呼吸循环抑制加重。

第四期:过量期,即延髓麻醉期,呼吸停止,瞳孔散大,血压剧降,甚至循环衰竭,需绝对避免或尽快减浅麻醉。

2.根据循环情况和神经反射判断麻醉深浅

(1)临床体征和症状:①意识状态。全麻时意识状态分清醒和麻醉(即睡眠)状态。全麻状态下应达到对手术或其他刺激无体动反应,如无流泪、出汗等表现。②心血管反应。血压和心率是反映全麻深度的常用指标。血压和心率平稳常表明麻醉深度适当。③呼吸反应。在保留自主呼吸的全麻患者中,呼吸频率、节律和潮气量的变化也能反映麻醉深度。④其他。瞳孔大小、出汗、流泪、分泌物、体动和尿量等也能反映麻醉的深度。

(2)脑电图和诱发电位:脑电图(EEG)是利用头部电极记录脑电活动,并对记录结果进行分析来判断麻醉深度。其分析复杂,干扰因素多。

双频指数(BIS)是计算机对脑电图进行分析的技术,对判断麻醉较有价值。BIS 值的范围为 0~100,数值越大,麻醉越浅,数值越小,麻醉越深。

(3)内分泌功能:内分泌功能是反映应激中内环境变化的主要指标。

(4)其他方法:患者呼出气中的麻醉药浓度(肺泡气中麻醉药浓度)达 1.3 MAC 时,其麻醉深度可适合 95%患者的手术要求,可供临床参考。

重要知识点二　吸入全身麻醉

(一)吸入麻醉基本概念

(1)肺泡最低有效浓度(MAC):在一个大气压下,使 50%的患者或动物对伤害性刺激(外科切皮)不再产生体动反应时呼气末潮气(相当于肺泡气)内该麻醉药的浓度。吸入麻醉药的MAC 值越小,表示该麻醉药的效能越强。

(2)血/气分配系数(λB/G):正常体温条件下,吸入麻醉药在血和气两相中达到平衡时的浓度比值。λB/G 与吸入麻醉药的可控性有密切关系。

(3)时间常数:在一个固定容积的气体浓度,用另外的气体去改变其浓度所需的时间。时间常数=(麻醉回路容积+呼吸道容积)/(新鲜气流量−体内麻醉药摄取量)。

(二)吸入麻醉药的临床评价

临床评价吸入麻醉药主要从以下几个方面进行比较评价:(1)可控性;(2)麻醉强度;(3)对心血管系统的抑制作用;(4)对呼吸的影响;(5)对运动终板的影响;(6)对颅内压和 EEG 的影响。

(三)理想的吸入麻醉药物要求

(1)不燃烧、爆炸。

(2)在室温容易挥发。

(3)麻醉强度大。

(4)血溶解度低,可控性好,诱导、苏醒快速。

(5)体内代谢少。

(6)不增加心肌的应激性,能与肾上腺素同用;并能使肌肉松弛。

(7)能抑制过强的交感神经活动。

(8)对呼吸道无刺激性,有支气管扩张作用。

(9)对心肌无明显抑制;不致脑血管扩张;对肝、肾无毒性。

(四)低流量麻醉的概念

使用带有 CO_2 吸收器的半紧闭通气环路时,如果新鲜气流量(FGF)低于 1 L/min,即称为低流量麻醉。其重复吸入率在 50% 以上。

(五)低流量麻醉的优点

(1)减少手术室污染,节约吸入麻醉药。

(2)保持湿度和温度。由于吸入气体的温度及湿度高,可起到保持体温、减少隐性失水量及保护肺的作用。

(3)增加对患者情况的了解。通过对患者情况变化的了解,指导诊断、处理和合理用药。

(4)较易发现回路故障。如果麻醉中回路脱落,可立即发现贮气囊突然变小,回路内压力降低。

(六)低流量吸入麻醉的缺点

(1)使用 N_2O 时必须监测氧浓度,因为流量计的 N_2O/O_2 比与肺泡气浓度之比不同,可引起患者缺氧。

(2)吸气浓度不易控制,因低流量吸入的新鲜气流被呼气稀释,使吸入浓度不易控制,故应对回路内麻醉气体浓度进行监测。

(3)须有适当的麻醉机,如适用于低流量的流量计、蒸发器、通气机等。

(4)回路内有麻醉气体以外的气体蓄积:①氮的蓄积;②一氧化碳的蓄积;③吸入麻醉药代谢产物甲烷、丙酮等的蓄积。

重要知识点三 气管和支气管插管

(一)插管前患者的气道评估

(1)头颈活动度:正常头颈伸屈范围在 90°~165°,如头后伸不足 80°,即可使插管操作困难。甲颏距离,即头在伸展位时,测量自甲状软骨切迹至下颏尖端的距离,正常值在 6.5 cm 以上。如果此距离小于 6 cm,可能窥喉困难。

(2)口齿情况:正常人张口度为 3 横指,舌-颌间距正常人不少于 3 横指,而甲状软骨在舌骨下 2 横指,此即所谓 3-3-2 法则。正常成人最大张口时,上下门齿间距应为 3.5~5.5 cm,如果小于 2.5 cm(2 横指),常妨碍喉镜置入。上切牙前突、牙齿排列不齐、面部瘢痕挛缩及巨舌症均妨碍窥喉。

(3)Mallampati 试验:患者端坐,头位于正中,口尽量张大,让舌尽量外伸,不要求发音,重复两次观察以免假阳性或假阴性。观察咽部结构,即悬雍垂、咽峡弓、软腭。根据观察的情况分为四级:Ⅰ 级可见软腭、悬雍垂、咽峡弓;Ⅱ 级仅见软腭、悬雍垂;Ⅲ 级只能看到软腭;Ⅳ 级只能看见硬腭。Ⅲ、Ⅳ 级提示插管困难。

(4)喉镜暴露分级:将喉镜暴露下所能见到的喉部结构情况分为四级。Ⅰ 级能完全暴露声门;Ⅱ 级能看到杓状软骨(声门入口后壁)和后半部分声门;Ⅲ 级仅能看到会咽;Ⅳ 级看不到会咽。Ⅰ、Ⅱ 级插管容易,Ⅲ 级插管难度明显增加,Ⅳ 级插管困难。

(二)气管插管适应证

(1)保护气道。

(2)防止误吸。

(3)频繁进行气管内吸引的患者。

(4)实施正压通气。

(5)对一些不利于患者生理的手术体位,如俯卧位、侧卧位或过度头低位,应用气管导管便于改善患者通气。

(6)手术部位在头、颈部或上呼吸道难以保持气道通畅。

(7)使用面罩控制呼吸困难的患者,如无牙的患者。

(8)保证影响呼吸道通畅疾病如下颌后缩、巨舌症、声门上或声门下肿瘤及肿块压迫气道者的呼吸道通畅。

(三)气管插管禁忌证

(1)绝对禁忌:喉水肿、急性喉炎、喉头黏膜下血肿等。

(2)相对禁忌:呼吸道不全梗阻者禁用快速诱导插管;主动脉瘤压迫气管者;合并出血性疾病(血友病);鼻咽部纤维血管瘤、鼻息肉或有反复鼻出血史者禁用经鼻插管。但当气管内插管作为抢救患者生命所必须采取的抢救措施时,均无绝对禁忌证存在。

(四)气管拔管的时机

(1)拔管前必须先吸尽残留于口、鼻、咽喉和气管内的分泌物,拔管后应继续吸尽口咽腔内的分泌物。

(2)肌松药的残余作用已满意逆转。

(3)麻醉性镇痛药的呼吸抑制作用已消失。

(4)咳嗽、吞咽反射活跃,自主呼吸气体交换量恢复正常。

(五)拔管的禁忌证及注意事项

(1)麻醉仍深,咳嗽、吞咽反射尚未恢复,呼吸交换量尚未满意恢复。

(2)循环系统规模尚不稳定。

(3)饱胃患者,一般应等完全清醒,且在拔管前先安置在侧卧头低位,防止呕吐发生误吸意外。

(4)对颌、面、鼻腔手术涉及呼吸道者,应留置导管至患者完全清醒,呼吸交换满意后才拔管,并在拔管前组合施行选择性气管造口插管术的准备。

(5)甲状腺手术困难损伤喉返神经或气管塌陷,拔管后困难要紧急重新插管。

(6)拔管时如果麻醉过浅,偶尔因喉痉挛而把导管夹住不能顺利拔出,应在充分供氧的基础上等待喉松弛后再予拔出。

(六)气管、支气管内插管的并发症

1.气管插管即时并发症

(1)牙齿及口腔软组织损伤。

(2)高血压和心律失常。

(3)颅内压升高。

(4)气管导管误入食管。

(5)误吸。

2.留置气管内导管期间并发症

(1)气管导管梗阻。

(2)导管脱出。

(3)导管误入单侧支气管。

(4)呛咳动作。

(5)气道痉挛。

(6)吸痰操作不当 。

(七)拔管和拔管后并发症

(1)喉痉挛。

(2)拔管后误吸胃内容物或异物阻塞。

(3)拔管后气管萎陷。

(4)咽喉痛。

(5)声带麻痹、声音嘶哑。

(6)杓状软骨脱位。

(7)喉水肿。

(8)上颌窦炎。

(9)肺感染。

(10)其他:声带溃疡或肉芽肿,会导致持续存在的声嘶。喉或气管狭窄是更严重的并发症,但很少出现于短期气管插管的围手术期。

重要知识点四　静脉全身麻醉

(一)静脉全麻的基本概念

(1)静脉全身麻醉:将静脉全麻药注入静脉,通过血液循环作用于中枢神经系统而产生全身麻醉作用的方法。

(2)房室模型与效应室:房室模型是将体内药物转运和分布特性相似的部分抽象看成一个房室,经过适当的数学处理,用药代学参数来反映药物分布与代谢特性的方法。效应室也是理论上的抽象空间组合,是用来表示药物作用的靶部位,如受体、离子通道或酶等,也是反映药物临床效果的部位。

(3)分布容积(Vd):分布容积=所给药物的总量/该药的血药浓度($Vd = Xo/Co$)。药物 Vd 的大小取决于该药物的理化性状、在组织中的分配系数及与血浆蛋白或组织的结合率等因素。

(4)血浆清除率(CL)与消除半衰期($T_{1/2}$):血浆清除率(CL)是指单位时间内血浆内的药物被

完全清除的血容量。血浆清除率=药物的消除速率/血浆浓度,单位 ml/min。消除半衰期($T_{1/2}$)为机体消除一半药物所需要的时间。$T_{1/2}$ 值与 CL 成反比,与 Vd 成正比。

(5)keo 与 Titzkeo:keo 指药物从效应室转运至体外的一级速率常数,通常用来反映药物从效应室转运至中央室(血浆)的速率常数。Titzkeo 是血浆与效应室之间平衡发生一半的时间。药物 keo 越大,则 Titzkeo 越小,说明该药物峰值效应出现越快。

(6)周边室延迟:静脉输注麻醉药物一定时间后,为了重建与中央室的平衡,周边室会向中央室转运药物,而周边室延迟是指那些向中央室转运非常慢的药物,比如异丙酚。其临床意义是周边室在单位时间内向中央室(血浆)释放的药物较少,血浆药物浓度的降低就不会因来自周边室的药物而受到显著影响。

(7)联合用药与平衡麻醉:联合用药指同时或先后应用两种以上的麻醉药物,以达到完善的手术中或术后镇痛及满意的外科手术条件。平衡麻醉是采用联合用药技术,达到镇痛、遗忘、肌松、自主反射抑制并维持生命体征稳定的麻醉方法。

(8)基础麻醉:指在进入手术室前预先使用催眠镇静或全麻药,使患者处于安静、睡眠或浅麻醉状态的麻醉方法,主要用于不合作的小儿麻醉处理,使之能进一步接受局麻、区域阻滞或全身麻醉,常用的药物有硫喷妥钠和氯胺酮。

(9)监护性麻醉:患者在局部麻醉或无麻醉下接受诊治时,需要麻醉医师提供特殊的麻醉服务,监护和控制患者的生命体征,并根据需要给予适当的麻醉药物或其他治疗。其主要内容是镇静、镇痛和监护生命体征。

(二)静脉全麻的优点
(1)静脉麻醉起效快、效能强。
(2)患者依从性好。
(3)麻醉实施相对简单,对药物输注设备的要求不高。
(4)药物种类齐全,可以根据不同的病情和患者的身体状况选择合适的药物搭配。
(5)无手术室污染和燃烧爆炸的潜在危险,有利于保证工作人员和患者的生命安全。
(6)麻醉效应可以逆转。部分临床上常用的静脉全麻药有特异性拮抗剂,如氟马西尼和纳洛酮可以分别拮抗苯二氮䓬类和阿片类药物的全部效应。

(三)静脉麻醉的缺点
(1)注射部位疼痛。
(2)注射给药过量时,尚缺乏方便的纠正手段,只能靠药物再分布或被分解。
(3)可控性不及吸入麻醉。
(4)静脉麻醉给药后起效时间大约为 1 个臂脑循环,臂脑循环个体差异很大,不易准确调控。

(四)静脉全麻的分类
1.按给药方式分类
(1)单次注入法:将一定量的静脉麻醉药自静脉注入,以迅速达到适宜的麻醉深度。
(2)分次注入法:先静脉注入较大剂量的静脉麻醉药,达到适宜的麻醉深度后再根据患者的反应和手术的需要分次追加麻醉药,以维持一定的麻醉深度。
(3)连续输注法:患者在麻醉诱导后,采用不同速度连续滴入或泵入静脉麻醉药的方法来持麻醉深度。
(4)靶控输注法(TCI):在输注静脉麻醉时,以药代动力学和药效动力学原理为基础,通过调节目标或靶位(血浆或效应室)的药物浓度来控制或维持适当的麻醉深度,以满足临床麻醉的一种静脉给药方法。

2.按药物具体应用方法分类

常见分类:硫喷妥钠静脉麻醉、氯胺酮静脉麻醉、丙泊酚静脉麻醉、阿片类静脉麻醉及静脉复合麻醉等。

3.根据临床应用分类

(1)静脉诱导麻醉:静脉注射(静注)麻醉药物使患者由清醒进入麻醉状态,可以实施气管插管或外科手术。

(2)静脉维持麻醉:在手术过程中,经静脉给予全麻药物使患者维持于适当的麻醉深度。

(五)常用的全身麻醉药

1.丙泊酚

(1)特点:

麻醉可控性强:新型的快速短效静脉麻醉药,起效快,诱导平稳,持续时间短,苏醒完全,不引起噩梦和幻觉等精神症状。

麻醉效能强:与传统的硫喷妥钠相比,丙泊酚的麻醉效能是其1.8倍。

脏器保护作用:能抑制氧自由基的产生或调控其氧化效应,对缺血–再灌注损伤有防治作用;能降低颅内压、降低脑血流和脑代谢率,有利于脑保护。

一定的循环功能抑制作用:降低外周血管阻力,降低动脉压。对老年人、低蛋白血症者循环抑制加重,应适当减少剂量。其循环抑制与静脉给药速度有关。

呼吸抑制:一般仅表现为潮气量轻度降低,当剂量过大或注射速度过快,则可出现呼吸暂停,持续30~60秒。

注射时疼痛:预先给予麻醉性镇痛药或小剂量的局麻药可以预防。

(2)麻醉方法:

麻醉诱导:丙泊酚用于全麻诱导平均剂量是2 mg/kg(1.5~2.5 mg/kg),对于体质强壮者可适当增加1/3,老年或低蛋白血症患者,剂量应适当减少;小儿的表观分布较大,清除率高,诱导剂量可适当增加。

麻醉维持:可分次静脉注射或连续输注,连续输注时血浆药物浓度稳定,心血管系统稳定性好,停药后血浆药物浓度迅速降低,苏醒迅速。成人连续输注的剂量为8~10 mg/(kg·h),如辅助其他麻醉方法的镇静剂量则减半。分次静脉注射的剂量为1~2 mg/kg,每4~5分钟追加1次。伍用阿片类药物、老年人、ASA Ⅲ~Ⅳ级和低血容量患者,剂量也应适当减少。应用丙泊酚麻醉时应同时应用镇痛和肌松药。

区域麻醉的镇静:区域麻醉复合丙泊酚可达到镇静、抗焦虑、消除牵拉反射、消除患者不适和减少术后呕吐的目的。用量可首先给予0.2~0.7 mg/kg的负荷剂量,然后连续以3~6 mg/(kg·h)输注,并根据患者的反应适当调整给药速度。镇静过程中应监护患者的血氧饱和度、心电图和血压。

ICU患者的镇静:丙泊酚是目前ICU靶控镇静或患者自控镇静的常用药物。其在体内无蓄积,长时间应用仍能迅速清醒,对呼吸和循环影响轻。

门诊小手术和内镜检查:因其良好的可控性和清醒彻底的优点,广泛用于无痛人流、脓肿切开引流、骨折闭合复位和内镜检查等。

(3)适应证和禁忌证:

适应证:麻醉诱导;全凭静脉麻醉;区域麻醉的镇静;门诊小手术和内镜检查;ICU患者的镇静。

禁忌证:对丙泊酚过敏者;严重的循环功能不全者;妊娠与哺乳期妇女;3岁以下的小儿;高血脂患者;有精神病史、癫痫病史和家族史者。

(4)不良反应:①注射部位疼痛。选用大静脉注射、注药前或注药时应用阿片类药或利多卡因,可以减轻疼痛。②过敏反应。丙泊酚的苯环和双异丙基侧链导致过敏反应发生。③呼吸循环抑制。呈剂量相关性,对呼吸抑制的持续时间短暂,及时给予辅助呼吸能很快恢复。对循环抑制主要表现为血压下降,与注射速度有关。④其他。偶尔在诱导时出现精神兴奋症状,如肌阵挛、颤抖和肌张力障碍等。静脉滴注给药若超过48小时,易发生丙泊酚输注综合征。

2.氯胺酮

(1)优点:①镇痛效能强。本品通过阻滞脊髓网状结构束对痛觉的传入信号,产生很强的镇痛作用,是唯一可产生镇痛作用的静脉麻醉药。②呼吸抑制作用轻微。本品对呼吸抑制轻微,可使支气管松弛,拮抗组胺、乙酰胆碱和5-羟色胺的支气管收缩作用,有效缓解支气管哮喘状态,可用于支气管哮喘患者。③有循环兴奋作用包括直接对心肌的兴奋和通过兴奋交感神经中枢间接兴奋心血管系统。一般情况下,患者表现为心率加快、血压升高、心脏指数和外周血管阻力增加,有利于循环功能维持。但其对心脏代偿功能不全和交感神经活性减低的患者,表现为心血管系统的抑制。

(2)缺点:①没有肌松作用,肌张力增加,肌肉不自主动作较常见,对于肌松要求高的手术应复合肌松药。②增加脑组织血流、增高脑代谢、升高颅内压,不适合用于颅脑手术麻醉。③增加口腔和支气管的分泌物。④升高眼压,不适合于内眼手术。⑤对循环功能代偿不全和交感神经兴奋性低下的患者可导致循环功能意外抑制。其增加肺血管阻力、肺动脉压和右室每搏功,故禁用于右室储备能力降低的患者。⑥麻醉苏醒期精神副反应发生率高,出现噩梦、幻觉、错觉、视觉异常、漂浮感、心境改变和谵妄等。

(3)麻醉方法:

肌肉注射法:主要用于小儿的短小手术或基础麻醉。常用剂量为4~6 mg/kg,给药后2~5分钟起效,维持20~30分钟,术中根据情况可追加首次剂量的1/3~1/2。

静脉分次注射法:适用于小儿不需要肌松的短小手术,也适用于成人对肌松要求不高的短小浅表手术,如烧伤换药等。首次剂量为1~2 mg/kg,维持10~15分钟,追加剂量为首次剂量的1/2。

静脉连续输注法:适用于时间较长而不需要肌松的手术。常用5%葡萄糖配制成0.1%的溶液,麻醉时先静脉注射1~2 mg/kg氯胺酮作为麻醉诱导,然后以2~5 mg/kg·h的速度静脉滴注,根据情况调整。为了减少用量和减少副作用,可复合使用其他镇静、镇痛药物。

(4)适应证:①各种短小手术、体表手术和诊断性检查,如外伤缝合、切开引流和烧伤清创等。②麻醉诱导气管内插管,适用于小儿、休克或低血压早期患者的麻醉诱导。③小儿的基础麻醉。④支气管哮喘手术患者的麻醉。⑤区域麻醉的辅助麻醉,区域阻滞不全时可辅助应用氯胺酮镇痛镇静。

(5)禁忌证:①严重的高血压患者,尤其是有脑血管意外史者。②颅内压增高者,如颅内肿瘤、颅内动脉瘤等。③眼压增高者或眼球开放性手术,手术需要眼球固定不动者。④甲状腺功能亢进或肾上腺嗜铬细胞瘤患者。⑤心功能不全,冠状动脉粥样硬化性心脏病、心肌病或有心绞痛病史者。⑥胸或腹主动脉瘤患者。⑦癫痫和精神分裂症患者。

(6)不良反应:①循环系统的变化主要表现为血压升高和心率增快,但危重患者或硬膜外麻醉辅助用药时,可能会以抑制为主,表现为血压剧降甚至心搏骤停。②颅内压增高。③呼吸抑制一般较轻微,多发生于注射速度过快和剂量过大时,表现为潮气量降低和呼吸频率减慢。④精神神经症状表现为麻醉苏醒期谵妄、躁狂、噩梦、幻觉和精神错乱等,严重者表现为抽搐和惊厥。其发生率成人多于儿童,女性多于男性,短时间手术多于长时间手术,单纯氯胺酮多于复合麻醉。复合应用苯二氮䓬类药物有一定的防治效果。⑤复视或暂时失明一般持续 30~60 分钟,可以自行恢复。⑥呼吸道梗阻或喉痉挛。氯胺酮引起呼吸道分泌物增多,可造成呼吸道梗阻,术前可应用阿托品预防。⑦急性胃扩张、恶心呕吐主要是因为上呼吸道分泌物和胃液增加,而吞咽反射不消失,吞进大量的气体和液体。

3.依托咪酯

(1)优点:①麻醉可控性好。依托咪酯起效快,催眠效能强,持续时间短,苏醒快,单次注射持续时间为 10 分钟左右。②对生理干扰小。麻醉时循环功能稳定、血流动力学变化不大是依托咪酯的最显著特点。单次静脉注射后,动脉血压稍有下降,冠状动脉扩张,因此适用于冠心病和心脏功能储备差的患者。依托咪酯对呼吸抑制也较轻,不影响肝肾功能,不引起组胺释放。③对缺氧性脑损害有一定预防作用,能减少脑耗氧,降低脑血流。

(2)缺点:①没有镇痛和肌松作用。临床麻醉时必须复合应用以达满意效果。②抑制肾上腺皮质功能。这是限制其临床广泛使用的最主要原因。依托咪酯麻醉下皮质醇和醛固酮分泌显著下降,ACTH 分泌显著增加。一般不用于 ICU 患者的镇静。

(3)麻醉方法:

全麻诱导:适用于不宜使用其他静脉麻醉药、危重及休克患者的麻醉诱导。其剂量为 0.1~0.4 mg/kg,为避免注射部位疼痛,可先给予芬太尼,入睡后再给予肌松药气管内插管。

全麻维持:复合麻醉性镇痛药和肌松药,或复合吸入挥发性麻醉药维持麻醉。其剂量为 0.12~0.2 mg/(kg·h)连续输注。

短小手术的麻醉:依托咪酯因其可控性好,可用于短小手术的麻醉,如内镜检查、人工流产和心脏电复律等。成人剂量为 0.3 mg/kg,可辅助芬太尼。

(4)适应证:①全麻的诱导,尤其是危重患者的麻醉诱导,但对严重创伤、脓毒性休克患者应慎用。②全麻的维持。③门诊短小手术麻醉,如内镜检查和心脏电复律。

(5)禁忌证:①对该药过敏者。②肾上腺皮质功能不全者。③有免疫功能抑制的患者,脓毒血症、器官移植术后的患者。④血卟啉症(紫质症)的患者。

(6)不良反应:①注射部位疼痛。②注射后发生肌阵挛,严重者发生抽搐。③抑制肾上腺皮质功能。④术后恶心呕吐。⑤其他,如有过敏反应、溶血作用和心律失常,但均较少见。

4.硫喷妥钠

(1)优点:①起效快。其脂溶性高,静脉注射后极易透过血脑屏障,经过一个臂脑循环就可发挥作用。临床剂量静脉注射后 10~20 秒,患者就会意识消失。②苏醒迅速。脑组织药物浓度能快速重分布,经过 5 分钟下降一半,30 分钟后就只剩10%。静脉注射后 40 秒左右麻醉即开始变浅,15~20 分钟就开始苏醒。③具有一定的脑保护作用。硫喷妥钠可以使脑血管收缩,减少脑血流、降低颅内压,同时降低脑代谢,减少脑组织耗氧。脑代谢的降低程度超过脑血流的减少,因此有一定的脑保护作用,尤其适用于颅脑外科手术。

(2)缺点:①无镇痛和肌松作用。本品常常需要联合麻醉性镇痛药和肌松药使用。②具有蓄积作用。本品由于其脂溶性高,麻醉苏醒后,脂肪组织中储存的硫喷妥钠可能重新释放入血,再次透过血脑屏障,使患者发生"再抑制"。③循环抑制作用。本品可选择性抑制交感神经节的传导,产生中枢性血压下降。当剂量过大,注射速度过快,患者已处于失血性休克状态,或心脏代偿功能不全及使用β受体阻滞剂者,循环功能可能发生严重抑制,血压可能严重下降。④呼吸抑制作用。本品能抑制延髓和脑桥的呼吸中枢,对呼吸系统呈剂量相关性抑制。麻醉期间,中枢神经系统对二氧化碳的敏感性降低,主要表现为潮气量减少。⑤喉痉挛和支气管痉挛。硫喷妥钠浅麻醉时,因对交感神经的抑制作用,使副交感神经相对占优势,引起喉部和支气管平滑肌的应激性增高,诱发喉痉挛、支气管痉挛和呼吸道分泌物增加。⑥其他。本品使用时易出现静脉炎和过敏反应等。

(3)麻醉方法:

单次静脉给药法:适用于短小手术和全麻诱导,配制成1.25%~2.5%的溶液,剂量成人为2.5~4.5 mg/kg,儿童为5~6 mg/kg,缓慢注射。

分次给药法:常用于短时间的浅表手术,使用1.25%~2.5%的溶液,首次剂量3~5 ml,静脉注射时同时观察患者的呼吸、血压和脉搏血氧饱和度;追加剂量为5~10 ml,当患者入睡、睫毛反射消失、眼球固定和钳夹皮肤无反应时,即开始手术。注意密切观察患者的生命体征,并准备好随时气管内插管。

连续给药法:仅用于局麻、椎管内麻醉的辅助麻醉,以保证患者安静和对抗内脏牵拉反应;破伤风、高热和癫痫等引起的惊厥。此法使用0.1%~0.5%的硫喷妥钠溶液按20~100滴/分的速度静脉滴注。

(4)适应证:①全麻诱导;②短小手术的麻醉;③控制痉挛和惊厥,能迅速控制局麻药中毒、破伤风、高热和癫痫引起的痉挛和惊厥;④辅助麻醉;⑤颅内高压患者的麻醉。

(5)禁忌证:①婴幼儿;②产妇分娩或剖宫产术;③心功能不全者;④休克和低血容量患者;⑤呼吸道阻塞性疾病、呼吸道不通畅和有肺部疾患者;⑥严重肝、肾功能不全者;⑦营养不良、贫血、电解质紊乱、氮质血症者;⑧肾上腺皮质功能不全或长期使用肾上腺皮质激素者;⑨紫质症先天性卟啉代谢紊乱者;⑩高血压、动脉粥样硬化和严重糖尿病患者;⑪有巴比妥类药物过敏史或疑似过敏者。

(6)不良反应:①注射部位疼痛,血栓性静脉炎。②动脉炎。误入动脉后可导致化学性动脉内膜炎,严重者可发生肢体坏死和永久性神经损伤。③循环系统抑制表现为血压下降。④呼吸系统作用使潮气量减少,可诱发喉痉挛和支气管痉挛。⑤过敏反应。轻者表现为荨麻疹、面部水肿;重者表现为过敏性休克、喉头水肿、支气管痉挛、腹痛和腹泻等。⑥肌张力亢进或肢体不自主活动。

5.咪达唑仑

(1)特点:①具有镇静、催眠、抗焦虑、抗惊厥、肌松和顺行性遗忘的作用。②本身无镇痛作用,但能增强其他麻醉药的镇痛作用。③刺激性小,是唯一水溶性苯二氮䓬类药物,可直接注射或用生理盐水或5%葡萄糖溶液稀释注射。因其对静脉刺激性小,患者易于接受。④作用时效短,静脉注射的消除半衰期是地西泮的1/10,作用时效为2~3小时。⑤效能强,其麻醉效能是地西泮的2倍。⑥循环呼吸抑制轻微,临床麻醉剂量对心肌没有抑制,仅表现轻度外周血管阻力降低伴心率轻度增快,对血流动力学影响不大。本品对呼吸力无影响,但对呼吸中枢轻度抑制,表现为潮气量稍降低,呼吸频率代偿性增快,偶尔有呼吸暂停。⑦不抑制肾上腺皮质功能,无组胺释放作用。

(2)麻醉方法:

麻醉诱导:尤其适用于不宜使用硫喷妥钠和其他麻醉药诱导的患者及危重、休克患者的麻醉诱导。诱导剂量为0.05~0.2 mg/kg,老年患者、危重患者、肾功能不全和低蛋白血症患者应适当减少剂量。本品与丙泊酚、肌松药和麻醉性镇痛药联合用于全麻诱导,是目前临床上常用的方法,具有麻醉诱导平稳、术后苏醒快、消除术中知晓等优点。

麻醉维持:能加强麻醉性镇痛药和肌松药的作用,减少这些药的用量,常用于静脉和吸入全麻的辅助用药,主要适用于较长时间的手术,可以间断给药或连续给药。间断给药时追加诱导量的 1/4~1/3。

门诊手术的麻醉:主要用于脓肿切开、骨折复位、人工流产和内镜检查等,通常与氯胺酮、芬太尼等镇痛药联合使用。

ICU 患者的镇静:尤其适用于较长时间的机械通气者,一般采用微量注射给药,负荷剂量为 0.03~0.1 mg/kg,维持速度为 0.03~0.2 mg/kg。

区域麻醉的镇静:有利于消除患者的紧张焦虑情绪。

(3)适应证:①麻醉诱导;②麻醉维持;③区域麻醉的镇静;④ICU 患者的镇静;⑤门诊手术的麻醉。

(4)禁忌证:①对咪达唑仑过敏者;②闭角型青光眼;③严重疼痛没有得到控制者;④咪达唑仑可通过胎盘屏障,故不应用于剖宫产手术。

(5)不良反应:①呼吸抑制,与用药剂量和患者呼吸功能有关。②循环抑制,多见于低血容量和剂量过大时。

6.右旋美托咪啶

(1)药理作用:右旋美托咪啶的镇静、催眠和抗焦虑作用通过作用于蓝斑核的 α_2 受体起作用;通过作用于蓝斑核、脊髓及外周器官的 α_2 受体产生镇痛作用;右旋美托咪啶具有一定神经保护作用。

(2)临床应用:作为麻醉辅助用药用于麻醉诱导(0.5~1.0 ug/kg)、麻醉维持(0.2~0.4ug/kg)、术中镇静(0.2~0.7 ug/kg)、ICU 镇静(0.4 ug/kg/h)。

(六)麻醉性镇痛药

1.芬太尼

(1)优点:芬太尼是强效麻醉性镇痛药,其镇痛强度为吗啡的 75~125 倍;毒性低;对循环影响轻微;可控性强,起效快,时效短,术后自主呼吸恢复迅速,不引起组胺释放。

(2)缺点:大剂量多次使用可产生蓄积作用,易出现延迟性呼吸抑制。静脉注射过快,可出现胸、腹肌僵直,影响通气。

(3)麻醉方法:

大剂量芬太尼麻醉:主要用于心脏、大血管手术,对循环影响小。一般用 10~20 μg/kg 缓慢静脉注射行麻醉诱导,辅助肌松药进行气管内插管。术中间断或连续注射芬太尼维持麻醉,术中总量可达 50~100 μg/kg。

芬太尼静脉复合全麻:芬太尼在复合全麻中提供镇痛成分,一般诱导时用 4~8 μg/kg,同时联合静脉麻醉药、肌肉松弛药,行气管内插管。术中维持每小时追加 0.1~0.2 mg。辅助麻醉,与氟哌利多按 1:50 比例混合,组成依诺伐用于Ⅱ型神经安定镇痛术(NLA)。

(4)适应证:①麻醉诱导。②吸入麻醉或静脉麻醉的辅助用药。③神经安定镇痛麻醉。④大剂量芬太尼麻醉用于心脏手术、长时间的开胸手术或大血管手术。

(5)不良反应:①循环系统的影响。芬太尼兴奋延髓迷走神经核,引起心率减慢,可用阿托品纠正;大剂量可引起血压下降,与迷走神经兴奋有关。②肌肉僵直。芬太尼可引起胸壁和腹肌僵直,而引起肺动脉高压、中心静脉压和颅内压升高,严重者妨碍通气,需要用肌松药解除;在给予芬太尼前给予非去极化肌松药、缓慢注射芬太尼和复合巴比妥类或苯二氮䓬类药物可以预防肌肉僵直。③延迟性呼吸抑制。反复或大剂量使用芬太尼后,可以在用药后3~4小时出现延迟性呼吸抑制。其原因是胃液中的芬太尼到小肠的碱性环境中再次被摄取进入循环,出现二次血药浓度高峰;此外,肺中蓄积的芬太尼释放也导致血药浓度增加。

2.舒芬太尼

(1)特点:①舒芬太尼的镇痛效能在阿片类药物中最强,是芬太尼的5~10倍。②起效时间短,其药物作用时间和苏醒时间均短于芬太尼,反复应用后很少蓄积。③抑制应激反应较芬太尼更佳。

(2)麻醉方法:

小剂量给药:诱导剂量为1~2 μg/kg,追加剂量为0.5~2.0 pg/kg。追加指征为心率增快,血压高于基础值的20%,有体动、出汗等。

大剂量给药:诱导剂量为10~30 μg/kg,术中以0.8~1.0 μg/kg·h连续输注或间断追加2 μg/kg。

以上均可与其他麻醉药复合使用。小剂量用于气管插管和机械通气下行简单的外科手术,大剂量适用于复杂的大手术。

(3)适应证:在临床麻醉中主要用作复合全麻的组成部分,用于全麻的诱导和维持。由于舒芬太尼的镇痛作用最强,心血管状态更稳定,更适合用于心血管手术的麻醉。

(4)不良反应:具有一般阿片类药物相似的不良反应,如肌肉僵直、呼吸抑制和恶心呕吐,大剂量可导致心动过缓和低血压。

3.阿芬太尼

(1)其镇痛效能和作用时间分别是芬太尼的1/4和1/3倍,起效快,超短效,蓄积作用微弱。

(2)大剂量阿芬太尼麻醉术后呼吸恢复迅速,无呼吸遗忘和延迟性呼吸抑制,且不延长拔管和机械通气时间。

(3)具有一般阿片类药物相似的并发症,如肌肉僵直、呼吸抑制和恶心呕吐。

4.瑞芬太尼

(1)优点:①麻醉的可控性强,是真正的短效阿片类药,起效快,作用时间短,恢复迅速。可根据药效情况精确调整剂量,作用可以预测,麻醉平稳,并易于逆转。②副作用较其他阿片类药减少。③其代谢是通过血液和组织中的非特异性酯酶迅速水解为无药理活性的代谢产物,不依赖于肝、肾功能,不受年龄、性别和体重的影响。④重复应用或持续输注无蓄积。⑤收缩脑血管,降低脑血流,降低颅内压。

(2)缺点:①作用时效短,停药后镇痛作用很快消失。②具有其他阿片类药物的不良反应,呼吸抑制、恶心呕吐和肌肉僵直等,但发生率较低。③市售制剂含有甘氨酸,甘氨酸对脊髓有一定的毒性,不能用于椎管内注射。

(3)麻醉方法:

麻醉的诱导和维持:麻醉诱导的剂量为1~2 μg/kg,在应用静脉麻醉药和肌松药后静脉注射。由于其独特的药代动力学特点,瑞芬太尼更适合于静脉输注。麻醉维持与丙泊酚或异氟醚合用,维持剂量为0.05~2 μg/(kg·min)。术中的应激反应增强时,可追加0.5 μg/kg,或增加输注速度50%,都可以有效抑制突然出现的应激反应。

门诊手术的镇痛:其作用时效短,术后苏醒迅速的特点,特别适合于门诊手术。在非气管插管法门诊手术患者,瑞芬太尼和丙泊酚合用,或者瑞芬太尼和咪达唑仑合用,均能达到良好的镇痛和镇静效果。

（4）适应证：①常规全麻患者的麻醉诱导和维持。②神经外科手术患者的麻醉，瑞芬太尼能降低颅内压，手术后苏醒迅速。③肝、肾功能不全的患者麻醉。

（5）不良反应：①具有其他阿片类药物的不良反应，如呼吸抑制，停止输注后3~5分钟恢复自主呼吸；其他包括恶心、呕吐和肌肉僵直等，但发生率较低。②瑞芬太尼的作用消失快，术后疼痛出现早，严重的疼痛可引起心血管的意外，可采用术后持续给予亚麻醉剂量的瑞芬太尼或术后立即注射长效阿片类药，进行术后镇痛。

重要知识点五 全凭静脉麻醉

（一）全凭静脉麻醉的概念和特点

全凭静脉麻醉（TIVA）是指完全采用静脉麻醉药及其辅助药来对患者实施麻醉的方法。TIVA具有诱导迅速、麻醉过程平稳、无污染的特点，尤其适合于如肺泡蛋白沉积症的肺灌洗手术等特殊手术以及一些存在严重呼吸系统疾病的患者。

（二）麻醉诱导、麻醉维持、麻醉恢复的要求

（1）麻醉诱导：静脉麻醉诱导适合多数常规麻醉（包括吸入全身麻醉），特别适合需要快速诱导的患者。

麻醉药物的选择强调个体化原则，应考虑患者的实际情况，如体重、年龄、循环情况和术前用药等，还应熟悉所用药物的峰效时间，按照合理的顺序并以适当的间隔给药。

（2）麻醉维持：利用麻醉药静脉连续滴入或者泵入来维持麻醉，根据手术刺激强度及每个患者的具体情况来调节静脉麻醉药的输注速率。

麻醉维持应强调联合用药。完善的麻醉应做到意识消失、镇痛完全、肌肉松弛及自主神经反射抑制。为了实现这些目的就需要联合用药，这样不仅可最大限度地体现每类药物的药理作用，而且可减少各药物的用量及副作用，这也是"平衡麻醉"所提倡的原则。

完善的静脉全麻的主要分类：①静脉麻醉药，如异丙酚、咪达唑仑等；②麻醉性镇痛药如芬太尼、瑞芬太尼等；③骨骼肌松弛药，如维库溴铵、阿曲库铵等。联合用药时可能产生协同作用，所以需要将药物的用量小于单独使用时达到同样效应的剂量。

（3）麻醉恢复：静脉麻醉后患者苏醒时间与中央室（血浆）药物浓度密切相关。单次注射药物时，其药物浓度的降低主要取决于药物的分布半衰期和消除半衰期。较长时间持续输注麻醉药物时，其血药浓度下降的快慢不仅取决于分布半衰期和消除半衰期，还与其外周室是否迟钝有关。

患者麻醉良好的恢复除了迅速，还应没有副作用，并尚存足够的镇痛作用。患者在恢复期出现躁动首先应排除缺氧、二氧化碳蓄积、伤口疼痛及肌松药残余等原因。如果使用了吸入麻醉药还应考虑其排出是否彻底。

（三）目标控制输注技术

1.概念

目标控制输注（TCI）是在输注静脉麻醉药时，以药代动力学和药效动力学原理为基础，通过调节目标或靶位（血浆或效应室）的药物浓度来控制或维持适当的麻醉深度，以满足临床麻醉的一种静脉给药方法。

2.原理

TCI系统属于开环控制系统，是在药代动力学基础上，由计算机模拟某种药物注射后血浆或效应室浓度变化规律，根据目标浓度，计算给药的速率并维持稳定的血药浓度，从而实现靶控给药。

3.常用术语

(1)目标药物浓度:根据临床麻醉需要而预设并由计算机控制实施给药后,在预设的目标组织中达到的药物浓度,目标组织可以是血浆,也可以是效应部位(中枢神经系统)。

(2)预期药物浓度:计算机根据药代动力学模型,通过模拟计算得出的即时血药浓度或效应部位药物浓度。预期药物浓度是即时模拟浓度,计算机程序实质上就是通过控制药物的静脉输注速率,使预期药物浓度尽快达到目标药物浓度。

(3)实测药物浓度:通过采血检测而得到的血药浓度。由于检测流程复杂耗时,无法立即得出结果,通常仅用于科研。实测药物浓度是分散不连续的,而由计算机模拟的预期药物浓度可以近似认为是连续的。

(4)效应部位药物浓度:一种药物的麻醉效果取决于其作用部位的浓度(或生物相浓度),因为麻醉药最初的作用部位在脑,所以只能通过药物效应由血药浓度推算而得出。

4.影响因素

(1)系统硬件:主要指输液泵的准确性。

(2)系统软件:主要指药代动力学模型数学化的精度。

(3)药代动力学的变异性:这是影响TCI系统准确性的最主要来源。一是所选择的药代模型本身错误;二是TCI系统的药代参数只是对群体的平均估计,与个体实际的药代参数之间有着相当的差距。

5.临床应用和发展方向

(1)在临床麻醉中的应用:TCI技术可以用于巴比妥类、阿片类、丙泊酚、咪达唑仑等麻醉药物的诱导和麻醉维持。复合双泵给予丙泊酚和短效镇痛药,可满意进行全凭静脉麻醉。TCI技术为麻醉医师应用静脉麻醉药提供了类似吸入麻醉药挥发罐的控制手段,使静脉麻醉的可控性增强且操作简单。

(2)在手术后镇痛和镇静中的应用:TCI系统输注阿芬太尼应用于手术后镇痛,与PCA技术相比,该系统不但同样可以由患者反馈控制,而且提供更为稳定的血药浓度。此外,TCI系统还可以用于患者自控镇静。

(3)药效动力学和药物相互作用的研究:TCI技术能迅速实现稳定的血药浓度的特点,有利于进行药效学、药物相互作用的实验研究。

(四)麻醉性监护

1.概念

美国麻醉医师协会(ASA)对麻醉性监护(MAC)的定义:在局部麻醉或无麻醉下接受诊治时,麻醉医师提供特殊麻醉服务,监护和控制患者的生命体征,并根据需要给予适当的麻醉药物或其他治疗。

2.内容

(1)术前访视:进行常规术前访视,如果需要,给予相应的药物治疗和术前处理。

(2)镇静、镇痛:为了消除手术和有刺激性检查(如内镜、心导管检查)给患者带来的不适和恐惧,常常通过给予镇静、催眠或镇痛药提高患者的耐受性和舒适性,同时还根据需要给予抗呕吐、心血管药物和支气管扩张药物等。

(3)监护生命体征:一些危重患者在接受局部麻醉或小手术时往往需要麻醉医师提供一定的生命体征的监护。同时由于镇静和镇痛药物可能抑制呼吸及循环系统,这就要求对实施MAC的患者进行必要的生命体征监护,如果需要还应给予氧气及对症治疗。

(4)紧急情况的诊断和处理:整个麻醉过程,麻醉医师应在场,并能对紧急事件做出及时的诊断和处理。

3.作用

(1)监护并确保患者手术中的生命安全。

(2)减少患者手术中的不适感或疼痛感。

(3)减轻治疗对患者心理带来的不良刺激,消除患者对不愉快经历的记忆。

(4)控制患者手术中的行为。

(5)缩短患者麻醉后恢复时间,减少医疗费用。

4.适应证

(1)头颈部手术:龋齿拔除、白内障摘除术、除皱术、鼻成形术、内窥鼻窦术和颈部结节活检术等。

(2)胸壁表浅手术:乳房组织活检和肿物切除术、乳房整形术和胸腔引流管置入术等。

(3)四肢手术:腕腱鞘囊肿切除术、腱修复术、指切除术和膝关节镜检术等。

(4)胃肠道、腹部手术:胃镜检查、结肠镜检查、腹腔镜检、疝修补术和腹壁脂肪抽吸术等。

(5)血管手术:心脏导管造影术、血管造影术、外周血管成形术、起搏器放置和颈动脉内膜切除术等。

(6)妇科、泌尿外科手术:刮宫术、内镜检、体外碎石术和电灼术等。

5.禁忌证

(1)呼吸系统及呼吸道周围的手术。

(2)体腔或深部组织的手术。

(3)极度紧张且不合作的患者。

(4)需要特殊手术体位和手术时间太长的患者。

(五)常用的镇静、镇痛技术

1.常用的药物

(1)镇静催眠药:地西泮、咪达唑仑、依托咪酯和异丙酚等。

(2)镇痛药物:阿片类镇痛药、双氯芬酸钠和酮咯酸等。

(3)镇静止痛药:氯胺酮、布托菲诺。

(4)α_2受体拮抗剂:可乐定、右美托咪啶等。

(5)其他:笑气、氟马西尼在术毕用来拮抗苯二氮䓬类药物的镇静作用。

2.常用的给药方式

常用方式:①口服、肌内注射及经直肠给药;②吸入麻醉;③静脉给药。

3.常用的给药技术

(1)医师控制镇静技术:目前最常用的镇静方法。根据情况可以采用间断给药法或连续给药法。

间断给药法:根据患者的具体情况和手术需要选择合适的镇静、镇痛药物,采用逐步给药,使患者达到理想的镇静、镇痛状态。间断给药常用于简单和短小手术。开始给予镇静药物如咪达唑仑(0.05 mg/kg)或丙泊酚(0.5 mg/kg),手术开始前3~5分钟给予芬太尼25~50 μg(缓慢注射)。术中根据需要追加镇静、镇痛药物。间断给药时,应注意防止因药物滞后效应反复追加用药而引起累积现象,出现镇静过深。

连续给药法:连续静脉注射可避免间断给药出现的药效波峰和波谷现象,维持镇静中相对平稳的血药浓度,减少镇静、镇痛药物的用量,缩短清醒时间,减少并发症的发生。术中应根据患者的反应、手术刺激的强度及时调节静脉输注的速度。联合用药时,应充分考虑药物之间的相互作用。

(2)患者自控镇静技术:指由医师制定镇静给药方案,由患者决定给药时间和次数的镇静方法。该技术克服了个体之间药代动力学的差异,适合不同个体的镇静需要;同时赋予患者自己控制镇静深度的权利,在心理上获得成就感。

患者自控镇静最常用的药物为丙泊酚和咪达唑仑,单独或联合应用阿片类药物。

(六)镇静、镇痛中的监测

1.镇静、镇痛的观察

(1)观察者警觉/镇静评分法(OAA/S):观察患者反应、语言表达、面部表达和眼睛四个指标,清醒时为 1 分,镇静最深时为 5 分。该评分方法对镇静深度的分辨能力较强,主要缺点是需要患者的主动配合。

(2)视觉模拟评分法:用一根 100 mm 的尺子,0 点为"无痛",100 mm 处为"剧痛",患者根据自己感觉的疼痛程度找出在尺子上的位置,此法对疼痛程度的测量较为敏感,患者的感觉和评估者的判断一致性良好。该法缺点是亦需要患者的良好配合。

(3)脑电图:脑电图(EEG)是一种利用神经生理学技术进行无创、客观、连续的脑功能监测技术,EEG 值与镇静深度有良好相关性。最近对 EEG-BIS 指数的研究表明,BIS 值与镇静深度的相关性最好。

2.呼吸功能的监测

(1)脉搏血氧饱和度监测:一种无创、连续、简单、快速的监测技术,MAC 时可发生低氧血症,特别是镇静和麻醉性镇痛药合用时,所以脉搏血氧饱和度监测必不可少。

(2)临床观察:观察患者的自主呼吸通畅与否,观察呼吸类型、频率和幅度。必须警惕部分或完全呼吸道梗阻、通气不足和反流的征象。密切观察呼吸时胸腹运动、呼吸频率以及鼻口呼吸气流和面罩内壁的水汽情况。

(3)呼吸听诊:最简单和最经济的呼吸监测仪器是听诊器。

3.循环功能的监测

(1)临床观察:常规观察皮肤色泽、甲床和(或)黏膜毛细血管充盈等外周灌注情况。灌注迅速表明心排功能良好,组织灌流满意。

(2)动脉脉搏监测:使用功能齐备的监护仪时也应定期触摸脉搏,判断其强度、频率和节律性。心前听诊可用来证实脉搏的频率和节律。脉搏血氧饱和度仪也能显示脉率。

4.血压监测

常规监测无创血压,并根据患者的情况和手术种类考虑是否需要采用有创技术。

5.心电图

由于脉搏血氧饱和度仪的应用,心电图已不作为常规监测手段,而主要用于有明显心血管疾病的患者。

重要知识点六　肌松药的临床应用

(一)肌松药的概念

能使骨骼肌松弛的药物称为肌肉松弛药,简称肌松药,主要用于全麻诱导气管插管和术中肌松维持,是全麻主要的辅助用药。

肌松药无镇静、麻醉和镇痛作用,因此肌松药不能在患者清醒时应用,更不能替代麻醉药和镇痛药。

使用肌松药必须作辅助或控制呼吸,保证足够有效的肺通气量。肌松药也用于 ICU 病房,主要用于患者自主呼吸和呼吸机之间的呼吸对抗。

(二)肌松药在麻醉期间的应用

1.用于气管插管

麻醉诱导时要求能迅速控制呼吸道,以防止反流误吸。肌松药的起效快慢直接影响全麻诱导时的气管插管时间。

2.用于麻醉维持

在全麻中使用肌松药维持肌肉松弛,提高了麻醉的安全系数,手术操作得以在良好肌松条件下进行,扩大了手术范围。麻醉维持多选用非去极化肌松药,且以中时效肌松药为主,便于术终拮抗。

3.用于机械通气

在进行控制呼吸及辅助呼吸时, 肌松药的应用可消除患者自主呼吸与机械通气之间的对抗,降低机体代谢,有利于增加心功能和呼吸功能的储备,特别适用于长时间的大手术、开胸手术和 ICU 危重患者。

(三)肌松药的应用原则

(1)呼吸管理:①所有肌松药对呼吸肌均有不等程度的抑制,使用肌松药前必须有能力保证患者的有效通气;②应用肌松药,最好行气管内插管或喉罩进行辅助呼吸或控制呼吸,保证患者的呼吸通气量。术毕时患者必须恢复足够的通气量,能咳嗽、自行抬头,才能考虑拔出气管导管或喉罩,让患者自主呼吸。

(2)起效时间与肌松强度:非去极化肌松药的起效时间与强度呈反比。肌松强度弱的肌松药起效时间快,肌松药强度最强的肌松药起效最慢。适当加大药量可缩短起效时间,但进一步增加剂量并不相应加快起效时间。

(3)预注量:为缩短非去极化肌松药起效时间可采用预注法,即在麻醉诱导开始,先静脉注射诱导剂量的 1/10~1/6 肌松药,数分钟后静脉注射余下的肌松药,其起效时间可以提前,预注法一般可缩短肌松药的起效时间 30~60 秒。同时预注肌松药还可预防芬太尼等的胸壁肌僵。去极化肌松药琥珀胆碱静脉注射前 3 分钟也可预注 5~10 mg,起到自身制颤效果。

(4)肌松的维持:应根据手术对肌松的要求而追加肌松药,要保持手术期间绝对不动,肌颤搐要求 100%抑制。肌松药追加量一般为初量的 1/5~1/3,追加药的间隔时间可参考肌松药消除半衰期的长短、肌松监测值和患者情况来决定。

(四)肌松药的复合应用

1.琥珀胆碱(去极化肌松药)与非去极化肌松药

此两种不同类型的肌松药合用其作用是拮抗的。

(1)诱导时为减轻琥珀胆碱的不良反应,在静脉注射琥珀胆碱前数分钟先静脉注射小量非去极化肌松药,其后静脉注射琥珀胆碱的作用被减弱。此时,必须增加琥珀胆碱用量,才能达到预期的琥珀胆碱的阻滞深度。

(2)诱导用琥珀胆碱作气管插管,肌松维持用非去极化肌松药。

(3)术中用非去极化肌松药维持,在接近术毕时为加深肌松而静脉注射琥珀胆碱。

2.非去极化肌松药的复合应用

(1)前后复合应用:两种不同时效的肌松药前后复合应用,则先用的肌松药影响其后加用的另一肌松药的时效。

(2)同时复合应用:复合的结果取决于肌松药的化学结构。化学结构为同一类的两种肌松药复合应用则其作用相加,不同类的两种肌松药复合应用则其作用协同。

(五)肌松药的不良反应

(1)自主神经系统作用:主要通过兴奋或抑制周围自主神经,或组胺释放及可能产生的血管活性物质导致血流动力学的显著变化。去极化肌松药如琥珀胆碱在去极化时产生的高钾血症,均是引起心血管反应的常见原因。肌松药或多或少地兴奋或阻断神经肌接头以外的胆碱能受体。如自主神经节的烟碱样受体、副交感神经节后纤维的毒蕈碱样受体,产生迷走阻滞作用。非去极化肌松药一般阻滞胆碱能受体。

(2)组胺释放:氯筒箭毒碱的组胺释放作用较强,可引起血压下降和心动过速。琥珀胆碱、阿曲库铵、泮库溴铵、阿库氯铵和戈拉碘铵等在临床应用剂量范围内时,组胺释放量均甚微,极少引起不良反应。维库溴铵、罗库溴铵和顺式阿曲库铵几乎不释放组胺。控制肌松药用量和缓慢静脉注射可降低血浆组胺浓度和减少与组胺有关的心血管系统不良反应。使用组胺受体(H_1和 H_2 受体)阻滞药,可防止肌松药的组胺释放。

(六)影响肌松药作用的因素

1.影响肌松药的药代动力学

影响肌松药在体内分布和消除者均也可影响肌松药作用。增加与蛋白的结合量,增加细胞外液量,均可增加肌松药在体内分布容积,延缓由肾排泄。肝或肾功能损害,使肌松药在体内消除延缓,作用时效延长。

2.影响肌松药的药效动力学

(1)水、电解质和酸碱平衡:低钾血症和高钠血症可增强非去极化肌松药作用;低钙血症和高镁血症减少乙酰胆碱释放,增强非去极化肌松药作用;钙剂可拮抗肌松药与镁的协同作用。呼吸性酸中毒和代谢性碱中毒均增加氯筒箭毒碱和泮库溴铵的肌松作用,且使其作用不易被新斯的明拮抗。

(2)低温:低温可以延迟泮库溴铵和氯筒箭毒碱从尿和胆汁排泄,致两者肌松作用延长;低温可以延迟泮库溴铵的代谢,其肌松作用延长;低温同样可以延长维库溴铵和阿曲库铵的时效。

(3)年龄:婴儿和成人比较,维库溴铵的作用延长,老年人因体液量减少和肾排泄减慢,肌松药用量应减少,但对肝、肾功能正常或应用不依靠肾功能消除的非去极化肌松药,其用量与成年人相似。

(4)神经肌肉疾病:重症肌无力患者对非去极化肌松药非常敏感而对去极化肌松药相对不敏感。肌无力综合征患者对去极化和非去极化肌松药均十分敏感。肌强直综合征患者对非去极化肌松药反应虽正常,但较正常人易发生术后呼吸抑制;而对去极化肌松药,可能引起全身性肌肉疼挛性收缩而影响气道通畅和通气。家族性周期性麻痹患者,应尽可能避免使用肌松药。对上、下运动神经元损害疾病,非去极化肌松药作用增强,而琥珀胆碱可能引起高钾血症。

(5)假性胆碱酯酶异常:假性胆碱酯酶由肝合成,肝疾病、饥饿、妊娠末期及产褥期,此酶量减少或活性降低;新斯的明、单胺氧化酶抑制药和某些抗癌药均可抑制该酶的活性;此外,该酶系的改变是由于遗传上的缺陷引起的。总之,假性胆碱酯酶量和质的改变均可影响琥珀胆碱的分解而使其肌松时效延长。

(七)肌松药与其他药物之间的相互作用

(1)吸入全麻药:吸入麻醉药安氟醚、异氟醚、七氟醚和地氟醚与非去极化肌松药合用时,可增加非去极化肌松药的肌松作用,延长时效且存在量效关系。吸入麻醉药增强非去极化肌松药作用按由强到弱的顺序排列:异氟醚、安氟醚、地氟醚、氧化亚氮。吸入麻醉药可增强长时效非去极化肌松药的作用,但对中时效非去极化肌松药维库溴铵和阿曲库铵的增强作用较弱,仅减少肌松药药量的1/4。吸入麻醉药对去极化肌松药的相互作用较弱,异氟醚增强琥珀胆碱的作用较氟烷强,安氟醚和异氟醚可促使琥珀胆碱较早演变为Ⅱ相阻滞。

(2)局麻药和抗心律失常药:局麻药能增强肌松药作用,如普鲁卡因增强琥珀胆碱作用,利多卡因、丁哌卡因增强阿库氯铵作用。用于抗心律失常的奎尼丁具有局麻药作用,因此对非去极化肌松药和去极化肌松药有协同作用,能增强肌松药的强度和时效。β受体阻滞药、钙通道阻断药也均可增强非去极化肌松药作用。

(3)抗生素:许多抗生素能增强肌松药作用,但其增强机制因药而异。在氨基甙类抗生素中以新霉素和链霉素抑制神经肌肉传导功能最强,庆大霉素、阿米卡星均可增强去极化与非去极化两类肌松药作用。多黏菌素对神经接头作用最强,林可霉素和克林霉素增强非去极化肌松药,而不增强去极化肌松药,青霉素和头孢菌素在临床剂量范围内无明显增强肌松药作用。

(4)抗惊厥药和精神病药:已证明用苯妥英钠治疗的患者对泮库溴铵、氯二甲箭毒和维库溴铵等有拮抗,但对氯筒箭毒碱及阿曲库铵无拮抗。对用锂剂治疗的躁狂抑郁患者,泮库溴铵和琥珀胆碱的阻滞增强,但锂不增强氯筒箭毒和戈拉碘铵的作用。

(八)肌松药的拮抗

(1)增加乙酰胆碱浓度或延长乙酰胆碱作用时间,均可拮抗非去极化肌松药的作用。抗胆碱酯酶药新斯的明、溴吡斯的明和依酚氯铵抑制乙酰胆碱酯酶,使较多的乙酰胆碱与非去极化肌松药竞争受体。此外,新斯的明又可作用于接头前增加乙酰胆碱释放,且对胆碱受体有直接兴奋作用。抗胆碱酯酶药作用有一定极限药量,如新斯的明、溴吡斯的明和依酚氯铵的药量分别达到 0.07~0.28 mg/kg 和 1 mg/kg,拮抗效果仍不明显时,必须考虑是否有其他原因(如影响肌松药作用的药物相互作用时间和肌松药在体内消除的因素),进一步加大药量不仅不能取得拮抗效果;相反可能增加不良反应。

(2)呼吸性酸中毒加强非去极化肌松药的作用,且影响抗胆碱酯酶的作用。当 $PaCO_2 > 50$ mmHg 时,抗胆碱酯酶药失去拮抗残余肌松能力;代谢性碱中毒、低钾血症和高镁血症时残余肌松作用也同样难为抗胆碱酯酶药所逆转。低温时肌松药不易从神经肌肉接头部移出,抗胆碱酯酶药也就难以进入神经肌肉接头。

(3)为消除抗胆碱酯酶所引起的毒蕈碱样不良反应,常需配伍用抗胆碱药,如阿托品或格隆溴铵,阿托品起效快和时效短,而格隆溴铵的起效和时效在时间上与新斯的明和溴吡斯的明一致。

(4)抗胆碱酯酶药不能拮抗去极化肌松药作用,但当去极化肌松药作用发展为Ⅱ相阻滞时,则抗胆碱酯酶药有拮抗作用。对去极化肌松药引起的去极化阻滞,应该进行有效的呼吸支持,避免呼吸性酸中毒和维护循环系统功能稳定,待肌张力自然恢复。对非典型假性胆碱酯酶缺乏患者,可输新鲜血或胆碱酯酶制剂等加速琥珀胆碱分解。

考点三　局部麻醉

重要知识点一　局部麻醉的概述

(1)局部麻醉:也称为部位麻醉,是指将局麻药应用于身体局部,使机体某一部位的感觉神经传导功能暂时被阻滞,运动神经传导保持完好或者同时有程度不等的被阻滞状态。

(2)局部麻醉的优点:安全性大,并发症少,对患者生理功能影响最小。

(3)局部麻醉主要适应证:①各种小型手术及全身情况差或伴有其他严重病变而不宜采用其他麻醉方法的患者。②作为其他麻醉方法的辅助手段,增强其麻醉效果。

(4)局部麻醉禁忌证:小儿、精神病和神志不清患者,虽不属禁忌,但是不宜单独使用局部麻醉完成手术,必须辅助基础麻醉或浅全身麻醉。对局麻药过敏患者应绝对禁用此药。

重要知识点二　常用局部麻醉药

(一)局麻药分类

1.按化学结构分类

(1)酯类:普鲁卡因、氯普鲁卡因和丁卡因。

(2)酰胺类:利多卡因、丁哌卡因、左旋丁哌卡因和罗哌卡因。

2.按局麻药的作用时间分类

(1)短效局麻药:普鲁卡因。

(2)中效局麻药:利多卡因。

(3)长效局麻药:丁卡因、丁哌卡因、左旋丁哌卡因、罗哌卡因。

(二)各局麻药特点

(1)普鲁卡因:毒性作用小,但其扩散和穿透力均差,仅用于局部浸润麻醉。

(2)丁卡因:毒性作用强,脂溶性高,穿透性能较强,麻醉效能强,但起效缓慢,多用于表面麻醉、神经阻滞、硬膜外阻滞和蛛网膜下隙阻滞。

(3)利多卡因:性能稳定,起效较快,扩散穿透能力均强,其毒性与药物浓度有关,因此可用于各种局麻。

(4)丁哌卡因:起效快,作用时间长,可通过改变药液浓度而产生感觉神经和运动神经分离阻滞,其心脏毒性明显,如误入静脉或用药量过大,可致心脏停搏,且难以复苏,尤其对产妇更是如此。

(5)左旋丁哌卡因:毒性作用明显比丁哌卡因弱。

(6)罗哌卡因:一种新型的长效酰胺类局麻药。其特点:①产生运动阻滞与感觉阻滞分离的程度大于丁哌卡因;②较丁哌卡因心脏毒性低;③有血管收缩作用,因此无须再加肾上腺素;④对子宫胎盘血液无影响。

(三)局麻药中加用肾上腺素的问题

(1)局麻药中加用肾上腺素的优点:能使局部血管收缩,延缓局麻药吸收,起效时间增快,阻滞效能加强,作用时间延长,减轻局麻药的毒性反应,消除局麻药引起的血管扩张作用,减少创面渗血。

（2）使用方法：在无禁忌证的情况下将肾上腺素配成1:(200 000~400 000)的浓度,肾上腺素一次用量最好在0.2~0.25 mg,不超过0.5 mg。

（3）局麻药中不加肾上腺素的情况：①手指、足趾和阴茎等处手术。②气管内表面麻醉,因为肾上腺素可引起气管平滑肌扩张,加速局麻药的吸收。③老年患者、高血压患者、甲状腺功能亢进、糖尿病及周围血管痉挛性疾病患者。④采用氟烷全麻的患者,辅以局麻药时不应加肾上腺素,以防发生严重心律失常。

（4）不良反应：局麻药中加用肾上腺素,有时可引起肾上腺素反应,患者表现为面色苍白、烦躁不安、心悸、气短、恶心呕吐、心动过速和血压升高等。本品不良反应注意与局麻药中毒和过敏反应相区别。

重要知识点三 表面麻醉

（一）概念

将渗透性能强的局麻药与局部黏膜接触,穿透黏膜,作用于神经末梢而产生的局部麻醉作用,称为表面麻醉。

（二）常用的表面麻醉及麻醉方法

（1）眼部滴入法：采用局麻药滴入法。

（2）鼻腔黏膜棉片浸药填敷法：用小块棉片浸入2%~4%利多卡因或0.5%~1.0%丁卡因之中,取出后挤去多余的局麻药液,然后将浸药棉片敷于鼻甲与鼻中隔之间共3分钟。

（3）咽喉、气管及支气管内喷雾法：施行气管镜或支气管镜检查,或施行气管或支气管插管术的表面麻醉方法。

（4）环甲膜穿刺注药法：患者平卧头后仰,在环状软骨与甲状软骨间进针垂直刺入环甲膜,回抽有气后注入2%利多卡因2~3 ml或0.5%丁卡因2~4 ml。穿刺及注药时嘱患者屏气,注药完毕后鼓励患者咳嗽,使局麻药分布均匀。2~5分钟后,气管上部、咽及喉下部便出现局麻作用。

（5）尿道内灌入法：男性患者可以用灌洗器或注射器将局麻药灌入尿道,然后夹住阴茎头3~5分钟即可。

重要知识点四 局部浸润麻醉

（一）概念及适应证

沿手术切口线分层注射局麻药,阻滞组织中的神经末梢,称为局部浸润麻醉,适用于体表手术、内镜手术和介入性检查的麻醉。

（二）常用局麻药

普鲁卡因一般用0.5%~1.0%的溶液,用量大时可用0.25%溶液,成人的一次最大剂量为14 mg/kg,作用持续时间为45~60分钟。对于普鲁卡因过敏的患者可选用利多卡因或丁哌卡因。利多卡因用0.25%~0.5%溶液,作用持续120分钟,一次用量不应超过500 mg(7 mg/kg)；丁哌卡因的常用浓度是0.20%~0.25%,作用持续时间可达5~7小时,一次最大剂量为150 mg(1.75~2 mg/kg)。以上局麻药中均需加入1:200 000肾上腺素。

（三）操作方法

先以24~25 G皮内注射针刺入皮内,推注局麻药液造成橘皮样皮丘,然后用22G长10 cm

穿刺针经皮丘刺入,分层注药。注射局麻药液时应加压,使其在组织内形成张力性浸润,达到与神经末梢广泛接触,以增强麻醉效果。

(四)注意事项

(1)注入局麻药要逐层浸润,因皮内、腹膜、肌膜下和骨膜等处神经末梢丰富。

(2)每次注药前应回抽,以防局麻药液注入血管内。

(3)局部感染及癌肿部位不宜用局部浸润麻醉。

重要知识点五 神经及神经丛阻滞

(一)概念

神经阻滞也称为传导阻滞或传导麻醉,是将局麻药注射至神经干(丛)旁,暂时地阻滞神经的传导功能,达到手术无痛的方法。

(二)适应证与禁忌证

适应证主要取决于手术范围、手术时间及患者的精神状态和合作程度,只要手术部位局限于某一或某些神经干(丛)所支配范围,并且阻滞时间能满足手术需要者均可用此法。穿刺部位有感染、肿瘤、严重畸形及对局麻药过敏者应作为神经阻滞的禁忌证。

(三)注意事项

(1)要求患者清醒合作,能及时说出穿刺针触及神经干的异感并能辨别异感放射的部位。

(2)必须熟悉定位的标志。

(3)一般宜采用简便、安全和易于成功的方法,但遇到患者穿刺点附近有感染、肿瘤或畸形时,则需变换入路。

(4)操作力求准确、轻巧,勿损伤脏器和血管。

(5)应用神经刺激器或超声引导下定位臂丛、腰丛和坐骨神经阻滞等,成功率高,不易损伤周围血管、脏器。用此方法行神经阻滞时,患者应在镇静下进行。

(四)麻醉前准备

(1)根据患者的精神状态、手术范围及时间等,决定是否采用神经阻滞及阻滞方法。

(2)术前应向患者解释神经阻滞的特点、体位及要求合作的内容。

(3)熟悉病史和必要的体检,注意患者躯体上与穿刺有关的解剖标志。

(4)术前用药包括镇静药和镇痛药,但不能过量。

重要知识点六 颈神经丛阻滞

(1)解剖:颈神经丛由 C_{1-4} 脊神经的前支组成,除第 1 颈神经以运动神经为主外,C_{2-4} 神经均为感觉神经纤维,每一神经出椎间孔后,从后方越过椎动、静脉在各横突间连接成束至横突尖端。颈神经丛的浅支由胸锁乳突肌后缘中点穿出深筋膜,向前向上和向下方分布于颌下和锁骨以上整个颈部、枕部区域的皮肤和浅层组织。颈深支多分布于颈前及颈侧方的深层组织中。颈神经丛分布见图 3-3-1。

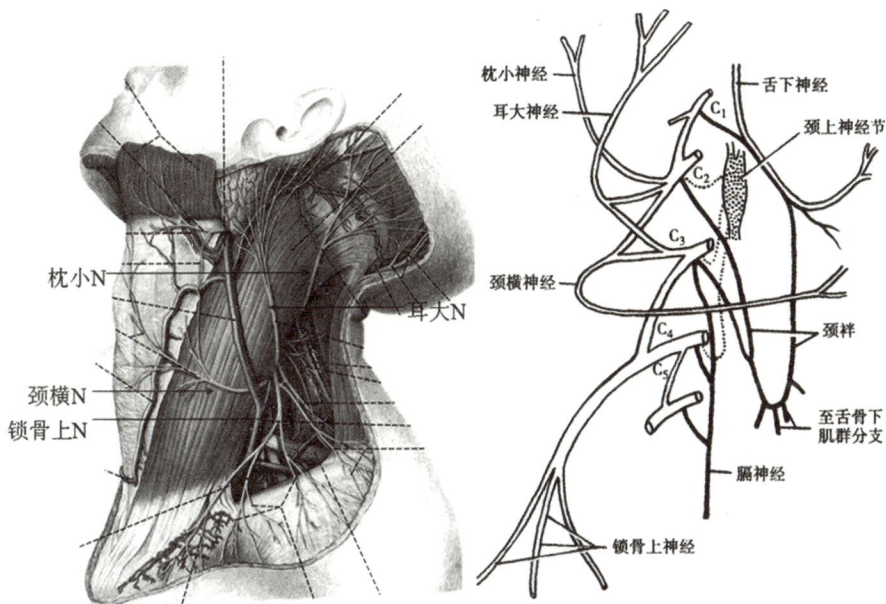

图 3-3-1 颈神经丛分布图

由 C_{1-4} 脊神经的前支组成, C_1 以运动神经为主, C_{2-4} 神经后根均为感觉神经纤维。浅支由胸锁乳突肌后缘中点穿出后形成四个分支。颈深支多分布于颈前及颈侧方的深层组织中。

(2)适应证:适用于颈部浅表和较深部位手术,如甲状腺大部分切除术及颈部大块组织清除手术。对于难以保持呼吸道通畅者,禁止单独应用颈神经丛阻滞麻醉。双侧颈深丛阻滞时,有可能阻滞双侧膈神经或喉返神经而引起呼吸抑制,尤以年迈体弱者为甚,因此双侧颈深丛阻滞应慎用或禁用。

(3)颈浅丛神经阻滞方法:患者取仰卧位,去枕、头偏向对侧,在胸锁乳头肌后缘中点做标记,即为穿刺点。常规消毒皮肤,用长 5~6 cm 22G 针由标记点垂直刺入皮肤,缓慢进针,将局麻药注射到肌膜下。一般用 1%利多卡因 5 ml 加 0.25%丁哌卡因 5 ml 及 1:1 000 的肾上腺素 0.1 ml,于两侧各注 5 ml 即可。

(4)颈深丛神经阻滞方法:改良颈丛阻滞技术已为临床广泛应用。即以第 4 颈椎横突作穿刺点(一般在胸锁乳突肌后缘与颈外静脉交叉点附近),当穿刺针抵达第 4 颈椎横突后,一次性注入局麻药 10~15 ml,可阻滞整个颈丛,满足颈部手术需要。常用的局麻药为 1%的利多卡因加 0.25%的丁哌卡因。

(5)颈神经丛阻滞的并发症:

药液误入硬膜外间隙或蛛网膜下隙:可引起高位硬膜外阻滞,而最严重的并发症是药液误入蛛网膜下隙引起全脊麻。预防在于用短针,进针切勿过深,注药 2~3 ml 后观察无呼吸困难即无脊麻反应,然后再注入余药。

局麻药毒性反应:主要是穿刺针误入颈动脉或椎动脉而未及时发现,因此注药前应抽吸,证实针尖深度应在横突部位。由于颈部血管丰富,药物吸收迅速,也会导致中毒。

膈神经阻滞:颈深丛阻滞常易累及膈神经,可出现呼吸困难及胸闷,此时立即吸氧多可缓解。若局麻药浓度高,膈神经的运动纤维被阻滞致双侧膈神经麻痹,则应进行人工辅助呼吸。

喉返神经阻滞:主要是针刺太深,注药压力太大使迷走神经阻滞。患者发音嘶哑或失声,甚至呼吸困难。

霍纳综合征:因颈交感神经节阻滞所致,表现为眼睑下垂、瞳孔缩小、眼球下陷、结膜充血、面微红、患侧面部无汗等。一般无须特殊处理。

椎动脉损伤引起血肿:多由于穿刺过深或位置不当损伤椎动脉所致。通常经局部压迫止血后,血肿逐步吸收而愈。

重要知识点七 臂神经丛阻滞

1.解剖

臂神经丛主要由 C_{5-8} 及 T_1 脊神经前支组成,有时 C_4 及 T_2 脊神经前支分出的小分支也参与。臂神经丛分布见图 3-3-2。

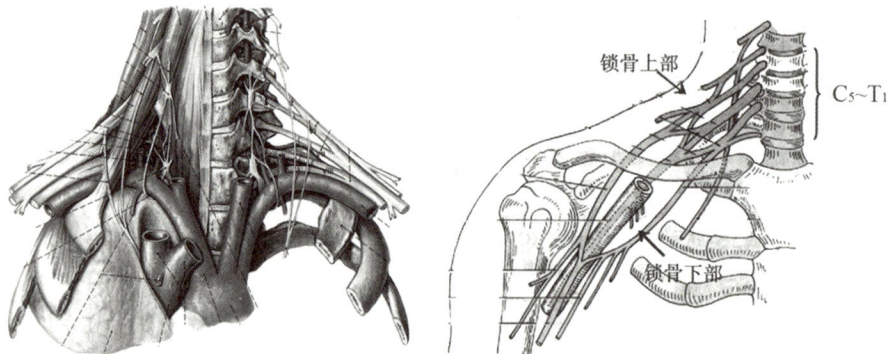

图 3-3-2 臂神经丛分布图

臂神经丛主要由 C_{5-8} 及 T_1 脊神经前支组成,有时 C_4 及 T_2 脊神经前支分出的小分支也参与,有 5 根、3 干、6 股、3 束,分锁骨上部和锁骨下部。

2.适应证

臂神经丛阻滞适用于上肢及肩关节手术或上肢关节复位术。

3.臂神经丛阻滞方法

(1)肌间沟阻滞法:

体位和定位:去枕仰卧位,头偏向对侧,手臂贴体旁,手尽量下垂,显露患侧颈部。于锁骨上约 1 cm 可触横向走行的肩胛舌骨肌,该肌与前、中斜角肌共同构成一个三角形,该三角形靠近底边(肩胛舌骨肌)处即为穿刺点,相当第 6 颈椎横突。

操作方法:颈部皮肤常规消毒,用 22 G 穿刺针垂直刺入皮肤,略向脚侧推进,直到出现异感或触到横突为止,以找到异感为好。穿刺成功后,回抽无血液及脑脊液,成人一次注入局麻药液20~25 ml。

注意:有误入蛛网膜下隙或硬膜外间隙的危险;不宜同时进行两侧阻滞;低位肌间沟法可刺破胸膜产生气胸。

(2)锁骨上阻滞法:

体位与定位:患者平卧,患侧肩垫一薄枕,头转向对侧,患侧上肢靠胸。其体表标志为锁骨中点上方 1~1.5 cm 处为穿刺点。

操作方法:皮肤常规消毒,用 22 G 穿刺针经穿刺点刺入皮肤,针尖向内、向后、向下推进,进针 1~2 cm 后可刺中第 1 肋骨表面,在肋骨表面上寻找异感或用神经刺激器方法寻找臂丛神经,当出现异感后固定针头,回抽无血液、无气体,一次注入局麻药 20 ml。

注意:在寻找第 1 肋骨时,切勿刺入过深,以免造成气胸。

（3）腋路臂丛阻滞法：

体位与定位：患者仰卧，头偏向对侧，患肢外展 90°，屈肘 90°，前臂外旋，手背贴床，呈"举手礼"状。先在腋窝处触及腋动脉搏动，再沿动脉走向，向上触及胸大肌下缘腋动脉搏动消失处，略向下取动脉搏动最高点为穿刺点。

操作方法：皮肤常规消毒，左手食指按在腋动脉上作为指示，右手持 22 G 穿刺针，斜向腋窝方向刺入，穿刺针与动脉呈 20°，缓慢推进，直到出现刺破纸样的落空感，表明针尖已刺入腋部血管神经鞘，松开针头，针可随动脉搏动而摆动，即可认为针已进入腋鞘内。接注射器回抽无血后，即可注入 30~35 ml 局麻药，但注射器内应保留 2~3 ml 局麻药，待退针至皮下时将剩余的局麻药注入，以达到阻滞肋间臂神经的目的。腋路臂丛阻滞成功的标志：①针随腋动脉搏动而摆动；②回抽无血；③注药后呈梭形扩散；④同时患者可诉上肢发麻；⑤上肢尤其前臂不能抬起；⑥皮肤表面血管扩张。

优点：①臂丛神经分支均包在腋血管神经鞘内，因其位置表浅，动脉搏动明显，故易于阻滞；②不会引起气胸；③不会阻滞膈神经、迷走神经或喉返神经；④无误入硬膜外间隙或蛛网膜下隙的危险。

缺点：①上肢外展困难或腋窝部位有感染、肿瘤或骨折无法移位患者不能应用此法；②局麻药毒性反应发生率较高，多因局麻药量大或误入血管引起，故注药时要反复回抽，确保针不在血管内；③上臂阻滞效果较差，不适用于肩关节手术及肱骨骨折复位等。

（4）锁骨下血管旁阻滞法：

体位与定位：体位同斜角肌间沟法，术者手指沿前中斜角肌间沟向下，直到触及锁骨下动脉搏动，紧靠其外侧做一标志。

操作方法：皮肤消毒，左手食指放在锁骨下动脉搏动处，右手持长 2~4 cm 的 22 G 穿刺针，从锁骨下动脉搏动点外侧，朝下肢方向直刺，沿中斜角肌的内侧缘推进，刺破臂丛鞘时，有突破膜感，注入局麻药 20~30 ml。

注意：①仍有气胸的可能性；②不能同时进行双侧阻滞；③穿刺时若无异感，失败率达 50%。

4.常见并发症

（1）气胸：多发生在锁骨上阻滞法，由于穿刺针方向不正确且刺入过深，或者穿刺过程中患者咳嗽使肺尖过度膨胀，胸膜及肺尖均被刺破，使肺内气体漏至胸膜腔，此类气胸发展缓慢，有时数小时之后患者才出现症状。当疑有气胸时，除双肺听诊及叩诊检查外，需做 X 线胸部透视或摄片以明确诊断。依气胸严重程度及发展情况不同，可行胸腔抽气或行胸腔闭式引流。

（2）出血及血肿：可能刺破颈内、外静脉、锁骨下动脉、腋动脉或腋静脉，引起出血。

（3）局麻药毒性反应：多因局麻药用量大或误入血管所致。

（4）膈神经麻痹：发生于肌间沟法和锁骨上法，可出现胸闷、气短，通气量减少，必要时吸氧或辅助呼吸。

（5）声音嘶哑：因喉返神经被阻滞所致，可发生于肌间沟法及锁骨上法阻滞。

（6）高位硬膜外阻滞或全脊麻：肌间沟法进针过深，穿刺针从椎间孔进入硬膜外间隙或蛛网膜下隙，使局麻药注入硬膜外或蛛网膜下隙。一旦发生全脊麻应立即抢救。

（7）霍纳综合征：多见于肌间沟法阻滞，为星状神经节阻滞所致，无须处理，可自行恢复。

重要知识点八 腰神经丛阻滞

腰神经丛由 T_{12} 前支的一部分、L_{1-3} 前支和 L_4 前支的一部分组成。腰丛上端的 3 支神经是髂腹下神经(L_1)、髂腹股沟神经(L_1)和生殖股神经(L_{1-2}),这3支神经支配髋部和腹股沟区皮肤。腰神经丛下端的3支神经为股外侧皮神经(L_{2-3})、股神经(L_{2-4})和闭孔神经(L_{2-4})。大腿外侧为股外侧皮神经,前面为股神经,内侧为闭孔神经和生殖股神经,后侧为骶神经的小分支所组成。

(1)解剖:腰神经出椎间孔后位于腰大肌后内方的筋脉间隙中,腰大肌间隙前壁为腰大肌,后壁为第1~5腰椎横突、横突间肌与横突间韧带,外侧为起自腰椎横突上的腰大肌纤维及腰方肌,内侧是第1~5腰椎体、椎间盘外侧面及起自此面的腰大肌纤维。腰大肌间隙内有腰动静脉、腰神经前支及由其组成的腰丛。将局麻药注入此间隙以阻滞腰丛神经,称为腰大肌间隙腰丛阻滞。

(2)适应证:与坐骨神经阻滞联合进行,用于下肢手术麻醉,尤其可用于不能进行椎管内麻醉的患者。

(3)阻滞方法:患者保持侧卧位,患侧向上,双腿弯曲,背部突起,与脊麻操作的体位相同。穿刺点在第4腰椎外侧5 cm、向尾侧3 cm,经皮垂直刺入,用神经刺激器引发股四头肌颤搐,从而确认已到达腰丛,注入局麻药35~40 ml。

(4)并发症:①局麻药中毒,多因局麻药误入血管内。②坐骨神经损伤,多因穿刺损伤或药物毒性。

💡 **易错警示**

【例题】血液中局麻药的浓度达到或超过足以引起中枢神经系统兴奋或抑制的浓度,为局麻药的(　　)。

A.高敏反应

B.毒性反应

C.变态反应

D.特异质反应

E.中枢神经毒性反应

局部麻醉药应用于局部,在局部发生感觉和痛觉消失的效果,因此其麻醉范围小,多适用于小型手术,不良反应较少,较安全。但当出现不良反应时,高敏反应、毒性反应、特异质反应、变态反应等之间需鉴别。

【答案】B。解析:局部麻醉药常见不良反应有以下几种。

(1)毒性反应:血液中局麻药的浓度超过机体的耐受能力,引起中枢神经系统和心血管系统出现各种兴奋或抑制的临床症状。

(2)高敏反应:接受小剂量局麻药即出现毒性反应者称为高敏反应。其特点是剂量与症状极不相称,且临床表现多较急剧,除一般毒性反应的症状与体征外,也可突然发生晕厥、呼吸抑制及循环虚脱。

(3)特异质反应:极小剂量的局麻药即引起严重毒性反应者,称为特异质反应,临床表现为惊厥、喘息、惊恐感甚至循环虚脱。

(4)变态反应:又称为过敏反应。患者曾用过某种局麻药,但无不良反应,当再次用此药时却发生严重反应。

考点四 椎管内麻醉

重要知识点一 蛛网膜下腔麻醉

(一)蛛网膜下腔麻醉的机制及其对生理的影响

1.直接作用

局麻药可直接作用于脊神经前后根和脊髓,产生麻醉作用,低浓度仅阻滞感觉神经纤维,高浓度则可同时阻滞运动神经和感觉神经纤维,依神经纤维的直径不同阻滞顺序为血管舒缩神经纤维→温觉→痛觉→触觉→运动神经纤维→压力感觉纤维→本体感觉纤维。一般交感神经阻滞平面比感觉阻滞平面高 2~4 神经节段,而运动神经阻滞平面则较感觉阻滞平面低 1~4 节段。

2.间接作用

(1)对循环系统的影响:阻滞交感神经纤维,血管扩张,回心血量减少,心排血量减少。此外,外周阻力下降,故引起动脉血压降低。血压下降程度与麻醉阻滞平面相关,平面越高,发生率越高,老年患者血压更易下降,故不宜行高位脊麻。

(2)对呼吸的影响:对通气量的影响取决于阻滞的平面,低位脊麻对呼吸影响不大,随着阻滞平面上升,可引起肋间肌甚至膈肌麻痹,进而引起通气量不足甚至呼吸停止。

(3)对胃肠道的影响:腹腔脏器交感神经被阻滞后,迷走神经占支配地位,可引起胃肠蠕动增强,胃液分泌增多,肠收缩力增强,幽门括约肌及奥狄括约肌松弛,易使胆汁反流入胃。脊麻发生呕吐的常见原因:①胃肠蠕动增强;②胆汁反流入胃;③低血压;④脑缺氧;⑤手术牵拉内脏。阿托品、甲氧氯普胺或格拉斯琼等可控制恶心呕吐。

(4)对泌尿生殖系统的影响:脊麻对肾功能影响与血压降低程度相关,血压在 80 mmHg 以上对肾功能影响很小,由于阻滞 S_{2-4} 副交感神经,术后易出现尿潴留。

(二)蛛网膜下腔麻醉的适应证、禁忌证

1.适应证

小于 2 小时的下腹及盆腔手术,肛门及会阴部手术及下肢手术、阑尾切除术、痔切除术及截肢术等。

2.禁忌证

常见禁忌证:①中枢神经系统疾病,如脊髓或脊神经根病变、脊髓慢性或退行性病变及颅内高压的患者;②全身性严重感染,穿刺部位有炎症的患者;③高血压患者并存冠状动脉病变,或收缩压大于 180 mmHg,或舒张压大于 110 mmHg,应慎用或不用;④休克患者;⑤脊柱外伤或有严重腰背痛病史者;⑥腹内压明显增高者;⑦慢性贫血及老年患者应慎用;⑧腹内压明显增高者;⑨精神病及不合作者。

(三)蛛网膜下腔麻醉的优缺点

(1)优点:①成功率高;②起效快;③肌松完全。

(2)缺点:①一般为单次用药,作用时间有限;②可控性较差,阻滞平面不够,只有复合全麻;③血流动力学,如血压和心排血量,变化快、幅度大。

(四)蛛网膜下腔麻醉的常用药物

(1)普鲁卡因:成人用量为 100~150 mg,最高剂量为 200 mg,常用浓度为 5%,起效 1~5 分钟,维持时间 45~90 分钟。

(2)丁卡因:常用剂量为 15 mg,最高剂量为 20 mg,临床常用 1%丁卡因、10%葡萄糖、3%麻黄碱各 1 ml 配成 1:1:1 溶液,起效 5~10 分钟,20 分钟平面固定,维持 2~3 小时。

(3)利多卡因:易弥散,致麻醉平面不易控制,使用较少。

(4)丁哌卡因:常用剂量为 8~12 mg,不超过 20 mg,常用浓度为 0.50%~0.75%,起效 5~10 分钟,维持 2~2.5 小时。

(5)罗哌卡因:在国内说明书中尚无适应证,正进行多中心 Ⅲ 期临床研究,有望将罗哌卡因用于蛛网膜下腔麻醉。盐酸罗哌卡因可用于脊麻,0.5%盐酸罗哌卡因常用量为 15~25 mg。

(五)影响蛛网膜下腔麻醉平面的因素

常见因素:①穿刺部位;②患者体位和局麻药比重,重比重药液向低处流,轻比重药液向高处流,一般应在 5~10 分钟之内调好患者体位;③注药速度越快,范围越广;④穿刺针斜口方向;⑤麻醉药性能、剂量、浓度和容积。另外,患者身高和年龄等对麻醉平面调节也有一定影响。

(六)蛛网膜下腔麻醉的管理

蛛网膜下腔阻滞可引起一系列生理扰乱,其程度与平面密切相关。常见变化:①血压下降和心动过缓,处理首先考虑补充血容量,并辅用麻黄碱或间羟胺,心动过缓可使用阿托品;②呼吸抑制,处理为吸氧、辅助呼吸,必要时行气管插管;③恶心、呕吐,诱因常常为血压骤降、脑供血骤减兴奋呕吐中枢、迷走神经功能亢进、手术牵拉内脏等,处理首先应注意是否有麻醉平面过高及血压下降,并采取相应治疗措施。

(七)蛛网膜下腔麻醉的并发症

1.头痛

头痛为其最常见并发症之一,典型头痛在穿刺后 6~12 小时内发生,多数发病于脊麻后 1~3 天,原因主要为脑脊液外漏。75%患者持续 4 天后消失,少数患者持续 1 周,个别可迁延 1~5 个月或更长。头痛与穿刺针粗细相关,轻微头痛,2~3 天内即自行消失;中度头痛患者可采取头低位,每日输液 2 500~4 000 ml,并使用镇痛药,严重头痛可采用硬膜外充填血疗法。目前腰-硬联合麻醉中所使用的腰麻穿刺针一般为 25G,因此腰麻后头痛发生率很低。

2.尿潴留

尿潴留较常见,主要因支配膀胱的副交感神经纤维很细,对局麻药很敏感,阻滞后恢复较晚,即使皮肤感觉恢复,仍可发生尿潴留。下腹部或肛门、会阴手术后切口疼痛及患者不习惯卧床排尿等因素也可引起尿潴留。热敷、针灸或肌肉注射副交感神经兴奋药卡巴胆碱可治疗,必要时留置导尿管。

3.神经系统并发症

(1)脑神经受累:发生原因为脑脊液溢出、颅内压低。

(2)假性脑脊膜炎:脊麻后 3~4 天发病,临床表现为头痛及颈项强直,凯尔尼格征阳性,处理同头痛,但需加用抗生素。

(3)粘连性蛛网膜炎:比较罕见。病程发展较慢,常先出现感觉障碍,逐渐发展成感觉丧失和瘫痪。其病变是软膜和蛛网膜的慢性增生性炎症反应,蛛网膜下腔和硬膜外腔均粘连闭锁,血管亦因炎症机化而闭塞,引起脊髓和脊神经根的退行性改变。其发生原因不明,可能与药物、异物、化学刺激或病毒等因素有关。

(4)马尾丛综合征:其特点是局限于会阴区和下肢远端的感觉和运动障碍,轻者仅表现为尿潴留,严重者大小便失禁。如因穿刺时损伤马尾丛神经纤维,一般数周或数月后可能自愈。如为化学性损伤,恢复较困难。

(5)脊髓炎:表现为感觉丧失及迟缓性麻痹。

(八)脑脊液的生理

成人脑脊液量为 120~150 ml,其中 60~70 ml 存在于脑室,35~40 ml 在颅蛛网膜下隙,脊蛛网膜下隙内为 25~35 ml。

脑脊液透明澄清,pH 为 7.4,比重为 1.003~1.009。脑脊液似淋巴液,但淋巴细胞少,含量为 3~8/mm^3 个,无红细胞,葡萄糖为 2.5~4.5 mmol/L,蛋白质为 0.10~0.25 g/L。

脑脊液压力在平卧时不超过 100 mmH_2O,侧位时为 70~170 mmH_2O,但在坐位时为 200~300 mmH_2O,随静脉压上升而增高;老年人及脱水患者则降低;血液渗透压改变、$PaCO_2$ 升高;脑脊膜感染或化学物质刺激时则升高。

重要知识点二　硬脊膜外麻醉

(一)硬脊膜外阻滞定义、分类

1.定义

将局麻药注入硬脊膜外间隙,阻滞脊神经根,使其支配的区域产生暂时性麻痹,称为硬脊膜外间隙阻滞,简称为硬膜外阻滞。

2.分类

(1)按给药方式不同可分为单次法和连续法两种。

(2)根据不同的脊神经阻滞部位可分为四类:①高位硬膜外阻滞(于 C_5~T_6 之间穿刺)。②中位硬膜外阻滞(穿刺部位在 T_6~T_{12} 之间)。③低位硬膜外阻滞(在腰部各棘突间隙穿刺)。④骶管阻滞(经骶裂孔穿刺)。

(二)硬脊膜外阻滞机制及其生理影响

1.阻滞机制

具体作用机制不清。多认为局麻药经多种途径发生作用,如椎旁阻滞、经根蛛网膜绒毛阻滞脊神经根和部分局麻药经硬脊膜弥散至蛛网膜下隙(延迟脊麻)等。

2.硬膜外阻滞的主要影响

(1)心血管系统:节段性(主要为胸段)阻滞交感神经传出纤维,引起阻力血管及容量血管扩张,外周阻力降低,回心血量及心排血量减少,血压下降(阻滞平面过高过广时)。阻滞平面在 T_4 以上时,心脏交感神经纤维麻痹致心率减慢。

(2)呼吸系统:反应取决于阻滞范围。感觉阻滞平面在 T_8 以下时对呼吸功能基本无影响;感觉阻滞平面在 T_4 以上时可出现呼吸抑制。故高位硬膜外阻滞时局麻药浓度宜低,且应有呼吸支持的设备。

(3)中枢神经系统:局麻药过量或短时间内大量局麻药经静脉丛进入循环后可引起精神症状、抽搐甚至惊厥,并伴有循环和呼吸系统早期兴奋、晚期抑制的临床表现。

(三)硬脊膜外阻滞的适应证与禁忌证

(1)适应证:腹部及蛛网膜下腔麻醉的下腹和下肢等手术。颈部、上肢及胸部手术应用较少。

(2)禁忌证与蛛网膜下腔麻醉基本相同。

(四)硬脊膜外阻滞的优缺点

1.优点

(1)可控性好:穿刺点可依据手术部位选择,可根据手术时间任意延长麻醉时间。

(2)血流动力学变化较腰麻轻微。

(3)可行术后硬膜外镇痛。

2.缺点

(1)用药量大,易引起局麻药中毒。

(2)起效慢。

(3)肌松效果不如腰麻。

(4)有一定的失败率。

(五)硬脊膜外阻滞应用局麻药的注意事项

(1)加肾上腺素的目的为减缓局麻药的吸收速率、缩短潜伏期、延长作用时间,降低局麻药中毒概率。一般浓度为1:200 000(肾上腺素浓度:局麻药液),但高血压患者应免加肾上腺素或仅用1:400 000。

(2)决定作用持续时间和阻滞深度的主要因素是局麻药及其浓度。应根据穿刺部位和手术的不同要求选择适宜的局麻药和浓度,同时应结合患者的身体状况而定。

(3)临床上常将短效与长效局麻药混合使用,如1%利多卡因和0.15%丁卡因混合液,内加肾上腺素1:200 000。

(4)给药顺序为:试验剂量→预定量(诱导剂量)→追加维持量(阻滞作用开始减退时追加)。试验剂量+预定量为首次剂量,追加剂量一般为首次剂量的1/3~1/2。

(六)判断进入硬脊膜外腔的方法

(1)有阻力骤减或"落空感"。

(2)用注射器注液或推注空气无阻力。

(3)负压现象(于颈、胸段穿刺时明显)。

(4)硬脊膜外置管顺畅、无阻力。

(5)试验剂量有效。

(七)影响硬膜外阻滞平面的因素

常见影响因素包括穿刺部位、导管的位置和方向、药物容量和注药速度、注药时体位及患者的全身情况等。

💡 **易错警示**

【例题】麻醉平面达脐部是指哪一脊神经高度?(　　)

A.胸4　　　　　　　　　　　　B.胸6

C.胸8　　　　　　　　　　　　D.胸10

E.胸12

(1)骶部、股内侧及会阴部为骶神经分布。

(2)耻骨联合处为胸12、腰1神经分布。

(3)脐部相当于胸10神经分布。

(4)季肋部为第8胸神经分布。

(5)剑突为第 6 胸神经分布。

(6)乳头连线为第 4 胸神经分布。

(7)锁骨下部位为第 2 胸神经分布。

(8)甲状软骨部位为颈 2 神经分布。

根据脊神经在体表的分布,可以判断阻滞平面的高低。

【答案】D。解析:脐部相当于胸 10 神经分布。

(八)硬膜外阻滞常见的生理扰乱

1.血压下降

血压下降的处理:缩血管药如静脉注射麻黄碱 15~30 mg,加快输液,补充血容量。注意纠正电解质失衡和酸中毒等。

2.呼吸抑制

呼吸抑制处理:给氧及人工通气,加强呼吸管理。

3.恶心呕吐

原因或诱因:硬膜外麻醉后迷走神经功能亢进,胃肠蠕动增强,手术牵拉胃、胆囊等致内脏牵拉反射,阻滞平面过广,血压急剧下降致脑供血锐减和兴奋呕吐中枢等。

处理:静脉注射辅助药物如异丙嗪、哌替啶或氟哌利多。暂停牵拉刺激、迷走神经或腹腔神经丛封闭。血压下降所致时应用缩血管药,吸氧和加快输血输液。

(九)硬膜外阻滞的并发症

1.穿破硬膜

穿破硬膜主要与操作熟练程度有关。

2.穿刺针或导管误入血管

预防措施包括穿刺针不应偏向一侧而应位于背正中线,缓慢置管,置管后常规回抽无回血,先注入试验剂量并仔细观察患者反应等。

3.全脊麻

全脊麻指误将局麻药物注入蛛网膜下腔且未能及时察觉,数分钟内产生异常广泛的阻滞,表现为全部脊神经支配区域均无痛觉、低血压、意识丧失及呼吸停止。处理原则为维持患者的循环和呼吸功能。

4.脊神经根或脊髓损伤

(1)脊神经根损伤:后根损伤导致根痛,为"束带样痛"(胸脊神经根损伤)或"电击样痛",并向肢体放射传导,四肢感觉减退或消失呈条形分布,可伴有脑脊液冲击征。损伤后 3 天内根痛最为明显,两周内多缓解或消失。处理原则为对症治疗,预后较好。

(2)脊髓损伤:严重损伤可致横贯性伤害,出现完全松弛性截瘫。患者立即感到剧痛,偶伴一过性意识障碍,血压可能偏低且不稳定。特点为感觉障碍与穿刺点不在同一平面(颈部低 1 节段、上胸部低 2 节段、下胸部低 3 节段)。治疗措施主要包括脱水及激素治疗。

(3)硬膜外血肿或脓肿:术前患者凝血机制障碍或接受抗凝治疗、穿刺置管粗暴或不顺利等有引发硬膜外血肿的可能。严重的硬膜外腔血肿可引起脊髓压迫症状及体征。奎肯试验提示有椎管阻塞。硬膜外血肿亦可演变为脓肿。处理为及时行椎板切除减压。

(4)其他并发症:空气栓塞、穿破胸膜和导管折断等。

(十)腰麻 - 硬膜外联合麻醉

1.临床意义

鉴于腰麻和硬膜外麻醉各有其特点,将腰麻和硬膜外麻醉联合实施,取各自优点,克服各自缺点,既可利用腰麻起效快、肌松作用好的特点,也可通过硬膜外置管提供长时间的麻醉和术后镇痛。腰麻-硬膜外麻醉主要用于妇产科等下腹部和下肢手术。

2.麻醉方法

现多采用一点穿刺法针内针技术,因此穿刺点必须在 L_2 间隙以下。当硬膜外穿刺针进入硬膜外间隙后,取一根略长于硬膜外穿刺针的腰麻针(25G)经硬膜外穿刺针内向前推进,直到出现典型刺破硬膜的落空感,取出腰麻针的针芯,见脑脊液流出后,经腰麻针注入局麻药。拔出腰麻针,经硬膜外穿刺针放入硬膜外导管。

3.并发症

同腰麻和硬膜外麻醉,但应注意由于腰麻针已刺破硬膜,硬膜外导管误入蛛网膜下腔可能性增大,且硬膜外用药时缺少经典的硬膜外用药实验的判断依据,要防止全脊髓麻醉。

考点五　复合麻醉

重要知识点一　复合麻醉的概念

复合麻醉是指同时或先后应用两种或两种以上的全身麻醉药物或技术,达到镇痛、遗忘、肌松弛、自主反射抑制并维持生理功能稳定的麻醉方法。

重要知识点二　复合麻醉的优点

(1)可减少每种药物的剂量和副作用。

(2)可最大限度地维持机体生理功能的稳定。

(3)提高麻醉的安全性和可控性,更好地满足手术需要。

重要知识点三　复合麻醉的应用原则

(1)合理选择麻醉药物和剂量。

(2)准确地判断麻醉深度。

(3)加强麻醉管理。

(4)优化用药方案。

(5)坚持个体化原则。

(6)不同麻醉技术的联合应用。

重要知识点四　常用的复合麻醉

(1)静吸复合麻醉:同一患者静脉麻醉与吸入麻醉同时或先后使用的麻醉方法。

(2)全凭静脉麻醉:完全采用静脉麻醉药及静脉麻醉辅助药的麻醉方法。

(3)全麻与非全麻复合:主要是全身麻醉与局部浸润麻醉、神经阻滞麻醉和硬膜外麻醉等方法的复合应用。

全麻与非全麻复合的优点:①可达到更完善的麻醉效果,患者围术期的安全性更高;②消除患者对手术和麻醉的恐惧心理和精神紧张;③减少全麻中镇痛药的应用,或局部麻醉药的应用;④减少静脉麻醉药或吸入麻醉药的应用,患者术后苏醒迅速,恢复快;⑤可免用或少用肌松药;⑥术后可保留硬膜外导管,以利于进行术后镇痛。

💡 **易错警示**

【例题】氯胺酮静脉复合麻醉适合下列哪种患者?(　　)

A.肺心病患者 　　　　　　　　B.支气管哮喘患者

C.颅脑外伤患者 　　　　　　　D.心脏病患者

E.青光眼手术

氯胺酮静脉复合麻醉适应证:①体表手术;②休克和老年危重患者麻醉;③支气管哮喘患者麻醉。禁忌证:①高血压患者;②脑血管意外及颅内压升高患者及颅内手术;③心脏疾病患者及心功能不全者;④青光眼;⑤精神病患者。

【答案】B。解析:氯胺酮静脉复合麻醉适应证:①体表手术;②休克和老年危重患者麻醉;③支气管哮喘患者麻醉。

考点六　控制性降压在麻醉中的应用

重要知识点一　控制性降压的概念

为了减少某些特殊手术的手术野失血,或降低血管张力,给手术创造良好条件,或使患者术中循环稳定,术中应用各种药物和方法及调整患者体位,有意识地降低患者血压,这一技术称为控制性降压术。

重要知识点二　控制性降压的理论基础

维持动脉血压的主要因素为循环血容量、血液黏度、心排血量和周围血管总阻力。控制性降压主要通过小动脉舒张,降低周围血管阻力和静脉血管扩张,减少回心血量而使动脉血压降低。

重要知识点三　控制性降压要求

所控制的低血压状态必须可保证机体重要组织、器官的血液灌流量维持在允许的范围内,临床上以肱或桡动脉的平均动脉压(MAP)不低于 60 mmHg,老年人不低于 80 mmHg 为安全限度,以满足机体代谢的最低需求,避免产生缺血缺氧性损害。

重要知识点四　控制性降压对机体的影响

(一)脑

脑组织是机体代谢率最高的器官。安静状态下,成人脑血流(CBF)量为 750 ml/min 左右,约占心排出量的 13%。脑氧代谢率($CMRO_2$)约为 3 ml/(min·100 g),脑组织不能进行无氧性糖酵解。脑组织重量占机体的2%,但耗氧量却占全身的20%。控制性降压最大的危险在于 CBF 不足和脑缺氧性损害。正常情况下脑血管具有自身调节功能,MAP 波动在 60~150 mmHg 之间,CBF 无明显改变。

(二)心脏

心脏产生的影响主要是回心血流减少,心排出量减少所致,表现为冠状动脉血供的减少,对心肌造成不利影响。只要 MAP 能维持在 50 mmHg 或收缩压在 60 mmHg 以上,并保证有效的肺通气,对正常的心脏不会产生缺氧性损害。

(三)肝

正常情况下,总肝血流量(THBF)为 1 200~1 400 ml/min·100 g,约占心排血量的 25%,其中 2/3 的血液来自门静脉,1/3 来自肝动脉。门静脉的血是去饱和的, 因此肝动脉血提供肝约 50% 的氧供。肝是自主调节血流最差的器官。控制性降压使肝动脉压力降低,血流减少,因此肝有面临缺氧的危险。目前认为,肝功能正常的患者,只要控制性降压得当,不致引起肝损害。

(四)肾

正常情况下,成人的肾血流量(RBF)为 1 000~1 250 ml/min,约占心排血量的 20%。RBF 如此丰富,并不是肾组织本身代谢所需要,而是适应于大量代谢产物的排泄和保持内环境相对恒定。动脉收缩压在 80~180 mmHg 范围内,RBF 量维持恒定;当收缩压降至 70 mmHg 时,肾小球滤过率(GFR)将不能维持。

(五)肺

控制性降压时肺血管扩张,肺动脉压降低,肺内血液重新分布,可出现肺泡通气与血液灌流(V/Q)之间的比例失调,致肺内分流量和无效腔量增加。降压前增加静脉输液量,可减少 V/Q 失调,维持心排出量恒定。此外,适当增加患者潮气量(VT)和吸入氧(FiO_2)浓度,可以保持血氧饱和度和 pH 在正常范围。

(六)微循环

一般来说,控制性降压不会影响组织氧合。

重要知识点五　控制性降压的适应证

(1)血供丰富区域的手术,如头颈部、盆腔手术。

(2)血管手术,如主动脉瘤、动脉导管未闭、颅内血管畸形。

(3)创面较大且出血可能难以控制的手术,如癌症根治、髋关节断离成形、脊柱侧弯矫正、巨大脑膜瘤、颅颌面整形。

(4)显微外科手术、区域狭小而要求术野清晰精细的手术,如不同类型的整形外科手术、中耳成形、腭咽成形。

(5)麻醉期间血压、颅内压和眼内压过度升高,可能导致严重不良后果者。

(6)大量输血有困难或有输血禁忌证的患者。

(7)因宗教信仰而拒绝输血的患者。

(8)嗜铬细胞瘤手术切除前应用降压,有利于补充血容量及防止高血压危象发生。

重要知识点六　控制性降压的禁忌证

(1)重要脏器实质性病变者,严重呼吸功能不全的患者,心功能不全、肾功能不全及肝功能不全的患者。

(2)血管病变者,如脑血管病、严重高血压、动脉硬化、外周血管性跛行,以及器官灌注不良者。

(3)低血容量或严重贫血者。

(4)麻醉医师对该技术不熟悉时应视为绝对禁忌。

(5)对有明显机体、器官、组织氧运输降低的患者,应仔细衡量术中控制性低血压的利弊后再酌情使用。

(6)婴幼儿或 70 岁以上老人。

(7)闭角性青光眼禁用神经节阻滞药,防止眼内压升高。

重要知识点七 控制性降压的并发症

常见并发症:①脑栓塞与脑缺氧;②冠状动脉供血不足、血栓形成,急性心力衰竭及心脏骤停。③急性肾功能衰竭、少尿及无尿;④降压后反应性出血、手术部位出血;⑤血栓症;⑥顽固性低血压、休克;⑦嗜睡、苏醒延长等。

控制性降压的并发症只有 0.055%,死亡者与麻醉和低血压有关。非致命并发症发生率为 3.3%,通常与神经系统有关。

重要知识点八 常用控制性降压方法及药物

(一)吸入麻醉药降压

1.恩氟烷

应用恩氟烷扩张周围血管降压,可维持 CO,但老年及高血压患者仍可使 CO 低,所以也不宜单独用恩氟烷降压,应与 α 受体阻滞药或其他降压药合用为佳。

2.异氟烷

对血管平滑肌存明显舒张作用,可明显降低外周血管阻力而降低动脉血压。本品对心肌力的抑制作用较轻,对 CO 影响较小,有利于保证组织灌注。本品降压起效快,停药后血压恢复迅速,无反跳作用,适用于短时间的降压。

(二)血管扩张药降压

1.硝普钠

(1)特点:硝普钠具有降压快、血压恢复迅速及可控性好的优点,是首选用于控制降压的药物。

(2)临床应用:配成 0.01% 溶液,开始时按 0.5~0.8 μg/(kg·min)速度滴注或静脉泵注,经过2~3 min 血压慢慢下降,降压速度与注射速度成正比。其常用剂量为 3 μg/(kg·min),极量为 8 μg/(kg·min)。一般 4~6 min 就可使血压降至预期水平。停药 2~5 min 后血压可恢复正常值。

(3)注意事项:①硝普钠水溶液极不稳定,应用时应避光;②肝肾功能明显障碍者不宜采用,以免氰化物蓄积中毒;③用量大于 5.0 μg/(kg·min)者,应监测动脉血气,避免代谢性酸中毒。

2.硝酸甘油

(1)特点:硝酸甘油直接扩张静脉容量血管,使外周阻力下降,半衰期短,无毒性代谢产物。硝酸甘油降压对心排血量的影响与患者血容量状况有关。

(2)临床应用:配备 0.01% 溶液静脉滴注开始速度 1 μg/(kg·min),一般调节至 3~5 μg/(kg·min)即可使血压降至所希望水平。本品单次静脉注射 100 μg,起效时间为 2~5 min,停药 5~10 min 后血压可恢复正常。

(3)注意事项:①长时间及大剂量应用时,有发生正铁血红蛋白症的可能;②有扩张脑血管增加颅内压的作用,颅内压高者宜慎用;③有升高眼内压作用,不宜用于青光眼患者;④可发生反射性心动过速,心率快者应注意,可用短效 β 阻滞剂使其症状改善。

3.α 肾上腺素能受体阻滞药

(1)酚妥拉明(苄胺唑啉):对动、静脉均有扩张作用,但对小动脉扩张作用更强。酚妥拉明阻滞突触前 α₂ 受体,可间接地引起儿茶酚胺释放,使心率增加和正性肌力作用。酚妥拉明使外周血管阻力下降的作用比硝普钠或硝酸酯显著,更适合用于急性心梗后的心功能不全,但其引起心动过速的不良反应限制了本药在临床上的广泛使用,剂量过大会引起血压过低。

静脉注射酚妥拉明 2 min 内可阻断 α 肾上腺能受体,产生 MAP 降低,停药后 15 min 之内血压恢复至控制水平,停药后亦可有高血压反跳现象;颅内压无明显变化,但给药 10 min 后脑内灌注压降低。本品不用于降颅内压,但常用于嗜铬细胞瘤手术降压。

(2)乌拉地尔(压宁定):具有外周和中枢的双重作用机制。其外周作用主要为阻断突触后膜 $α_1$ 受体,使总外周血管阻力下降,扩张血管,同时也有轻度的阻断 $α_1$ 受体作用。中枢作用主要通过激活 5-羟色胺 1A 受体,降低延髓心血管中枢的交感反馈调节作用。其中枢作用具有自限性降压效应,使用较大剂量亦不产生过度低血压,为诱导中度低血压(MAP 为 70 mmHg)最合适药物。给予压宁定后交感神经活性不增高,不影响颅内压和顺应性;用压宁定使 MAP 从 107±13 降至 70±13 mmHg,脑血流不变。压宁定应用于嗜铬细胞瘤术中控制降压比硝普钠更能控制血压水平,稳定心率,不发生反跳性高血压。压宁定与异氟烷合用可降低挥发性麻醉药所需浓度。本品首次使用可持续 20~25 min,需要时可重复应用。

4.三磷酸腺苷(ATP)

(1)特点:ATP 降解为腺苷和磷酸,腺苷具有扩张外周血管作用,以扩张小动脉为主,心脏后负荷降低明显,不影响前负荷及心室充盈,心排血量可增加,增加冠脉和脑血流量,但对颅内压的影响较轻。

(2)临床应用:降压效果与剂量和注射速度有关,适用于短时间降压。单次静脉注射本品 0.4~3 mg/kg 可使收缩压及舒张压降低 25% 左右。本品持续滴注量为 1~1.5 mg/(kg·min),起效时间约 5 min,单次静脉注射维持 4~5 min,持续滴注时,停药数分钟血压即可恢复正常。

(3)注意事项:用量过大或注药速度过快,可引起心动过缓,严重者发生房室传导阻滞,因此,并存心脏传导阻滞者慎用。本品一般不用于长时间的控制性降压。

5.艾司洛尔

艾司洛尔是一种静脉注射药,选择性阻滞 $β_1$ 肾上腺素能受体,起效十分快速,作用时效短暂。艾司洛尔控制性降压期间,血清肾素活性轻微下降,增加低血压的稳定性。艾司洛尔可产生明显心肌抑制,由于它显著的心肌抑制倾向,因此艾司洛尔与其他药物联合应用时宜小心,通常只用于短暂性降压。

6.拉贝洛尔

拉贝洛尔为 $α_1$ 和 β 受体阻滞剂,可降低心排血量和外周血管阻力,静脉注射拉贝洛尔,5 min 内出现血药峰值,半衰期较长,约 4 h。拉贝洛尔与吸入麻醉药如氟烷或异氟烷联合使用,产生良好的低血压协同效应,而与静脉麻醉药合用时则效力较差。拉贝洛尔的一个重要优点是不会升高 ICP,即使患者原已存在颅内顺应性降低。与单独使用异氟烷相比,拉贝洛尔能更好地维持生命器官的血流量。但拉贝洛尔有相对长的半衰期,它的作用会持续至术后,有可能掩盖了急性失血后的肾上腺素能反应。

7.尼卡地平

尼卡地平是一种钙离子通道阻断药,扩张外周、冠脉血管,不影响心肌收缩力和心排血量,降压后不产生反射性心动过速。但尼卡地平诱发的低血压难以用传统的升压药物如去氧肾上腺素等拮抗。静脉注射钙剂可恢复血压。

重要知识点九 控制性降压的管理

(一)麻醉要求

要做到麻醉平稳,全身麻醉必须达到一定的深度。麻醉医师必须具备熟练的麻醉技术和正确处理病情的能力,并要求手术者充分配合,以确保安全。

(二)失血量

在控制性降压中出现低血容量将导致组织灌注不足。因此,在术中要尽量精确估计失血量,及时给予适量补充,严防发生低血容量,必须保持静脉通道畅通。

(三)降压幅度

不能单纯以血压下降的数值或手术野不出血作为控制性降压的标准。必须按照患者的具体情况、结合手术的要求,并参考心电图、脉压、动脉血氧饱和度和中心静脉压等指标做全面的衡量。健康状况良好的患者可较长时间耐受(60~70 mmHg)的 MAP。对有血管硬化、高血压和老年患者,一般应血压降低不超过原水平的30%~40%,或收缩压降至比术前舒张低(0~10 mmHg)的范围之内。在满足手术要求的前提下,应尽可能维持较高的血压水平,并注意防止降压速度过快,以使机体有一个调节适应过程。

(四)手术体位

在控制性降压中,改变体位将促使血液潴留于下垂部位,导致有效循环血量相对减少。因此,可充分利用体位来调节降压的幅度和速度,如头抬高25°,头部比心脏水平高 25 cm。此时如果心脏水平的平均动脉压为 70 mmHg,则头部的血压将是 50 mmHg。颅脑手术可以使头高10°~25°,并根据手术野出血情况随时进行调节。

(五)通气与氧合

控制性降压期间,肺分流量和无效腔量均可能增加。因此供氧必须充分,确保潮气量和每分通气量略大于正常,保持 $PaCO_2$ 在正常范围。

(六)停止降压

手术中可能导致剧烈出血的步骤完成后,应该逐渐停止降压,在升压过程中应密切观察患者生命体征变化,待血压逐步回升至或接近原水平后,需对创面的出血点进行彻底止血,同时防止反跳性高血压的发生。

(七)术后护理

控制性降压患者手术结束降压作用并不能完全消失,可能出现严重的直立性低血压,必须加强术后护理。麻醉医师在指导患者家属或护理人员在搬动患者时要尽量轻柔,切忌粗暴搬运。手术后尽量避免头高位以防止出现脑缺血性肢瘫。对控制性降压术后的患者还要做到及时补足术中的失血量,用面罩或鼻导管吸氧。严密观察尿量,护理患者直至完全清醒,反应活跃,通气良好,肤色红润。

> 💡 **易错警示**
>
> 【例题】术中控制性降压时间一般不超过(　　)。
>
> A.10 分钟　　　　　　　　　　B.20 分钟
>
> C.30 分钟　　　　　　　　　　D.40 分钟
>
> E.60 分钟
>
> 控制性降压技术的应用可避免输血或使输血需要量降低,并使手术野清晰,有利于手术操作,提高手术精确性,缩短手术时间,每次降压时间不宜超过 30 分钟。手术时间长者,会造成多

种并发症。

【答案】C。解析：降压时间一般不超过 30 分钟。

重要知识点十　控制性降压的监测

(1)动脉血压：患者情况良好，降压时间短者，可采用袖带间接测动脉压法监测；降压时间长、降压幅度低时，必须行直接动脉测压进行连续监测。

(2)心电图：连续监测心脏的电活动能反映心率、节律、心肌缺血、梗死和电解质紊乱等。心电图是估计心脏对低血压耐受性的良好指标。

(3)尿量：简单而重要的监测指标，反映肾血液灌注情况，借此也反映生命器官血液灌注情况。降压期间不可长时间内无尿，至少应保持 1 ml/(kg·h)。

(4)动脉血氧饱和度：了解组织氧供情况。

(5)预先估计失血量较多者，应监测中心静脉压和肺动脉楔压。

考点七　全身麻醉期间严重并发症的防治

重要知识点一　全身麻醉期间严重并发症

并发症：呼吸道梗阻；呼吸抑制；低血压和高血压；心肌缺血；体温升高或降低；术中知晓和苏醒延迟；咳嗽、呃逆、术后呕吐、术后肺感染；恶性高热。

重要知识点二　呼吸道梗阻

(一)呼吸道梗阻的原因

(1)舌后坠。

(2)分泌物、脓痰、血液、异物阻塞气道。

(3)反流与误吸。

(4)插管位置异常、管腔堵塞、麻醉机故障。

(5)气管受压。

(6)口咽腔炎性病变、喉肿物及过敏性喉头水肿。

(7)喉痉挛与支气管痉挛。

(二)舌后坠

舌后坠是最常见的呼吸道梗阻现象。

1.原因

(1)镇静药、镇痛药、全麻药及肌松药的应用，使下颌骨及舌肌松弛，患者仰卧时由于重力作用，舌坠向咽部阻塞上呼吸道。

(2)舌体过大、身体矮胖、颈短、咽后壁淋巴组织增生及扁桃体肥大者，更易发生舌后坠。

2.临床表现

(1)不完全阻塞，患者随呼吸发出强弱不等的鼾声。

(2)完全阻塞，即无鼾声，只见呼吸动作而无呼吸交换，SaO_2 呈进行性下降，用面罩行人工呼吸挤压呼吸囊时阻力很大。

3.处理

医师托起患者下颌,将患者置于侧卧头后仰位,放置口咽或鼻咽气道。

(三)分泌物、脓痰、血液、异物阻塞气道

1.原因

(1)吸入对气道有刺激性的麻醉药使呼吸道分泌物增多。

(2)肺手术患者,如支气管扩张、肺化脓症、肺结核空洞患者,可因大量脓痰、血液及坏死组织堵塞气道或淹没健肺。

(3)鼻咽腔、口腔、唇裂手术患者,更易发生积血及敷料阻塞咽部。

(4)脱落的牙齿或假牙阻塞气道。

2.预防及处理

(1)术前用药应给足量抗胆碱类药。

(2)对湿肺患者应采用双腔支气管插管,并注意术中吸净呼吸道。

(3)对口鼻咽腔手术患者,为确保气道通畅,应常规行经鼻腔或口腔气管内插管,以防血液等的误吸。

(4)对活动牙齿或义齿,应于麻醉前取出。

(四)返流与误吸

1.原因

应用抗胆碱类药、阿片类药、全麻药,特别是肌松药后,可使贲门括约肌松弛,致胃内容物返流,此种情况尤易发生于饱胃及高位肠梗阻患者。

2.表现

误吸胃液后,由于胃液呈酸性,患者可突然出现支气管痉挛,呼吸急速、困难,肺内可闻弥漫性湿啰音,呈严重缺氧状态。

麻醉死亡病例 20% 与误吸有关,误吸患者的死亡率高达 50%~75%。

3.预防

(1)对择期手术患者,成人术前应禁食 6~8 小时,禁饮 4 小时,6 个月之内小儿,术前 4 小时禁奶及固体食物,术前 2 小时禁清亮液体;6~36 个月小儿,术前 6 小时禁奶及固体食物,术前 3 小时禁清亮液体;36 个月以上小儿,术前 8 小时禁奶及固体食物,术前 3 小时禁清亮液体。

(2)对放置鼻胃管患者,应充分吸引减压。

(3)对饱胃与高位肠梗阻患者,应施行清醒插管。

(4)对术中发生返流误吸可能性大的患者,术前应给予 H_2 受体拮抗剂,以降低胃液酸度。

4.处理

(1)将患者置于头低位,并将头转向一侧。

(2)将口咽腔及气管内呕吐物和返流物吸出。

(3)给一定量支气管解痉药及抗生素,并给予必要的呼吸支持。

(4)对严重病例可在气管插管后用 0.9%氯化钠(NaCl)液行气管灌洗,直至吸出液 pH 值接近 0.9% NaCl 液时止。

(五)插管位置异常、管腔堵塞、麻醉机故障

1.原因

(1)导管扭曲、受压、导管插入过深误入一侧支气管、导管插入过浅脱出、管腔被黏痰堵塞等情况。

(2)麻醉机螺纹管扭曲、呼吸活瓣启动失灵。

2.表现

患者呈异常呼吸运动,出现难以解释的低氧血症。

3.处理

医师应首先检查气管导管位置、深度及两肺呼吸音,继之查看呼吸回路活瓣启动情况,针对阻塞原因逐一妥善处理。

(六)气管受压

1.原因

颈部或纵隔肿块、血肿、炎性水肿等均可使气管受压,致呼吸道梗阻,呼吸困难。

2.表现

(1)术前多有不同程度呼吸困难,且可因头颈部位置改变使呼吸困难加重。

(2)X光片及CT检查能确定气管受压部位与气管内径大小,有助于选用气管导管型号及确定导管插入长度。

3.预防及处理

(1)插管前应认真做好各项插管准备工作,即所选用导管口径应与气管最狭窄处相当,导管插入深度应能超过气管最狭窄部位。

(2)指定有丰富经验的麻醉医师操作,采用快速诱导行气管插管,常能使插管一次成功。

(3)颈部肿块使气管长期受压者,常导致受压局部气管软骨软化,当肿物切除后,由于气管周围组织所起的支架作用消失,可发生气管塌陷,造成气道阻塞,术后应依情况行气管造口术。

(七)口咽腔炎性病变、喉肿物及过敏性喉头水肿

1.原因

(1)口咽腔炎性病变(如扁桃体周围脓肿、咽后壁脓肿)。

(2)喉部肿物(如喉癌、声带息肉、会咽囊肿)。

(3)过敏性喉头水肿患者。

2.表现

上呼吸道已部分阻塞,常有一定程度呼吸困难,有时无法施行经口腔插管。另外,此类患者咽喉部极为敏感,使用硫喷妥钠类麻醉药常易引起严重喉痉挛使患者窒息死亡。

3.处理

(1)应考虑先行气管造口术,然后再行麻醉诱导以策安全。

(2)对已发生过敏性喉头水肿患者,应迅速给抗过敏药治疗,并加压给氧,如不能及时使SpO_2改善,则应立即行气管造口术,以挽救患者生命。

(八)喉痉挛与支气管痉挛

喉痉挛与支气管痉挛常见于哮喘、慢性支气管炎、肺气肿、过敏性鼻炎等患者,此类患者气道对外来异物刺激呈高敏感反应。

1.喉痉挛

喉痉挛是呼吸道的保护性反射(声门闭合反射)过度亢进的表现,是麻醉的严重并发症之一,临床表现为吸气性呼吸困难,可伴有高调的吸气性哮鸣音。

(1)原因:支配咽部的迷走神经兴奋性增强,使咽部应激性增高,致使声门关闭活动增强。

(2)诱发因素:低氧血症、高CO_2血症、口咽部分泌物与返流胃内容物刺激咽喉部及口咽通气道、直接喉镜、气管插管操作等直接刺激喉均可诱发喉痉挛,浅麻醉下进行手术操作如扩

张肛门括约肌、剥离骨膜、牵拉肠系膜及胆囊等也可引起反射性喉痉挛。

(3)表现:轻度喉痉挛仅吸气时呈现喉鸣,中度喉痉挛吸气和呼气都出现喉鸣音,重度喉痉挛声门紧闭气道完全阻塞。

(4)处理:轻度喉痉挛在去除局部刺激后会自行缓解,中度者需用面罩加压吸氧治疗,重度者可用粗静脉输液针行环甲膜穿刺吸氧,或静脉注射琥珀胆碱迅速解除痉挛,然后加压吸氧或立即行气管插管进行人工通气。

(5)预防:避免在浅麻醉下行气管插管和进行手术操作,并应避免缺氧和二氧化碳蓄积。

2.支气管痉挛

(1)原因:在支气管平滑肌过度敏感情况下,外来刺激,如气管插管、返流误吸、吸痰等都可引起支气管痉挛。手术刺激可引起反射性支气管痉挛。

(2)表现:呼气性呼吸困难,呼气期延长,费力而缓慢,常伴哮鸣音,心率增速,甚至心律失常。极度严重的支气管痉挛可无哮鸣音及呼吸音。

(3)处理:对轻度支气管痉挛手控呼吸即可改善,对严重支气管痉挛常需用 β_2 受体兴奋药治疗。对缺氧与二氧化碳蓄积诱发的支气管痉挛,施行 IPPV 即可缓解。对浅麻醉手术刺激引起的支气管痉挛,需加深麻醉或给肌松药治疗。

💡 易错警示

【例题】麻醉期间最常见的呼吸道梗阻是(　　)。

A.舌后坠　　　　　　　　　　B.喉痉挛及支气管痉挛

C.返流与误吸　　　　　　　　D.气管受压

E.分泌物、脓痰、血液、异物阻塞

常见的呼吸道梗阻:①舌后坠;②分泌物、脓痰、血液、异物阻塞;③返流与误吸;④插管位置异常、管腔堵塞、麻醉机故障;⑤气管受压;⑥口咽腔炎性病变、喉肿物及过敏性喉头水肿;⑦喉痉挛及支气管痉挛。

【答案】A。解析:麻醉期间最常见的呼吸道梗阻是舌后坠。

重要知识点三　呼吸抑制

(一)呼吸抑制的概念及分类

呼吸功能主要体现在通气与换气两方面。呼吸抑制是指通气不足,它可表现为呼吸频率慢及潮气量减低、PaO_2 低下、$PaCO_2$ 升高。呼吸抑制分为中枢性(呼吸中枢抑制)和外周性(呼吸肌麻痹)两种。

(二)中枢性呼吸抑制

1.原因

(1)常用的麻醉药、麻醉性镇痛药均可抑制呼吸中枢。

(2)过度通气因 CO_2 排出过多及过度膨肺也可抑制呼吸中枢。

2.处理

(1)麻醉药抑制呼吸,适当减浅麻醉呼吸即可恢复。

(2)麻醉性镇痛药造成的呼吸抑制,可用纳洛酮拮抗。

(3)对过度通气及过度膨肺致呼吸抑制,应适当减少通气量,并依自主呼吸节律行同步辅助呼吸,使 $PETCO_2$ 恢复到正常范围,自主呼吸即可逐渐恢复正常。

(三)外周性呼吸抑制

1.原因

(1)使用肌松药是外周性呼吸抑制的常见原因。

(2)大量排尿使血钾低下,也致呼吸肌麻痹。

(3)高位硬膜外阻滞,也会因呼吸肌麻痹而导致呼吸抑制。

2.处理

(1)对肌松药所致的呼吸抑制,可用抗胆碱酯酶药拮抗。

(2)对低血钾性呼吸肌麻痹应及时补钾。

(3)对脊神经阻滞的呼吸抑制须待阻滞作用消失后呼吸始能逐渐恢复。

(四)呼吸抑制时的呼吸管理

(1)任何原因呼吸抑制,均应立即行有效人工通气,将SPO_2、$P_{ET}CO_2$维持于正常范围。

(2)患者存有自主呼吸,但频率慢或潮气量不足的,可行辅助呼吸予以适当补偿。实施辅助呼吸须与患者呼吸同步,否则可使自主呼吸消失。辅助呼吸压力一般不超过15 cmH_2O。

(3)患者无呼吸,须行控制呼吸,在成人呼吸频率为10~15次/分钟,小儿20~30次/分钟,婴儿30~40次/分钟。潮气量8~12 ml/kg。所用压力为7~15 cmH_2O,呼气时完全放松,吸呼比保持在1:1.5或1:2。

重要知识点四　低血压与高血压

(一)低血压及其防治

1.概念

低血压是指血压降低幅度超过麻醉前20%或收缩压降低至80 mmHg。

2.原因

(1)麻醉因素:①麻醉选择不当,对一些原有明显血容量不足、心肺储备功能低下、休克或有严重复合伤患者,选用椎管内麻醉,进一步加重循环抑制。②麻醉过深,各种麻醉药、辅助药的心肌抑制与血管扩张。③椎管内麻醉平面过广,高于T_4。④麻醉管理不善,过度通气引起的低CO_2血症;利尿剂引起的低血容量与低血钾;缺氧所致的酸中毒;补液、补血量不足,循环血容量下降;低体温。

(2)手术因素:①术中失血多,未能及时补充。②手术操作压迫心脏或大血管、影响心脏充盈和静脉回流。③神经反射,浅麻醉下或椎管内麻醉下进行副交感神经分布丰富区域的手术,如胆-心反射,眼-心反射,可致心率减慢,血压下降。

(3)患者因素:①术前低血容量未纠正。②肾上腺皮质功能衰竭。③严重低血糖。④心律失常或急性心肌梗死等。

3.防治

(1)应根据患者情况、手术情况,小剂量、分次给予麻醉药,切忌一次性大剂量给药。

(2)术前应纠正低血容量,纠正电解质及酸碱紊乱,纠正贫血和血糖。

(3)对心肌缺血的冠心病患者,应将血压维持在不使ST段及T波呈现进一步缺血的水平。

(4)对心肌梗死的患者,除急症手术外,要待6个月后再行择期手术;心力衰竭患者应心力衰竭控制后两周再手术。

(5)对Ⅲ度房室传导阻滞及病态窦房结综合征的患者,应放置心脏起搏器。

(6)严重二尖瓣狭窄患者,切忌使用对心血管有明显抑制作用的麻醉剂和辅助麻醉剂,此类患者血压一旦明显降低常难以回升。

(7)血钾低下致心律失常的患者,应努力把血钾升至正常水平。

(8)对心房纤颤的患者,应将心室率维持在 80~120 次/分。

(9)对长期接受糖皮质激素治疗的患者,术前、术中应加大糖皮质激素用量,以免血压降低后难以回升。

(10)术中失血过量,应及时输液输血。手术操作致血压下降者,可先停止手术,调整操作。

(11)术中一旦测不到血压,无论何种原因,均应立即行胸外心脏按压,实施心脏复苏。

(二)高血压及其防治

1.概念

高血压是指血压升高超过麻醉前的 20%或血压升高达 160/95 mmHg 以上,血压过高是指血压升高超过麻醉前 30 mmHg。血压过高增加左室射血阻力,使左室舒张末期压升高,当其升高达 15~20 mmHg(正常为 4~12 mmHg)时,即可引起心内膜下缺血,甚至梗死,这对冠心病、心肌缺血者尤为明显。此外,严重高血压常可引起脑卒中(即脑出血、脑梗死、高血压脑病),高血压发生脑卒中的概率为心肌梗死的 5 倍。

2.原因

(1)麻醉因素:气管插管操作、缺 O_2 及 CO_2 蓄积早期、麻醉浅、镇痛不全,某些麻醉药的作用,如氯胺酮。

(2)手术因素:①颅内手术牵拉额叶或刺激第 Ⅴ、Ⅳ、Ⅹ 脑神经可引起血压升高。②嗜铬细胞瘤手术挤压肿物时,可使血压骤升。③脾切除手术时挤压脾,大量血液入血,循环血量剧增,可使血压明显升高。

(3)患者因素:甲状腺功能亢进,嗜铬细胞瘤;术前高度紧张;术前有高血压病。

3.防治

(1)术前控制血压、消除患者紧张情绪,给予足量术前药。使用利血平应停药 2 周手术,使用其他口服降压药可一直到手术当天。

(2)嗜铬细胞瘤、甲亢患者充分术前准备。

(3)诱导插管保持一定麻醉深度,必要时配合表面麻醉,或应用血管活性药物。

(4)注意麻醉深度,对胸腹部手术可采用全麻复合椎管内麻醉,更利于术中循环调控。

(5)术中严格控制输液量,避免缺氧、CO_2 潴留。

(6)麻醉期间血压一旦明显升高,如为麻醉过浅,应加深麻醉;如为明显应激反应,可根据情况给予 α、β 受体阻滞剂或血管平滑肌松弛剂(如硝酸甘油)降低血压;如为缺氧及 CO_2 蓄积性高血压,应加大通气量的同时提高吸入气体氧浓度。

重要知识点五 心肌缺血

(一)心肌缺血的概念

正常情况下,心肌血流与心肌代谢需氧维持供需平衡状态,当冠状动脉狭窄或阻塞时,冠状动脉血流则不能满足心肌代谢需氧,此种情况称为心肌缺血,也称为心肌缺血性缺氧。

(二)心肌缺血的诊断方法

ECG 是诊断心肌缺血简单而常用的方法,心肌缺血的 ECG 表现:①心传导异常;②心律失常;③出现 Q 波,R 波进行性降低;④ST 段压低大于 1 mm 或抬高超过 2 mm;⑤T 波低平、双向或倒置。

临床上最常见的表现为 ST 段和 T 波的改变。

(三)麻醉期间引起心肌缺血的原因

(1)患者精神紧张、恐惧和疼痛,引起体内儿茶酚胺释放增多,使心脏后负荷增大、心率增速,从而增加心肌耗氧。

(2)因血压过低或过高均可影响心肌供血、供氧。

(3)因麻醉药对心肌收缩力的抑制使心排血量减少,以及对血管的影响使回心血量减少。

(4)麻醉期间供氧不足或缺氧。

(5)各种原因引起的心率增速或心律失常。

(四)心肌缺血的防治

(1)减轻心脏做功:治疗高血压。

(2)消除不良的血流动力学效应:纠正心律失常、避免血压过低。

(3)高供氧量:纠正贫血、增加吸入氧浓度。

(4)保持一定的心舒张间期:适当减慢心率。

(5)对心肌梗死患者的择期手术,宜延迟至 4~6 个月后施行,以降低心梗再发率,减少死亡率。

(6)加强血流动力学监测,如 MAP、CVP、CO、SVR 及排尿量,为使 HR、SBP、DBP 和心肌收缩力保持于适当水平,以保证心肌氧供求平衡。

(7)心动过速是麻醉期间引起心肌缺血和心肌梗死的主要原因,应努力避免发生。

重要知识点六 体温升高或降低

(一)概念

体温是重要的生命体征之一。人体的产热和散热呈动态平衡,当这一平衡因环境因素、麻醉影响或疾病本身等原因遭到破坏时,就会出现体温升高或降低,常可造成极为有害的影响。当中心温度低于 36 ℃时为低体温,当中心温度高于 37.5 ℃为体温升高。

(二)机体产热和散热

产热包括细胞代谢活动产生热量和机体接受外来热量。散热方式包括辐射、传导、对流、蒸发。

(1)辐射:散热的主要方式(60%),与皮肤血管舒张程度相关。

(2)传导:传递给所接触的物体(3%)。

(3)对流:空气流动来实现(12%)。

(4)蒸发:1 g 水分蒸发散发 2.427 kJ 热量(25%)。

(三)体温调节

(1)下丘脑是体温调节中枢,它对来自皮肤表面及深部组织的冷热信息进行综合分析,通过调节产热、散热以维持中心温度在 36~37.5 ℃。

(2)下丘脑调控体温的两个阈值:冷反应阈值为 36.5 ℃;热反应阈值为 37 ℃。

(3)全麻期间,冷反应阈降至 34.5 ℃,热反应阈可升至 38 ℃。

(4)一旦体温调节反应完全丧失,中心温度即变为中性温度环境(即体内氧耗量最小的环境温度),成人的中性温度为 28 ℃,新生儿为 32 ℃。

(5)婴幼儿因皮下脂肪少,体表面积大,易于散热,在环境温度低的情况下丢失的体热要比成人多,容易出现低体温,术中注意保暖。

(四)低体温

当中心温度低于 36 ℃时,即称为体温降低或低体温。

1.诱发原因

(1)室温低:当室温低于 21 ℃时,皮肤和呼吸道散热明显增多,患者体温易下降,体温下降幅度和手术时间长短、患者体表面积大小与体重有关。

手术室温度低于 21 ℃时,一般患者均有体温降低,室温在 21~24 ℃,70%患者可保持体温正常,若室温在 24~26 ℃,均能维持体温稳定。故手术室温度应为 24~26 ℃,相对湿度为40%~50%。

(2)室内通风:对流散热是在空气流动情况下实现的,手术室内使用层流通气设备,可使对流散热由正常的 12%上升到 61%,而使蒸发散热由正常的 25%下降到 19%。

(3)术中输入大量冷的液体:特别是输入 4 ℃的冷藏库血,可使体温下降 0.5~1 ℃,输血量越大,体温下降越明显。

(4)术中内脏暴露时间长及用冷溶液冲洗腹腔或胸腔,可使体温明显降低。

(5)全身麻醉药有抑制体温调节中枢的作用,此种情况下如使用肌松剂,使体热产生减少(肌肉活动是体热产生的来源),会使体温降低。

2.低体温的影响

(1)使麻醉药及辅助麻醉药作用时间延长:体温降低可使吸入麻醉药 MAC 降低。体温降低,内脏血流减少,使依赖肝脏代谢、排泄的药物,如吗啡的半衰期明显延长。肾血流及肾小球滤过率减低,使经肝代谢及由肾排泄的药物的时效延长一倍以上。

(2)出血时间延长:低体温可使循环血中血小板数目减少,血小板黏附、聚集能力下降,并降低凝血因子活性,从而导致出血时间延长。

(3)使血液黏稠性增高,影响组织灌流。另外,使氧解离曲线左移,不利于组织供氧。

(4)如有寒战反应,可使组织氧耗量明显增多。

3.预防

手术室温度应维持于 24~26 ℃(婴幼儿 25 ℃),相对湿度为 40%~50%。冷的输液剂及冲洗液在使用时应加温,采用吸入麻醉和控制呼吸时,应采用循环紧闭回路。

(五)体温升高

1.概念

中心温度高于 37.5 ℃即为体温升高。(将探测电极置于食管中部心脏水平或将探测电极置于胸骨中部的皮肤表面,即可测得中心温度。)

体温升高也称为发热,临床常按发热程度分类:①低热(口腔温度 37.5~38 ℃);②高热(口腔温度 38~41 ℃);③超高热(口腔温度 41 ℃以上),亦称过高热。

2.诱发原因

室温超过 28 ℃,且湿度过高;无菌单覆盖过于严密,妨碍散热;开颅手术在下视丘附近操作;麻醉前用药给阿托品量大,抑制出汗;输血输液反应;采用循环紧闭法麻醉,钠石灰可以产热,通过呼吸道使体温升高。

3.体温升高的影响

(1)体温每升高 1 ℃,基础代谢增加 10%,需氧量也随之增加。

(2)高热时常伴有代谢性酸中毒、高血钾及高血糖。

(3)体温升高到 40 ℃以上时,常导致惊厥。

4.预防

(1)严格控制手术室内温度勿超过 26 ℃。

(2)一旦发现体温升高,立即用冰袋等物理降温措施降温。

(3)麻醉期间常规监测中心温度变化。

重要知识点七　术中知晓和苏醒延迟

(一)术中知晓

1.概念

术中知晓是指患者术后回忆起术中所发生的一切事,并能告知有无疼痛情况。术中知晓多数是由于麻醉过浅,尤其是镇静药使用不足所致。术中知晓对患者精神损害较大,已成为全身麻醉的严重并发症之一,应努力予以避免。

2.发生术中知晓的常见麻醉方法

(1)氧化亚氮(N_2O)-O_2-肌松药麻醉。

(2)芬太尼-地西泮麻醉。

(3)硫喷妥钠或硫喷妥钠-氯胺酮麻醉。

(4)N_2O-芬太尼麻醉。

(5)依托咪酯-芬太尼麻醉。

(6)静脉普鲁卡因复合麻醉。

3.术中知晓的预防

保持适当的麻醉深度即可避免术中知晓。

采用 BIS(脑电双频指数)监测:数值范围 0~100,随麻醉加深而逐渐降低,BIS≤58 的患者无术中知晓发生;BIS≤65 的患者术中知晓发生率<5%。

(二)苏醒延迟

1.概念

麻醉苏醒期是指从停止麻醉给药到患者能对外界语言刺激做出正确反应的一段时间,苏醒延迟是指停止麻醉后 90 分钟呼唤患者仍不能睁眼和握手,对痛觉刺激亦无明显反应。

2.苏醒延迟的原因

(1)麻醉药影响:

术前用药:高龄、肝肾功能不全患者,使用半衰期长的术前药,其镇静作用延长至术后,特别是短时间手术。

吸入全麻药时间长、浓度高:尤其是极度肥胖患者吸入全麻超过 3 h,使大量麻醉药蓄积于脂肪内,停药后排出时间延长。

麻醉性镇痛药抑制呼吸中枢机械通气,过多通气致低 CO_2 血症,使术后苏醒延迟。

肌松药用量过大,未及时给足量拮抗药,自主呼吸不能恢复,机械通气过度,致低 CO_2 血症,苏醒延迟。

(2)呼吸抑制:

低 CO_2 血症:术中长时间行人工过度通气,CO_2 排出过多,致使术后呼吸中枢长时间抑制。此外,CO_2 排出过多,也使脑干网状结构上行激活系统传入到大脑皮质的冲动量减少,从而使大脑皮质的兴奋性减低,致苏醒延迟。

高 CO_2 血症:CO_2 蓄积可使呼吸抑制,最后使呼吸停止。$PaCO_2$ 升至 90~120 mmHg 时,可造

成 CO_2 麻醉,EEG 变平坦。严重 CO_2 蓄积可使患者术后延迟苏醒达 8 小时,如发生脑水肿抽搐,术后昏迷可达数日。

低钾血症:当血钾低于 3 mmol/L 时,出现明显肌无力症状,如合并酸中毒,很易使呼吸肌麻痹。

输液过量:术中输入大量晶体液,由于血浆胶体渗透压降低,可致肺间质水肿(肺间质负压为 8.3 mmHg),使呼吸功能严重受损,影响吸入麻醉药排出,并伴有缺氧和 CO_2 蓄积,使患者苏醒延迟。

手术并发症:肾及肾上腺手术、肝手术及胸腔内手术,因胸膜破裂,多有气胸及肺萎陷,使肺通气功能受损,致发生缺氧及 CO_2 蓄积,使患者苏醒延迟。

严重代谢性酸中毒:麻醉手术期间,常因缺氧及大量输血、输液造成严重代谢性酸中毒,使呼吸中枢明显抑制,而使苏醒延迟。

(3)术中发生严重并发症:多因大量出血、严重心律失常,甚至急性心肌梗死,致长期低血压,或颅内动脉瘤破裂、脑出血、脑栓塞,致颅内压升高,都可使苏醒延迟。

(4)术中长期低血压、低体温患者,由于脑缺血或中枢兴奋性低下,导致术后苏醒延迟。

(5)术前有脑血管疾病患者,如脑栓塞、脑出血,以及一氧化碳中毒后伴脑功能受损患者,术后苏醒常明显延迟。

3.苏醒延迟的治疗

(1)首先考虑麻醉药的作用,应针对可能的原因,逐一进行处理,如加大通气使吸入麻醉药尽快呼出,给新斯的明拮抗非去极化肌松药的作用。

(2)根据 SpO_2、$P_{ET}CO_2$、血气、血电解质及肌松监测情况分析呼吸抑制原因。

(3)对因脑水肿、颅压高致呼吸功能不全患者,应给甘露醇或呋塞米行脱水治疗,以降低颅内高压,但应注意补钾,一般每利尿 1 L,需补 KCl 1.5 g。

(4)对低体温患者应适当升高体温,如体温不低于 34 ℃,不影响患者术后苏醒。

(5)对术中长期低血压患者,常造成中枢神经系统不同程度损害,此类患者除应维持良好的血压水平、SpO_2 在 96%、血糖在 4.5~6.6 mmol/L 外,尚应给大剂量糖皮质激素、行头部轻度降温及行轻度脱水治疗,以促进脑功能尽快恢复。

(6)对原来并存脑部疾病患者,麻醉期间应努力做好对脑的保护措施,维持良好的血压水平,使血气分析的各项指标始终保持正常,并给较大量糖皮质激素对脑功能进行保护。此外,麻醉药及辅助药用量均应明显减少,以免加重术后苏醒延迟。

重要知识点八 咳嗽、呃逆、术后呕吐、术后肺感染

(一)咳嗽

1.概念

咳嗽是一种防御性反射,是对气道刺激的一种应答效应,目的是将侵入气管内的异物咳出,其有效性在于声带的关闭与呼吸肌的强烈收缩产生肺内压的突然升高。当气管插管后,声带即不能闭合,此时尽管腹壁、胸壁、颈部肌肉及膈肌强力收缩,但不能形成足够的肺内压,对清除侵入气道内异物来讲,是一种效果很差的咳嗽动作。

2.咳嗽的不良影响

根据患者表现可将咳嗽分为下列三种程度。

(1)轻度:阵发性腹肌紧张和屏气。

(2)中度:除阵发性腹肌紧张和屏气外,还有颈后仰、下颌僵硬和发绀。

(3)重度:腹肌、颈肌和支气管平滑肌阵发性强力持续性痉挛,表现为上半身撅起、长时间屏气和严重发绀。

中度以上咳嗽可造成以下不良影响:①腹内压剧增,当行腹腔内手术时,可使内脏外膨、胃内容物返流和已经缝合的腹壁伤口发生缝线断裂及组织撕裂;②颅内压剧增,对原有颅内病变者可致脑出血或脑疝;③血压剧增,致伤口渗血增多,心脏做功增加,甚至诱发心力衰竭。

3.咳嗽诱发原因

(1)巴比妥类药麻醉,由于交感神经抑制较强,使副交感神经紧张度增高,易诱发咳嗽。

(2)冷的挥发性麻醉药或气管内分泌物刺激,也易引起咳嗽。

(3)浅麻醉下插管、手术直接刺激气管及肺门、吸痰时吸痰管刺激气管黏膜,都可引起咳嗽。

(4)胃内返流物误吸是诱发剧烈咳嗽的常见原因。

4.咳嗽的预防

(1)全麻诱导插管及术中导管对气管刺激引起的咳嗽,应给足够量肌松药,地西泮及氟哌利多类药对抑制咳嗽反射有良好作用。

(2)插气囊导管,防止胃肠液返流误吸。

(3)对胃肠手术患者应行胃肠减压。

(二)呃逆

1.概念

呃逆为膈肌不自主的阵发性收缩。

2.诱发原因

(1)手术强烈牵拉内脏,或直接刺激膈肌及膈神经。

(2)全麻诱导时将大量气体压入胃内。

3.影响

(1)影响通气及手术操作顺利施行。

(2)术后呃逆影响患者休息及进食。

4.防治

(1)使用足量肌松药。

(2)对术后的呃逆可用地西泮及氟哌利多类药治疗,亦可静脉注射哌甲酯 20 mg 治疗,针刺内关穴亦有效果。

(3)必要时可试做侧膈神经阻滞,或以低剂量氯胺酮(0.15~0.4 mg/kg)静脉注射治疗。

(三)术后呕吐

1.诱因

(1)麻醉作用:吸入麻醉药和静脉麻醉药均可造成术后呕吐。

(2)手术种类影响:胃肠道手术、妇科手术等。

(3)患者情况:术前饱胃、幽门梗阻、高位肠梗阻、外伤疼痛和焦虑患者,放置胃肠减压管患者等。

2.不良影响

(1)加剧伤口疼痛及缝合伤口裂开。

(2)呕吐导致误吸或窒息。

(3)水电解质及酸碱失衡:频繁呕吐,大量胃肠液丢失,钾和HCO_3^-大量丢失,可发生不同程度的脱水、酸中毒或碱中毒,可危及生命。

3.防治

(1)对术前饱胃及幽门梗阻患者,应于麻醉前使胃排空,以消除围麻醉期呕吐误吸。

(2)为防治麻醉药及胃肠手术术后呕吐,可给适当量舒必利(止呕灵)及甲氧氯普胺(灭吐灵)或格雷司琼等抗呕吐药。

(四)术后肺感染

1.概述

术后肺感染属院内感染,我国的院内感染病例中肺感染居首位,占23.2%~42%(在美国为15.8%),院内肺感染死亡率可达50%。

2.病原菌

肺感染的致病菌革兰氏阴性杆菌占68%,需氧革兰氏阳性球菌占24%,真菌约占5%。在革兰氏阴性杆菌中,常见菌依次为大肠杆菌、克雷白杆菌和假铜绿单胞菌。

3.感染原因

(1)雾化器污染:经研究发现,80%雾化器有病原菌污染,由于雾化器可产生小至1 mm直径的液体颗粒,细菌可随其进入下呼吸道。

(2)气管插管:气管切开以及气管内麻醉时,呼吸道的净化功能明显减低,使口咽腔的常在细菌和条件致病菌吸入到肺中引起肺感染,应用通气机时发生肺感染将增加21倍。

(3)返流误吸:继发性肺感染的常见原因,因误吸后肺组织防御机制受损,肺感染发生率可达20%~25%。

(4)外科手术:约70%院内肺感染是外科手术患者,尤以胸部及腹部手术后患者居多,胸部手术为其他部位手术的14倍,腹部手术为其他部位手术的3.1倍,胸腹联合手术术后发生肺感染为38%。老年、肥胖、慢性阻塞性肺疾病,以及长期吸烟者,术后更易发生肺感染,这是由于这些患者的肺吞噬细胞功能及呼吸道清除功能受损,得以使细菌停留在下呼吸道。

(5)用药不合理:滥用广谱抗生素及较长时间使用肾上腺皮质激素可给发生肺感染创造有利条件。

4.诊断标准

手术后48小时后出现咳嗽、咳痰,或咳嗽的性状改变,并符合下列标准之一者即可确诊。

(1)发热、肺部啰音,X射线检查呈炎性病变。

(2)经筛选的痰液连续两次分离出相同病原菌。

(3)血培养阳性,或肺炎并发胸腔渗液经穿刺抽液分离到病原体。

(4)经纤维支气管镜或人工气道吸引采集的下呼吸道分泌物,分离出浓度≥10^5 CFU/ml的病原菌,或经环甲膜穿刺吸引物以及经纤维支气管镜刷检物中分离出病原菌。

(5)呼吸道分泌物中检查到特殊病原体(包括军团菌),或呼吸道分泌物、血清及其他体液经免疫学方法检测证明,或有组织病理学证据。

5.治疗

(1)抗生素:治疗肺感染的主要手段,治疗效果取决于合理选用抗生素。对术后肺感染宜早期、联合应用两种或两种以上不同种类抗生素。如已做细菌培养和药敏试验,选用细菌敏感抗生素。

(2)免疫治疗:为肺感染患者提供特异性抗体,是一种比较理想的疗法。

(3)支持治疗:为患者提供足够的热量、氨基酸、人体白蛋白及维生素,并注意维持体液、电解质与酸碱平衡。

重要知识点九　恶性高热

(一)恶性高热的概念

恶性高热又称为异常高热,它不是通常麻醉中发生的单纯体温升高,是指由某些麻醉药激发的全身肌肉强烈收缩、并发体温急剧上升及进行性循环衰竭的代谢亢进危象。患者多有恶性高热家族史或肌肉细胞存在遗传性生理缺陷。病死率达 73%,及时的有效治疗,可使病死率降至 28%。

(二)恶性高热的诱因

容易激发恶性高热的麻醉用药有氟烷、甲氧氟烷、恩氟烷、琥珀胆碱、氯丙嗪、利多卡因及丁哌卡因等。

(三)恶性高热的临床表现

(1)术前体温正常,吸入卤族麻醉药或静脉注射去极化肌松药后,体温急剧上升,数分钟即升高 1 ℃,体温可达 43 ℃,皮肤斑状潮红发热。

(2)全身肌肉强烈收缩,上肢屈曲挛缩,下肢僵硬挺直,直至角弓反张,肌松药不能使强直减轻,反而使强直加重。

(3)急性循环衰竭多表现为严重低血压、室性心律失常及肺水肿。

(4)血清肌酸磷酸激酶(CPK)极度升高,并存肌红蛋白尿。

(5)将离体肌肉碎片放入氟烷、琥珀胆碱、氯化钾液中,呈收缩反应。

(6)$PaCO_2$ 明显增高,pH 及 HCO_3^- 降低。

(四)恶性高热的治疗

(1)立即停止麻醉和手术,并以纯氧行过度通气。

(2)迅速用物理降温法降温,直到体温降至 38 ℃为止。

(3)使用 $NaHCO_3$ 2~4 mmol/kg 以纠正酸中毒及缓解高钾血症。

(4)立即静脉注射丹曲林 2 mg/kg,5~10 分钟重复一次,总量可达 10 mg/kg,直到肌肉强烈收缩消失、高热下降为止。

(5)将 10 单位常规胰岛素置于 50%葡萄糖液 50 ml 中静脉推注,以缓解高钾血症。

(6)静脉注射甘露醇 0.5 g/kg 或呋塞米 1 mg/kg,使尿量超过 2 ml/(kg·h),以防止肌红蛋白尿损伤肾功能。

(7)静脉注射药理剂量的皮质激素,有助于缓解肌强直及降低体温作用。

(8)进 ICU 病室,监测治疗 48 小时。

考点八　麻醉手术期间患者的监测

重要知识点一　麻醉、手术期间监测的意义

保障手术患者的生命安全是临床麻醉的基本任务。安全是麻醉永恒的主题,要切实做到保障手术患者的生命安全,加强麻醉期间对手术患者的严密监测是关键。一个良好和周密的监测,能快速、准确地发现问题,并把这个信息快速反映给麻醉医师来进行及时处理,从而避免严

重的麻醉意外和并发症。

重要知识点二 循环功能监测:血压、心电图、脉搏

(一)血压监测

(1)间接法血压监测:一种无创性的监测方法,通过血压计来测量血压。临床上常用的血压计有人工血压计和电子血压计两种,麻醉期间多采用电子血压计来测量,一般的多功能监护仪均带有这种监测功能。

间接法血压监测的优点是使用简便,省时省力,可随意调节测压时间。缺点是所测得的血压数值受许多因素干扰,测量所需的时间也较长。

(2)直接法血压监测:有创性监测方法,即把动脉穿刺针置入动脉内通过压力连接管直接测量动脉血压。

优点:测得的结果较间接法准确,而且可以连续显示每一瞬间动脉压力的变化状态。如果用压力传感器与压力连接管相连,还能测量收缩压、舒张压和平均动脉压。

缺点:本法是一种有创性的监测方法,穿刺血管可能会发生动脉栓塞等并发症,故应严格掌握适应证。

适应证:常用于出血多、手术时间长、血压易于急剧波动或危重患者的手术的血压监测,如脑膜瘤手术、心脏手术、肝移植手术、嗜铬细胞瘤患者的手术等。

常用的穿刺动脉:桡动脉、足背动脉、股动脉和肘动脉。

(二)脉搏监测

脉搏监测最简单的方法是用手指触摸桡动脉、股动脉、颈动脉或颞浅动脉等浅表动脉,通过脉搏的跳动来了解脉搏的频率、强度和节律。现在多功能监护仪已在临床普及使用,目前多通过指脉搏血氧仪、心电图监测仪来监测脉搏的频率、强弱和节律。

(三)心电图监测

(1)临床意义:监测麻醉期间可能出现的各种心律失常和心肌缺血,以便麻醉医师能及时有效地采取处理措施,防止严重事件的发生。目前,心电图监测已列为所有麻醉患者手术时的常规监测项目。

(2)缺点:心电图不能反映心排血功能和血流动力学改变,也不能替代其他监测手段。

(3)常用导联:用标准导联 II 和胸导联 V_5、II 导的 P 波最明显,利于和鉴别心律失常;胸导 V_5 主要监测 ST 段,监测是否心肌缺血。

💡 **易错警示**

【例题】心电图监测常用的监测导联有( )。

A.标准 I 导联

B.标准 II 导联

C.标准 III 导联

D.aVF 导联

E.aVR 导联

心电图是麻醉、手术期间及 ICU 中常用的监测项目,可监测心率和心律,发现和诊断心律失常、心肌缺血及估计心脏起搏器的功能和药物治疗的效果。II 导联的轴线与 P 波向量平行,极易辨认 P 波,不仅可以监测心律失常,而且能发现左心室下壁的心肌缺血。

【答案】B。解析:心电图监测常用 II 导联。

重要知识点三 呼吸功能监测

(一)监测内容

监测内容:呼吸频率、潮气量、每分通气量、气道压力及峰值压、呼吸比值、吸入氧浓度、脉搏氧饱和度、呼气末二氧化碳分压监测和血气分析等。

(二)脉搏氧饱和度监测(SpO_2)通过脉搏氧饱和度仪来实现

(1)特点:使用简便,灵敏度高,以波形和数字形式显示体内动脉血氧合情况,还可以显示脉率,并可设置报警范围,已成为手术麻醉中常规的监测项目。

(2)SpO_2和动脉血氧分压(PaO_2)有一定的相关性,当PaO_2为80 mmHg时,SpO_2约为95%,如果SpO_2为90%,则PaO_2已降至57 mmHg左右,此时即出现明显的低氧血症。因此,麻醉期间应保持SpO_2值大于95%。

(3)意义:主要反映组织氧合功能和循环功能的改变,当肺通气功能障碍、组织缺氧,严重低血压、休克时,SpO_2值下降。

(4)影响因素:低温、低血压等,此时SpO_2数值可能发生异常变化或有时不能显示出来,因此一旦SpO_2值出现异常,应该全面分析异常情况发生的原因,而不可采取片面的处理措施。

(三)呼气末二氧化碳分压监测($P_{ET}CO_2$)

(1)把患者呼出的CO_2采集到特殊的监测仪测出$P_{ET}CO_2$,并通过数据和图形在监护仪上显示出来。这样可以判断肺通气和肺血流的变化。

(2)特点:具有直观、无创、简便、快速等特点,已成为全身麻醉常用的监测项目。

(3)由于CO_2的弥散能力很强,极易从肺毛细血管进入肺泡内,使肺泡和动脉血CO_2很快达到平衡,最后呼出的气体即为肺泡气,在无明显肺部疾病的情况,可认为$P_{ET}CO_2$基本上等于$PaCO_2$,$P_{ET}CO_2$的正常值为35~40 mmHg(均值38 mmHg)。

(4)意义:可以反映机体代谢功能、循环功能、呼吸功能和通气系统功能的变化。$P_{ET}CO_2$增高时见于麻醉深度不够、患者出现疼痛和颤动、通气不足、上呼吸道梗阻、重复呼吸、机械无效腔增加等;$P_{ET}CO_2$降低见于麻醉过深、低温、肺栓塞、过度通气、气道漏气等。

重要知识点四 其他监测

(一)尿量监测

留置导尿管,测定每小时尿量,可直接了解肾的灌注情况,并间接反映内脏器官的灌注情况,常用于心血管手术、颅脑手术、危重患者和长时间手术患者的监测。术中成人尿量<0.5 ml/(kg·h),小儿<0.8 ml/(kg·h)即为少尿,应及时查找原因并进行有效的处理,以防出现肾功能不全。

(二)体温监测

(1)应用范围:实施全身降温、体外循环下心内手术、小儿麻醉和老年人麻醉及危重患者的麻醉。

(2)麻醉中常用的中心体温测量部位:鼻咽部(反映脑温)、鼓膜、食管(反映心脏温)或直肠(反映内脏温,但膀胱内温较直肠处可靠)。

(3)体温下降的原因:麻醉药物的作用、呼吸机的使用、手术操作,以及术中输血和输液。

(4)调控体温的方法:①调节手术室内的温度在恒定的范围,减少患者对环境温度过冷和过热引起的应激反应。②麻醉机的呼吸回路上安装气体加温加湿器,减少呼吸道热量的丢失。③使用输血输液加温器对进入体内的液体进行加温。④使用暖身设备对手术中暴露在术野之外的头部、背部或四肢进行保温。⑤在麻醉恢复室使用辐射加热器照射。

重要知识点五 ASA 的基本监测标准

1.基本监测要求

(1)凡使用麻醉药物者均需由具有执照的麻醉医师进行监测,在用药的全过程中麻醉医师不能擅自离开患者。

(2)当病情发生变化时,麻醉医师必须守护在患者身旁并进行严密的监测和积极的处理。

(3)如果监护仪受到干扰,允许暂时中断监测而更换其他监测设备继续监测患者。

2.基本监测项目

(1)吸入氧分量(FiO_2)。

(2)脉搏氧饱和度(SpO_2)。

(3)呼气末二氧化碳分压 $P_{ET}CO_2$。

(4)心电图(ECG)。

(5)血压和脉搏(BP and P)。

(6)体温 (T)。

重要知识点六 特殊监测

(一)心功能监测

1.中心静脉压监测

(1)概念:中心静脉压(CVP)是指上腔或下腔静脉即将进入右心房处的压力或右心房压力,正常值为 5~12 cmH_2O,可通过颈内、颈外、锁骨下或股静脉等周围静脉置管测定,颈内静脉最常用。

(2)作用: CVP 主要反映右心室前负荷,其高低与血容量、静脉张力和右心功能有关,但不能反映左心功能。

(3)禁忌证:①穿刺点有皮肤感染;②患者严重凝血功能障碍;③对于反复多次穿刺不成功者,应放弃穿刺,以免造成严重的并发症。

(4)注意事项:①导管的尖端一定要置于右心房的上、下腔静脉内,若导管异位,则测压不准。②测压零点的调整十分重要,有时手术床上下移动后,零点也应随之调整。一般仰卧位时零点相当于腋中线水平, 侧卧位时则相当于胸骨右缘第 4 肋间水平。③影响 CVP 的因素很多,CVP 值异常时,应及时分析处理,预防某些严重事件的发生。

2.肺毛细血管楔压(PAWP)监测

(1)概念:将特殊的尖端带气囊的导管(又称 Swan-Ganz 管)经中心静脉置入右心房,在气囊注气的状态下,导管随血流"漂浮"前进,经右心室、肺动脉,进入肺小动脉处,此时测得的压力即为 PAWP。

(2)适应证:反映左心室功能,正常值为 5~15 mmHg,均值为 10 mmHg,适用于左心功能不全患者及需监测心排血量的患者。

(3)临床意义:当 PAWP 为 18~20 mmHg 时,肺开始充血;当 PAWP 为 21~25 mmHg 时,肺出现轻至中度充血;当 PAWP 为 26~30 mmHg 时,出现中至重度充血;当 PAWP 为大于 30 mmHg 时,则会发生肺水肿。

如 Swan-Ganz 导管与特殊的仪器连接,还可以测量右房压(RAP)、右室压(RVP)、肺动脉收缩压(PASP)、肺动脉舒张压(PADP)、肺动脉平均压(PAP)及心排血量(CO)等。

(4)并发症:可发生严重心律失常、肺梗死等。

3.经食管超声心动图监测

(1)概念:经食管超声心动图(TEE)是用特殊的超声探头,经食管置入至食管中段,通过显示的超声心动图来判断心脏功能的一种监测技术。

(2)临床意义:TEE 是当今最强大的心血管诊断技术,具有极为重要的作用,即确定血流动力学状况、监测心肌缺血、评价心血管病理状况、评价心脏手术计划与手术效果等。

(二)血红蛋白监测

(1)正常值:正常成年男性血红蛋白(Hb)为 120~160 g/L,女性为 110~150 g/L。Hb 90~120 g/L 为轻度贫血;Hb 60~90 g/L 为中度贫血;Hb<60 g/L 为重度贫血。

(2)临床意义:主要用于判断术中失血情况、血液稀释程度、组织氧合功能及指导术中输血等,如果术中 Hb 值低于术前值,可据此测算出术中的失血量。

(三)麻醉深度监测

(1)概念:理想的麻醉深度应该是保证患者术中无痛觉和无意识活动,血流动力学稳定,术后苏醒完善且无术中知晓。由于麻醉深度的判断受到太多因素的影响,因此,至今尚无一种准确、有效的判断麻醉深度的方法,临床上仍然根据患者术中的血压、心率、呼吸幅度和节律,眼睛体征、肌肉松弛程度等表现进行综合分析和判断。

(2)检测方法:电子计算机的使用,麻醉深度的监测有了质的发展。麻醉深度的监测技术有数量化脑电图、诱发电位、食管下段收缩性、心率变异性和脑双频指数(BIS)。

(3)BIS:临床上应用最广泛。它把麻醉深度进行了量化处理,其监测范围从 0 到 100,数值越小,麻醉深度越深,反之亦然。监测 BIS 能较准确地监测麻醉诱导、手术切皮、手术进行中的麻醉深度,同时也可监测患者镇静水平和苏醒程度等。

(四)神经肌肉传递功能监测

(1)临床意义:能了解手术期间骨骼肌的松弛程度以便确定是否需要追加肌松药和追加多少肌松药;手术结束后确定是否需用肌肉松弛剂拮抗药及何时能拔除气管导管等。

(2)传统方法:观察腹肌的紧张度、抬头试验、握手试验、睁眼试验和吸气负压实验等,均缺乏科学的、量化的依据。

(3)神经刺激仪:能科学化、数字化地监测神经肌肉传递功能。神经刺激仪的种类和刺激方式有很多,临床上常用的刺激方式是四个成串刺激(TOF),当 TOF 的比率<25%,此时的肌松程度能满足手术的要求,当 TOF 比率>75%或≥90%,可作为拔除气管导管的指征。

(五)其他特殊监测方法

颅脑手术时有时需要监测颅内压(ICP),糖尿病和胰岛细胞瘤患者手术常需要监测血糖,体外循环心内直视手术麻醉需监测凝血功能、血清电解质、混合静脉血血氧饱和度等。

考点九　麻醉手术期间患者的容量治疗与血液保护

重要知识点一　人体体液的基础知识

(一)体液的总量

成年男性体液占体重的 60%,60 岁以上体液占体重的 51.5%;成年女性体液占体重的 50%,60 岁以上体液占体重的 45.5%;0~1 月小儿体液占体重的 75.7%,1~2 月小儿体液占体重的 64.5%,

1~10 岁体液占体重的 61.7%。

(二)体液的分布

细胞内液占体重的 40%;细胞外液占体重的 20%(组织间液占 15%,血浆占 5%)。

(三)体液的成分

(1)细胞外液主要阳离子是 Na^+,阴离子 Cl^- 和 HCO_3^-。

(2)细胞内液主要阳离子是 K^+,阴离子是磷酸氢根离子(HPO_4^{2-})和蛋白质离子。

(四)血浆渗透压

渗透压指的是溶质分子通过半透膜的一种吸水力量,其大小取决于溶质颗粒数目的多少,而与溶质的分子量、半径等特性无关。由于血浆中晶体溶质数目远远大于胶体数目,所以血浆渗透压主要由晶体渗透压构成。血浆胶体渗透压主要由蛋白质分子构成,其中,血浆白蛋白分子量较小,数目较多(白蛋白>球蛋白>纤维蛋白原),决定血浆胶体渗透压的大小。

重要知识点二 麻醉期间的液体选择

(一)晶体溶液

晶体溶液是含有小分子量离子(盐),可包含葡萄糖或不包含葡萄糖。

(二)胶体溶液

胶体是含有大分子量物质,如白蛋白、羟乙基淀粉等。胶体溶液维持血浆胶体渗透压,并且保留在血管内。

重要知识点三 晶体溶液

(一)低渗溶液

溶液渗透压低于血浆渗透压,适用于仅丢失水分的患者,也称为维持型溶液。

(二)等渗溶液

溶液渗透压等于血浆渗透压,适用于同时丢失水分和电解质或合并电解质缺少的患者,也称为补充型溶液。

(1)5%葡萄糖溶液:用于补充纯水分丢失或限制补盐患者的液体维持。某些溶液中葡萄糖可在初阶段维持一定张力,也可以提供一定能量,尤其适用于麻醉期间低血糖患者。

(2)乳酸林格氏液:目前液体治疗最常使用和使用量最大的晶体溶液。

(3)生理盐水:用于低氯性代谢性碱中毒用于稀释浓缩红细胞后输注入人体。临床上若大量使用生理盐水会导致高氯血症,当血氯浓度增加,碳酸氢盐会减少。

(三)高渗溶液

溶液渗透压高于血浆渗透压,主要治疗严重低钠患者和治疗低血容量休克患者,常用3%~7.5%的盐溶液,输注速度应缓慢,因为快速输入会导致溶血,使用时应监测中心静脉压(CVP)。

晶体溶液在血管内半衰期为 20~30 分钟,扩容效果不如胶体溶液。

重要知识点四 胶体溶液

(一)概念

胶体溶液是大分子量物质,产生的渗透压使溶液主要保留在血管内。胶体溶液在血管内半衰期为 3~6 小时。

(二)适应证

(1)患者血管容量严重不足(如失血性休克)的补充治疗。

(2)麻醉期间增加血容量液体治疗。

(3)严重低蛋白血症或大量蛋白丢失,如烧伤补充治疗。

(三)常用胶体有天然胶体和人工合成胶体

(1)天然胶体白蛋白:由单链氨基酸组成的四价类螺旋结构。中心部分由疏水基组成,其外围部分是亲水基,是维持细胞外液胶体渗透压主要物质。白蛋白浓度有5%、20%、25%。

(2)人工合成胶体:

糖苷:糖苷70和糖苷40。糖苷70扩容治疗效果优于糖苷40。糖苷40可以明显降低血液黏稠度,增加毛细血管的血流速度,达到改善微循环的目的。糖苷有抗血小板凝集作用,输入量超过20 ml/kg·d会干扰血型,延长凝血时间。糖苷也是一种抗原,会导致一定程度或严重过敏反应。

明胶:明胶从牛体中提炼。改良明胶具有扩容效能,血浆半衰期2~3小时。目前常用4%明胶。其过敏率比其他胶体溶液高。

羟乙基淀粉:改良后的天然多糖类。羟基化和醚化作用使淀粉稳定,并减慢水解,显著增加分子的亲水性。羟乙基淀粉的主要排泄部位是肾。目前常用6%羟乙基淀粉,取代级为0.5,其过敏率比其他胶体溶液低,在33 ml/kg剂量之内很少影响凝血机能。6%羟乙基淀粉(HES),取代级为0.4。

重要知识点五 围术期体液的改变

麻醉手术期间患者体液的改变:围术期生理需要量;手术出血和血管扩张。

围术期生理需要量:①每日正常基础生理需要量;②麻醉术前禁食后液体缺少量;③麻醉手术前患者存在非正常的体液丢失;④麻醉手术期间体液在体内再分布(第三间隙分布)。

成人每日正常基础生理消耗量,要重视术中的尿量和出汗量,并给予调整。围术期生理需要量,因手术创面的蒸发液以及麻醉方法不同有所增减。麻醉手术期间体内的体液再分布,如部分体液进入第三间隙,血管内部分体液转移,可导致血管内容量明显减少。烧伤、严重创伤患者、手术分离、腹膜炎,常继发性引起大量体液渗出浆膜表面(形成腹水等)或进入肠腔内。这种体液的再分布,强制性迫使体液进入细胞外液非功能性结构内,这些非功能性结构的体液不可以在体内起调节作用。通过液体限制也不能预防这种体液转移再分布。由于缺氧会引起细胞肿胀,导致细胞内液容量增加,同时要了解手术分离操作的程度,广泛分离会引起淋巴液明显丢失。

麻醉手术期间患者体液的改变,重要原因之一是手术出血。监测手术期间出血状况,并估计出血量是麻醉医生最重要的工作任务之一。目前术中出血的测量较难精确估计,可在手术期间多次监测血球压积作为出血量的参考指标,及时观察术中手术操作过程及熟悉手术操作步骤,使麻醉处理更有针对性。不同的手术创伤的体液需求鉴别见表3-9-1。

表3-9-1 不同手术创伤的体液需求鉴别

组织创伤程度	额外体液需要量(ml/kg)
小手术创伤	0~2
中手术创伤(胆囊切除术)	2~4
大手术创伤(肠道切除术)	4~8

重要知识点六 围术期液体治疗

(一)手术失血

手术失血及处理:①红细胞丢失及对症处理;②凝血因子丢失及对症处理;③血容量减少及对症处理。

(二)开始输血时机

Hb 为 60~70 g/L (HCT18%~21%),而心肌缺血、冠状血管疾病等患者应在 Hb 为 100 g/L、HCT 30%以上时开始输血。

(三)影响机体耐受贫血和决定开始输血的情况

(1)需氧量增加,如高温、高代谢、孕妇。

(2)心排血量增加的限制,如冠脉血管疾病、心功能损害、心肌梗死,使用 β 受体阻滞剂。

(3)机体血液再分布能力障碍,体循环阻力显著降低的状况,如感染性休克、体外循环后、脑和冠状动脉的血管阻塞疾病。

(4)氧离曲线左移,如碱中毒、低温。

(5)异常血红蛋白增多,病理性红细胞疾病。

(6)急性贫血。

(7)机体氧合能力损害,如肺部疾病、高原反应。

(四)大量输血(MBT)

(1) 定义:24 小时内输入一倍或以上的全身血容量;3 小时内输入 50%全身血容量和需要输血>15.0 ml/min。

(2)常见疾病:多发性创伤、胃肠大出血、复杂的心血管大手术、急诊产科手术及原位肝移植手术等,常在围术期需要大量输血处理。

(3)大量输血导致凝血功能异常的发生原因:①稀释性凝血异常。②广泛性血管内凝血(DIC)。③低温,当体温<34 ℃将影响血小板功能和延长凝血酶激活。④严重酸中毒,pH<7.10 也明显影响凝血功能。⑤血细胞比容明显下降也是影响凝血功能因素,影响血小板附集和结合作用。

(4)注意事项:对大量输血处理的患者,首先要确保患者的组织器官有正常氧供,维持 Hb 在 80 g/L 以上。其次维持正常血容量,同时也要监测患者凝血机制并补充新鲜冰冻血浆(FFP)、浓缩血小板(PLT)或新鲜全血维持正常的凝血功能。

(五)新鲜冰冻血浆(FFP)其治疗适应证

(1)缺乏凝血因子患者的补充治疗。

(2)华法林抗凝患者逆转的替代治疗。每单位 FFP 使成人增加 2%~3%的凝血因子。患者使用 10~15 ml/kg 的新鲜冰冻血浆,就可以维持 30%的凝血因子,使患者凝血状况维持正常。

(3)FFP 也常用于大量输血的患者及补充血小板后仍然继续出血的病例。

(4)FFP 纤维蛋白原缺乏患者。

(六)血小板(PLT)

输注血小板的适应证是血小板缺少和血小板功能异常。

(七)冷沉淀

冷沉淀主要含有Ⅷ因子、Ⅻ因子、血管性血友病因子(vWF)和纤维蛋白原,贮存在-20 ℃,溶解后应立即使用。一个单位冷沉淀是从一个单位 FFP 分离出来,含较高纤维蛋白原,可增加纤维蛋白原 50~70 mg/L,无须行 ABO 配型。

重要知识点七 血液保护的意义

血液保护就是通过各种方法,保护和保存血液,防止丢失、破坏和传染,并有计划地管理好、利用好这一天然资源。其目的不仅仅是珍惜血液资源,更重要的是保障手术患者的生命安全。

重要知识点八 血液保护的方法

(一)减少术中失血的方法

1.控制性降压

临床实践证明,把控制性降压技术与血液稀释技术结合起来,能最大限度地减少术中出血,是一种理想的血液保护方法。

2.动脉阻断法

彻底有效地阻断供应手术区域的动脉,可有效减少术中出血。常用的动脉阻断方法:止血带法、直视下动脉阻断法和动脉内球囊阻断术。

3.止凝血药物的应用

常用药物:抑肽酶;氨基己酸;去氨加压素;重组活化凝血因子Ⅶ。

(二)自体输血

1.术前自体血储备

(1)方法:手术患者在术前的一段时间内(通常2~4周),分次采集一定量的自体血,然后储存起来,在手术当天再把自体血回输给自己,以满足手术用血的需要。

(2)优点:①安全、节约血源、无传染病等;②最适用于稀有血型和异体蛋白过敏者。

2.血液稀释

血液稀释:分为急性等容量血液稀释和急性高容量血液稀释。

(1)方法:手术前一边为患者采血并暂时把血液储存起来,另一边用晶体液或胶体液不断地给患者补充循环血容量,手术过程利用稀释的血液维持循环功能,最大限度地降低血液浓度而减少血液红细胞的丢失,从而减少术中失血,待手术结束前有计划地将采集的血液回输给患者。血液稀释技术对患者生理功能有较大影响,特别是循环功能和凝血功能,应严格掌握适应证和禁忌证。

(2)血液稀释的适应证:①预计手术出血量>800 ml。②稀有血型者需行重大手术或因宗教信仰而拒绝输异体血者。③红细胞增多症,包括真性红细胞增多症和慢性缺氧造成的红细胞增多症。

(3)血液稀释的禁忌证:①贫血,HCT<30%,低蛋白血症,血浆白蛋白<25 g/L。②凝血功能障碍。③老年人或小儿。④颅内压增高。⑤重要脏器功能不全,如心肌梗死、肺动脉高压、呼吸功能不全、肾功能不全等。

3.血液回收

(1)方法:血液回收是指使用血液回收装置将手术野的血液回收,经处理再回输给患者的方法。

(2)适应证:心血管外科手术、矫形外科手术(脊柱侧弯手术、髋关节手术)、妇科手术(宫外孕破裂)、神经外科手术(脑动脉瘤)。

(3)禁忌证:①血液受胃肠道内容物、消化液或尿液污染者。②血液可能受肿瘤细胞污染者。③有脓毒症或菌血症者。④合并心、肺、肝、肾功能不全或原有贫血者。⑤胸腔和(或)腹腔开放性损伤超过 4 小时以上者。⑥凝血因子缺乏者等。

重要知识点九 成分输血

(一)概念

把全血中的各种有效成分分离出来,分别制成高浓度的血液成分制品和血浆蛋白制品,然后根据不同患者的需要,输给相应的制品,是当今输血技术的趋势,也是输血现代化的重要标志之一。

(二)成分输血的优点

(1)制剂容量小,浓度和纯度高,治疗效果好。
(2)使用安全,不良反应少。
(3)减少输血传播疾病的发生。
(4)便于保存,使用方便。
(5)综合利用,节约血液资源。

(三)成分输血的种类

(1)红细胞制剂:浓缩红细胞、洗涤红细胞、少白红细胞、冰冻红细胞等。浓缩红细胞用于仅需增加红细胞而不需要增加血容量的患者;洗涤红细胞主要用于因输血而发生严重过敏反应的患者;少白红细胞则用于反复发热的非溶血性输血患者;冰冻红细胞适用于保存稀有血型、保存自身血液等特殊情况。

(2)新鲜冰冻血浆:主要用于缺乏凝血因子的患者、华法林抗凝患者逆转的替代治疗、大量输血并伴有出血倾向者和肝功能衰竭伴出血者。

(3)血小板:适用于血小板缺少或血小板功能异常。按每 10 kg 体重输注 1 个单位血小板计算,一个 70 kg 患者输注血小板 7 个单位,相当于输注 3 000 ml 新鲜全血所含的血小板数量,输注1 小时后可使血小板数上升 $50×10^9$/L。

(4)冷沉淀物:主要含有因子Ⅷ、纤维蛋白原、vWF(血管性血友病因子)和纤维连接素,主要用于治疗因子Ⅷ缺乏症或血友病甲和纤维蛋白原缺乏症。

💡 易错警示

【例题】麻醉手术期间及手术后的危重患者应维持患者血红蛋白超过( )。
A.70 g/L
B.80 g/L
C.90 g/L
D.100 g/L
E.110 g/L

麻醉手术期间的重症患者(心肌缺血、肺气肿等 ASA Ⅲ~Ⅳ级),应维持 Hb>100 g/L(100~120 g/L)。当患者的 Hb<70 g/L(或 HCT<0.21)时应及时补充浓缩红细胞。

【答案】D。解析:麻醉手术期间及手术后的危重患者应维持患者血红蛋白超过 100 g/L。

考点十　颈部和胸壁手术的麻醉

重要知识点一　颈部麻醉

(一)颈部麻醉特点

1.保持呼吸道的通畅

(1)颈前部上起下颌骨,下达胸骨柄,正中舌骨下方为喉及气管颈段,两侧为甲状腺及神经、血管。

(2)甲状软骨和环状软骨是颈部明显的外在标志。甲状软骨和环状软骨间的间隙为经环甲膜向气管内穿刺的部位。

(3)成人甲状软骨的下缘在第6至第7颈椎的高度。环状软骨下的气管起始部位最为表浅,是气管造口的合适部位。

(4)喉及气管起始部位约在第2气管软骨环的前面,两侧甲状腺左右覆盖并紧贴于气管,咽下活动时,甲状腺随之上下活动。

(5)甲状腺肿大时,向下伸展到胸骨后方,不但使胸骨上窝消失,还可压迫气管。

2.防治循环、呼吸等功能的紊乱

(1)甲状腺的血液循环非常丰富,有甲状腺左右侧上下动脉和甲状腺上中下静脉,构成丰富的血管网,手术时或术后容易发生甲状腺出血。

(2)颈前部两侧胸锁乳突肌下面有颈总动脉,在甲状软骨上缘平面分为颈内、外动脉,在颈总动脉分支处有颈总动脉窦,是人体维持循环动力平衡的重要压力感受器。

(3)颈总动脉外侧为颈内静脉,其间有迷走神经,被结缔组织包裹,称为颈动脉鞘。在颈动脉鞘后方有3个交感神经节。颈主神经节的分支至面部,心脏血管等处,被颈部肿物压迫时,可产生瞳孔缩小、眼球内陷、同侧面部潮红等症状。颈中、颈下神经节分布在甲状腺上、下动脉周围,颈下神经节常与第1胸交感干神经节融合,构成星状神经节。

> 💡 **易错警示**

【例题】下列不属于颈外动脉直接分支的是(　　)。

A.面动脉　　　　　　　　　　B.脑膜中动脉

C.舌动脉　　　　　　　　　　D.颞浅动脉

E.甲状腺上动脉

颈外动脉自颈总动脉起始后,先在颈内动脉前内侧,再向前弯上行,转向上后,经二腹肌后腹及茎突舌骨肌深面,穿腮腺实质或深面,行至下颌骨髁突颈部内后方,分为上颌动脉与颞前动脉两终支,主要分支有甲状腺上动脉、舌动脉、面动脉(颌外动脉)、上颌动脉(颌内动脉)、颞浅动脉。

【答案】B。**解析:**脑膜中动脉不属于颈外动脉的直接分支。

(二)颈部手术的麻醉前准备

麻醉前充分了解疾病的性质、部位、手术的范围,病变有无对附近器官的侵害(如压迫呼吸道),有无全身情况的变化等。根据所了解的情况,做好麻醉前准备工作,如药物治疗、加强营养、维持正常的循环、呼吸功能,纠正水电解质平衡失调。在此基础上考虑麻醉方法和药物的选择。对于病情严重者应准备好复苏急救的措施。

(三)颈部手术的麻醉选择

(1)病变局限、性质良性、手术小、时间短,患者全身情况良好,主要脏器功能均正常,可以选用局麻或神经阻滞麻醉。

(2)某些疾病性质未定,需要进行局部切除病理检查,然后再确定手术方式,如颈部淋巴结或甲状腺肿块冰冻活检,如为恶性或肿瘤转移,则需行根治性手术,手术范围扩大,在麻醉前应有思想准备。可以先在局麻下施行手术,如需扩大手术范围则再改用全麻。也可以在全部手术过程中使用颈丛阻滞。在具有一定操作经验和采取安全措施条件下,也可以应用连续硬膜外阻滞。

(3)手术较大、范围较广、有呼吸道压迫症状、小儿或精神紧张不合作患者等,则需要在全身麻醉下完成手术,甚至于需要施行复杂的复合全麻、全身降温。

(4)麻醉方法和药物的选择一定要全面考虑,权衡利弊。对于可能发生的问题,特别是严重的并发症,应事先有所准备,采取有效措施,使患者顺利度过手术。

(四)颈部手术的麻醉管理

(1)严密的监测:连续的心电监测,指脉氧监测,体温、血压、呼吸的监测。

(2)细致的观察:观察面色有无潮红、发绀,清醒的患者有无精神和情绪的变化,有无声音嘶哑、屏气或呼吸困难的体征,出血量多少,有无休克体征等。

(3)麻醉后亦不应放松警惕,颈部手术后可由于创口出血、呼吸道损伤、呕吐误吸等发生呼吸道梗阻;由于甲亢未控制而发生危象。某些手术需要结扎颈动脉,由于影响脑内供血,发生缺氧,使颅内压增高,出现中枢神经症状。因此,术后应严密地观察患者的变化,一切抢救复苏的器械和药品等准备在旁,一旦发生,即可进行处理。

重要知识点二　甲状腺手术的麻醉

(一)甲状腺的解剖特点

(1)甲状腺血液供应来自颈外动脉的左、右甲状腺上动脉和自锁骨下动脉来的左、右甲状腺下动脉,然后经颈内静脉返回心脏。

(2)甲状腺的血液供应非常丰富,当甲状腺功能亢进时,血液较正常时增加数倍。腺泡上皮直接与丰富的毛细血管和淋巴管相接,使激素可以直接进入血液或淋巴液中。

(3)甲状腺接受从颈交感神经节和星状神经节来的交感神经和副交感神经纤维,经喉返神经及喉上神经进入腺体。喉返神经支配声带运动,喉上神经使声带紧张。

(二)甲状腺的主要生理功能

(1)通过甲状腺激素促进新陈代谢,加速各种物质的氧化过程,增加产热量和氧耗量。甲状腺激素能促进肝糖原的分解和组织对糖的利用,促使蛋白质分解,致使身体消瘦,肌肉萎缩;促进脂肪的分解氧化和胆固醇的转化和排泄。正常人的基础代谢率在±10%,甲状腺功能减退时可降低到-20%~-40%。甲亢时基础代谢率可高达80%~100%。

(2)甲状腺有维持正常生长发育的作用,功能不足时发生呆小病、黏液水肿等甲状腺功能减退症。

(3)甲状腺激素能提高机体对儿茶酚胺的感受性,甲亢时出现精神症状、心血管方面的症状。

(三)甲状腺手术麻醉的特点

(1)巨大甲状腺肿物易压迫周围邻近器官(气管、食管)、血管、神经。

(2)常合并有甲状腺功能紊乱及其他全身并发症。

(四)一般甲状腺肿瘤切除的麻醉

(1)甲状腺肿瘤包括甲状腺腺瘤、囊肿、腺癌等。这类患者一般均先施行局部腺瘤、囊肿、结节切除,手术较小,麻醉方法可采用局麻、针麻或神经阻滞。患者保持清醒状态可以随时检查声带或发声,避免喉返神经损伤,必要时辅助应用一些安定镇痛药物,即可满意地完成手术。对于较大的甲状腺瘤,某些甲状腺肿行甲状腺大部切除术的患者,除采用上述麻醉方法外,在具有一定经验的条件下也可施行颈部硬膜外阻滞。

(2)甲状腺癌:①乳头状癌(约占35%);②滤泡状腺癌(约占40%);③未分化癌(约25%)。此类患者需行原发癌切除和颈部淋巴结彻底清除根治术。由于手术大、范围广、时间长,麻醉方法可以采用气管内插管吸入或静脉全麻。有些晚期腺癌患者,由于肿瘤压迫发生严重的呼吸困难,患者甚至不能平卧,需要切除压迫气管的癌瘤,以减轻患者的痛苦。对有发生窒息威胁的患者,需行紧急气管切开,这些手术都应在局麻下完成,或在清醒表面麻醉下气管内插管,保证呼吸道通畅后再施行麻醉和手术。

(五)巨大肿瘤或腺肿切除手术的麻醉

1.特点

(1)巨大的甲状腺肿瘤或甲状腺肿呈弥漫性肿大,或囊肿破裂、甲状腺急性出血等,常压迫周围邻近的器官,其中以压迫气管较常见。如来自一侧压迫,则使气管向他侧移位或扭曲,如从两侧压迫,则使气管前后径狭窄,管腔呈扁平状。气管受压移位的程度与肿瘤的大小有关,肿瘤越大,压迫越重。

(2)由于气管内腔变狭窄可发生呼吸困难,患者静卧时即出现喘鸣,严重者不能仰卧。气管壁由于长期被压迫而软化,特别是在全麻诱导或术后因气管塌陷很容易发生窒息。

(3)食管受压较少见,一般仅引起咽下不适,但不会发生梗阻。

(4)颈深部大静脉受压,可以引起头颈部的静脉回流受阻,患者颜面青紫、浮肿,颈部胸前浅表静脉扩张。

(5)喉返神经受压,可引起声带麻痹(多为一侧),患者声音嘶哑。

2.麻醉前准备

麻醉前应进行详细检查,了解邻近器官受压的情况。可以通过视诊、触诊,间接喉镜检查,颈胸部X线片(前后及侧位),患者置甲状腺手术位(颈部垫高、头过度后仰平卧位)时观察有无呼吸困难及憋气,呼吸音有无喉鸣,饮水有无呛咳等,主要了解气管有无受压以及气管狭窄程度。正常成人气管直径约15 mm,直径<8 mm可发生轻度呼吸困难。此外,应了解有无声带麻痹,如有应分清是一侧或双侧。

3.麻醉方法的选择

(1)肿瘤较小或地方性甲状腺肿,患者虽有呼吸不畅的感觉,但气管尚无压迫、管腔变窄的变化,可以在保持患者清醒状态下采用局麻、针麻或颈丛神经阻滞,但麻醉过程中一定要保持呼吸道通畅。

(2)下列情况应选用气管内插管:①肿瘤巨大,病程较长,有气管受压、移位症状,患者呼吸困难者。②病期较长,巨大的弥漫性或结节性甲状腺肿,有气管压迫症状者。③小儿甲状腺肿或伴有甲状腺功能低下者。④肿瘤已侵及气管壁周围,气管受挤压呈环形狭窄者。⑤胸骨后甲状腺肿。⑥疑有气管软化者。⑦由于肿瘤巨大不可能施行气管切开者。

4.气管插管技术操作

(1)导管的选择:根据 X 线上所显示的气管受压的位置、管腔狭窄的程度、扭曲情况等,选择口径合适和质地富有弹性的导管。插管深度要超过气管狭窄部位。

(2)严重呼吸困难、不能平卧,头亦不能过度后仰的患者,可取头高位,甚至于半坐位进行表面麻醉下清醒插管,麻醉前做好解释工作,取得患者配合,口腔或鼻腔、咽喉部做好充分的表面麻醉,应用喉镜显露声门后气管内插管。如声门显露不好,则请助手根据肿瘤压迫气管情况协助操作。如为一侧压迫移位,则将肿瘤向患侧移位,如为两侧压迫,则将肿瘤向前提起。

(3)巨大肿瘤或弥漫性甲状腺肿压迫气管无法移动甲状腺者,声门显露困难,则可借助纤维光导支气管镜做引导,经鼻腔或口腔插管。

(4)对于不合作的患者或小儿,如估计声门可以显露,亦可采用基础麻醉(小儿)或全身麻醉诱导下插管。诱导过程中由于使用肌松药,甲状腺可进一步压迫气管,因气管软化、喉痉挛等会发生呼吸道梗阻或窒息,因声带麻痹会发生误吸。

(5)麻醉拔管后主要防止由于气管软化发生气管塌陷窒息。除应掌握一般气管拔管指征外,对怀疑有气管软化者,可以较长时间地保留气管导管或做预防性气管造口。如在拔管过程中发生气管塌陷,可将退至声门的导管重新插入气管内保留或做气管造口术。

(六)甲状腺功能亢进症手术的麻醉

1.临床表现

(1)女性较男性多,各种年龄都可以患病,但以 20~40 岁者多见。继发性甲亢症患者年龄较高,一般在 40 岁以上。

(2)神经系统症状:易激动,情绪易波动,多言多虑,常失眠,两手平行伸出常出现震颤。

(3)循环系统症状:心率增快,可达 100 次/分以上,患者诉心悸。病期长者出现甲亢性心脏病,左心肥大,有收缩期杂音,病情严重者出现心律失常,以心房颤动多见,最后发生心力衰竭。心排血量增多,则周围血管扩张,收缩压增高,舒张压降低,脉压增高。

(4)患者食欲良好,食量增加但体重减轻,消瘦无力,还可以出现大便次数增多、腹泻,畏热,多汗,尤以手足明显。女性月经不规则或闭经,男性有阳痿、脱发等症状。

(5)突眼征,典型的是双侧眼球突出,眼裂开大,严重的突眼,眼睑肥大,不能完全闭合,以致角膜干燥受损,发生溃疡,导致失明。

(6)甲状腺呈对称性弥漫性肿大,质柔软,随吞咽上下移动,甲状腺体积增大不多,一般不压迫邻近的气管、血管或神经,由于血管扩张和血流加速,触之有震颤,听诊有杂音。

2.实验室检查

(1)基础代谢率:甲亢时基础代谢率在 15%~100% 之间,临床上 15%~30% 为轻度,30%~60% 为中度,60% 以上为重度;也有个别病例有甲亢而基础代谢率不高。

(2)血 T_3、T_4 测定:T_3 测定值 3~20 岁者> 4.15 mmol/L(270 ng/dl),21~75 岁者>3.53 mmol/L(230 ng/dl)为甲亢;T_4>142 mmol/L(11.0 ng/dl)为甲亢。

(3)甲状腺摄 ^{131}I 功能试验:甲亢时甲状腺 ^{131}I 曲线高峰前移,上升快,2 小时吸收率超过 24 小时的 80% 或 4 小时超过 24 小时的 85%,最高吸 ^{131}I 率高于正常。

(4)其他试验:用以上三种方法仍未能确诊者,可做甲状腺片抑制试验、甲状腺扫描等检查。

3.病情估计

甲亢进行手术治疗的最大危险是发生甲亢危象。功能亢进越严重,发生的危险性越大。一般应经过抗甲亢药物治疗,病情基本稳定后再考虑手术。

手术的时机:①基础代谢率下降,并稳定在±20%范围内;②体重增加,基本稳定不减轻;③心率减慢在 80 次/分左右,脉压减小,心脏收缩期杂音消失或减轻;④全身症状改善,情绪稳定,手指震颤、失眠、腹泻等症状改善或消失。

4.术前准备

(1)术前抗甲亢药物的治疗:抗甲状腺药物及碘剂治疗。抗甲状腺药物能引起甲状腺肿大、充血,增加手术操作时的困难。一般术前 2 周改服碘剂,复方碘溶液即卢戈氏,含 5%碘化钾,每次 10~15 滴,一日 3 次。抑制垂体前叶促甲状腺激素的分泌和甲状腺素的释放,减少进入血中的激素量,使甲状腺组织退化,血管减少,腺体缩小变硬,有利于手术操作。

(2)麻醉前配合抗甲状腺药物治疗:①由于甲亢常有心动过速、心房颤动等变化,病期长者可出现心脏器质性改变,严重者出现程度不同的心力衰竭,尤以老年人较多见。对于心房颤动的心率超过 100 次/分的患者及心力衰竭的患者,应经过治疗,待心脏情况好转后再行手术。②应注意肝功能有无障碍,应增加肝糖原的贮存,除改善饮食外,可给予维生素 B 和维生素 C。③甲亢患者有相对的肾上腺皮质功能不足,术前应适当应用肾上腺皮质激素做准备。④如有呼吸道感染,应在控制感染后再行手术。

(3)麻醉前用药:①于手术前晚给予安眠药,以保证患者有良好的睡眠。②病情稳定可用局麻、针麻或神经阻滞,则可以选用巴比妥类或安定类和镇痛药。③选用静脉复合麻醉,麻醉前可给予吩噻嗪类药,如氯丙嗪、乙酰丙嗪或异丙嗪,配合用镇痛药哌替啶等,具有镇静、降低代谢、止吐镇咳、交感神经阻滞等作用。氟哌利多单独应用,也可与芬太尼或哌替啶配合做肌肉注射,可以镇静镇痛,降低代谢,抗吐,预防心律失常作用,减少对循环和肝、肾功能影响。为了减少呼吸道分泌物,可以合并应用颠茄类药,其中阿托品可以使心率加快,一般多采用东莨菪碱。对于有呼吸道梗阻症状者,则麻醉前镇静和镇痛药宜酌情减少用量,以免抑制呼吸,加重梗阻而引起窒息;梗阻严重者则应完全免用。

5.麻醉方法的选择

(1)局麻或针麻:对于轻症甲亢患者,症状轻、病程短,经过抗甲状腺药物治疗后,症状消失持续稳定,甲状腺不太大,无压迫气管症状,患者精神安定合作者,可以在局麻或针麻下施行手术。

(2)颈丛或连续硬膜外阻滞:

颈丛神经阻滞:如阻滞完全,可以取得较好效果,但对于手术中牵扯甲状腺仍可引起不适,而且麻醉作用时间有限,对较长时间的手术不宜。

连续硬膜外阻滞:应用 1%~1.5%利多卡因或 0.25%~0.3%丁卡因等给予适当剂量,可以获得分段阻滞的麻醉效果。由于心脏交感神经被阻滞,硬膜外麻醉下患者心率保持平稳。对于麻醉前准备不够充分的患者,硬膜外阻滞有其明显优点,但甲状腺手术时的牵引痛不能完全消除,术中亦需要加用适量的哌替啶、吩噻嗪类或丁酰苯类辅助药以辅助麻醉。麻醉中可能出现呼吸抑制,可因局麻药中毒、麻醉平面过广、辅助药(哌替啶)等引起,麻醉期间应严密观察呼吸的变化。

(3)全身麻醉:对于精神紧张、情绪不稳定的患者,甲亢尚未完全满意控制及甲状腺较大或胸骨后甲状腺有气管压迫症状的患者,宜选用全身麻醉。

全身麻醉的优点:可以消除患者手术时的牵扯不适感,气管内插管可以维持患者呼吸道通畅,增加手术麻醉的安全性。

全身麻醉的诱导及气管内插管:对于有呼吸道压迫者,可选用表面麻醉下清醒气管内插管。无明显呼吸道压迫症状,可以采用硫喷妥钠和琥珀胆碱快速诱导插管。麻醉诱导务必平稳,避免过度的兴奋和屏气,诱导过程应充分给氧吸入。对于某些麻醉前无明显气管压迫的患者,由于弥漫性肿大经过药物治疗而变硬的甲状腺,尽管在插管时颈部可以后仰,但用喉镜显露喉头声门仍会发生困难,麻醉前应有所准备。

全身麻醉的缺点:无法了解有无喉返神经损伤,如有可疑,拔管后宜用喉镜观察声带活动情况,一旦发现两侧声带麻痹,应做气管造口,防止发生误吸和窒息。气管内麻醉时由于手术牵动,气管和声带与导管管壁摩擦,麻醉后可以引起声门喉头气管损伤性炎症、声音嘶哑、喉痛、咳嗽、气管炎等并发症,严重者可以发生喉痉挛、喉水肿而窒息。

全身麻醉的维持:吸入麻醉药安氟醚、异氟醚对甲状腺素无影响,可考虑使用。静脉麻醉是目前临床使用较多的方法。静脉麻醉药丙泊酚、瑞芬太尼行复合麻醉,具有诱导平稳、恢复迅速的优点,可以获得较好的麻醉效果。

(七)甲状腺手术后的并发症及其防治

1.呼吸道梗阻

气管软化塌陷、喉头水肿、气管炎、呼吸道分泌物、喉痉挛等原因可导致拔管时的呼吸道梗阻。拔管时应注意有无气管塌陷可能,如发现患者呼吸道梗阻或不通畅可再将导管插入,必要时应做气管造口,避免发生窒息。手术切口出血、水肿、敷料包扎过紧,可以在麻醉后或返回病室麻醉恢复过程中发生突然的急性呼吸道梗阻,应引起高度重视,在手术间、麻醉恢复室或病室,应备有紧急气管插管或切开的急救器械,一旦发现问题,可以迅速采取措施以保证呼吸道通畅。

2.喉返神经损伤声带麻痹

单侧喉返神经损伤,对呼吸或发声尚无明显的影响。两侧喉返神经损伤则可发生严重呼吸困难或失声,甚至窒息,需行气管切开。因此对于手术麻醉后患者发生呼吸道梗阻而怀疑声带麻痹时,应做喉镜检查声带活动情况,以除外喉返神经损伤所致的声带麻痹。

3.颈动脉窦反射

颈动脉窦血管壁有丰富的感觉神经末梢,称为颈动脉窦压力感受器,具有维持人体循环动力学平衡的作用,通过血管内压力的变化,兴奋压力感受器发出传入冲动进入脑干心血管中枢,刺激迷走神经同时抑制交感神经活动。在颈动脉窦附近手术操作时可导致低血压、心率减慢;严重者心搏停止。甲状腺手术时应避免这种反射所发生的血流动力学急骤变化,可用局麻药局部浸润阻滞,必要时暂停手术,应用阿托品静脉注射,以及心肺复苏措施。

4.甲亢危象

(1)概述:多发生于其甲状腺手术后12~36小时。由于甲状腺功能亢进引起基础代谢率明显升高,出现心血管、神经、消化等系统功能变化,可危及患者生命,死亡率很高,占甲亢患者数的1%~2%,是甲亢手术后的严重并发症。

(2)发病因素:①甲亢患者合并感染、糖尿病、酸中毒、心力衰竭、精神紧张、药物反应如洋地黄中毒、胰岛素性低血糖、妊娠分娩等。②不适当停用抗甲状腺素药,特别是碘剂等。③未经充分准备而行甲状腺手术麻醉。④手术中反复挤压甲状腺或手术麻醉刺激甲状腺素释放。⑤近年来认为甲状腺危象是由于肾上腺皮质激素分泌不足所致。甲亢时肾上腺皮质激素的合成、分泌和分解代谢加速,久之肾上腺皮质功能减退,而手术创伤的应激诱发危象。

(3)症状与诊断:①有甲亢病史,出现高热、心动过速,可伴有其他心律失常、充血性心力衰竭、休克、呕吐腹泻、烦躁不安、昏迷等。②危象前期体温在39 ℃以下,脉率120~140 次/分,恶心、腹泻、多汗、烦躁或嗜睡。③危象时高热,体温≥40 ℃,脉率140~160 次/分,出现各种心律失常及心力衰竭、严重呕吐、腹泻、黄疸、大汗淋漓、极度烦躁、谵妄、昏迷、虚脱,最后死于心力衰竭、肺水肿和水电解质紊乱。

(4)预防与处理:①防治的关键在于术前做好充分准备,应用抗甲状腺药物进行对症治疗和全身支持疗法。②麻醉前用药宜选用神经安定镇痛药物或冬眠合剂,剂量宜大;不宜使用可致心率增快的药物,如阿托品等。③麻醉方法可选用针麻、颈神经阻滞、硬膜外阻滞可阻滞心脏交感神经。④全身麻醉宜选用对甲亢影响小的药物,如氧化亚氮、安氟醚、异氟醚等,宜行气管内插管,静脉或静脉复合麻醉。⑤有危象预兆或危象者可给予抗甲状腺药,抑制甲状腺激素的合成及分泌,明确诊断后即给口服复方碘溶液 30 滴或静脉注射复方碘溶液 3~4 ml/d(用 5% 葡萄糖 1 000 ml 加复方碘溶液 2~4 ml),同时口服甲巯咪唑 60~100 mg/d。⑥应用抗肾上腺能药,改善高动力循环、高代谢状态及震颤等,可给利血平 1~3 mg 肌肉注射,每 4~8 小时 1 次,心动过速者口服普萘洛尔 20~40 mg,1 次/4 h。⑦其他对症处理,如吸氧、降温、纠正水电解质失衡,补充葡萄糖、维生素。如疑有肾上腺皮质功能减退时,可给予肾上腺皮质激素。

若应用上述治疗措施,经 24~48 小时仍不见效或病情恶化时,可考虑施行换血疗法或腹膜透析。

重点知识点三 乳房手术的麻醉

(一)局部麻醉

(1)本法适用于手术小、时间短、全身情况良好且合作的患者,如乳房良性肿瘤切除。

(2)疑有癌变的乳腺增生或肿瘤,可在局麻下做活组织快速病检。

(3)晚期乳腺癌患者如全身情况欠佳,仅行乳房单纯切除者,也可在局部浸润麻醉或区域阻滞麻醉下施术。

(二)硬膜外阻滞麻醉

本法适用于手术范围较大,全身情况较好或不适宜施行全身麻醉的乳癌根治手术。一般选择胸 2~3 或胸 3~4 椎间隙穿刺,导管向头侧置入 3~4 cm。颈胸部高位硬膜外阻滞时,应采用较低浓度的局麻药液,以减轻呼吸循环抑制,如 1%~1.5% 利多卡因或 0.25%~0.5% 丁哌卡因,并适当控制用量。如患者情况欠佳,而麻醉平面又嫌不足时或需股部取皮行植皮术者,可辅用局麻完成手术。

(三)全身麻醉

(1)产后哺乳感染引起急性乳房脓肿,可位于乳房浅表或深处,常伴剧烈疼痛,需行切开引流手术,可应用单次静脉全身麻醉,如氯胺酮 2 mg/kg,静脉缓慢注射,注意氯胺酮麻醉后的精神症状。

(2)乳癌根治术也可用全身麻醉,先静脉快速诱导气管内插管,再用静脉丙泊酚复合麻醉或吸入复合麻醉维持。如果施行扩大乳癌根治术,需按照胸内手术麻醉的要求辅用肌松药施行呼吸管理。

(3)简化乳癌根治术,保留了胸大肌或/和胸小肌,这样也可以不施行气管内插管,在静脉或吸入复合全麻下手术,密切观察呼吸变化,保证呼吸道通畅,并供氧吸入。

(4)因乳癌根治术创面大,渗血多,麻醉过程中必须严密监测血压变化,及时输血输液。

考点十一 胸内手术的麻醉

重要知识点一 开胸对机体生理病理的影响

(一)开胸后呼吸生理改变

1.开胸侧肺萎陷

因为开胸侧大气进入,使原来处于负压的胸腔为正压,肺泡萎陷,肺泡通气面积锐减(甚至减少50%左右),同时肺循环阻力增加。如无气管内插管及人工呼吸(IPPV)可发生呼吸困难,低氧血症,必将影响循环功能。

2.纵隔移位及摆动

正常状态,胸腔内压两侧相等,纵隔处于中间位置,当一侧气胸变为正压,另一侧(健侧)胸腔仍为负压,结果纵隔向健侧移位。于吸气期,健侧负压更增加,纵隔移位更明显。呼气期,健侧内压增加超过开胸侧,结果纵隔向开胸侧移位。随呼、吸而移位的纵隔形成纵隔摆动造成呼吸困难与低氧,加上心腔大血管的扭曲,静脉血回流受阻,回心血量减少,心排血量亦降低。强烈的"纵隔摆动"对纵隔神经(交感神经与副交感神经)的刺激可引起休克。在气管内插管及人工呼吸控制下才能消除此不良影响。

3.反常呼吸与摆动气

开胸引起纵隔摆动,亦产生肺内气流的摆动。当吸气时,健侧肺负压增加,导致开胸侧肺的部分气体进入健侧肺内;而呼气期,健侧肺内压增加超过开胸侧,部分肺气流进入开胸侧肺内,这些反常性气流来回于两侧肺之间,称为摆动气。不能参加交换,气流量的多少取决于呼吸道内阻力及自主呼吸强度。气体量增加时可导致低氧与二氧化碳积蓄。

4.肺泡通气与血流灌注(V/Q)比率异常

开胸侧肺泡萎陷,容量减少,形成肺泡通气不足,而肺血流因麻醉状态下低氧性肺血管(HPV)收缩机制减弱或受抑制而未能相应地减少。结果通气少、血流多,通气/血流比率小于0.8,使静脉血掺杂增多。血氧饱和度下降及二氧化碳积蓄,其严重程度取决于健侧肺功能状态及麻醉期恰当的处理。

(二)开胸后对循环影响

1.静脉回心血量减少

开胸侧负压消失,负压增加回心血量的作用减少。若出现纵隔摆动或移位,可使腔静脉入口处发生扭曲,使回心血量减少,心排血量减低,引起血压下降,加上胸腔手术期手术操作或压迫心脏,影响回心血量与心排血量,低血压更易出现。

2.心功能与心律失常

因心排血量减少,血压下降影响心肌血供,呼吸紊乱或低氧和二氧化碳积蓄,手术(接近心脏或大血管)的操作刺激,压迫、牵拉等因素皆可导致心功能影响及心律失常。室上性心动过速甚为常见,严重者可有室性心律失常,甚至心搏骤停。

(三)体位对呼吸的影响

胸腔内手术患者多被置于侧卧位,腹内脏器将膈肌推向胸内,使之上升约4 cm,肺功能余气量(FRC)减少约0.8 L。全身麻醉使侧卧位患者FRC进一步减少0.4 L,但两侧肺的通气(及灌注)不变。

全麻后侧卧位时,由于神经肌肉松弛药的应用,胸肌麻痹,控制呼吸,上侧肺通气理论上比下侧肺好,而肺血流相对减少,形成通气好,血流不足,下侧肺因体位、纵隔下移、重量的压迫、腹内压的增加,肺FRC进一步减少,通气亦减少,而血流在下侧肺较多,形成通气不足,血流过多。然而胸腔手术,上侧开胸与大气相通为正压,手术操作、压迫等常使上侧肺膨胀不全,通气不足。因此呼吸功能主要依赖于下侧肺及恰当的通气方法,才能免除低氧与二氧化碳蓄积。

重要知识点二 术前估计与准备

(一)胸腔患者的临床评估

1.临床症状

(1)呼吸困难程度:平地步行、爬楼梯后呼吸困难或伴有气喘都反映呼吸功能状态及病变程度。呼吸道的病变的存在,如炎症渗出、水肿或肺纤维性变或支气管痉挛等。

(2)咳嗽:干性咳嗽表示气管受刺激或压迫。带痰性咳嗽表示气管内有异物或肿物。痰量判断对气管插管的选择有意义。痰量每天超过50 ml以上必须选用双腔导管,以免术中患侧肺痰液流入及污染健侧肺。

(3)咯血:大咯血不常见。一旦发生可弥漫性堵塞支气管,导致呼吸困难,低氧及窒息。气管内插管应选用双腔导管肺隔离防止出血进入健侧肺影响呼吸。

(4)吞咽困难:食道病变特征。病变部位狭窄与阻塞常引起呕吐,甚至误吸或引起肺部慢性炎症。术前应控制炎症,麻醉诱导期注意发生呕吐与误吸。

(5)感染:呼吸系统急性感染是择期手术的禁忌证。术前需控制感染,以免术后肺部感染加重。有研究表明慢性呼吸道炎症者,尤其有慢性肺阻塞性疾病胸部术后发生呼吸道并发症可高达80%。

2.体检

体检中应注意与麻醉有关的体征,包括年龄、体重(过度肥胖),老年与衰弱,营养不良等,气管偏移或压迫,心肌缺血与心脏扩大等体征,这些特征对麻醉药物选择及术中处理有重要意义。

影像学检查:胸部X线检查、支气管造影术、胸腔CT、磁共振等,能有效地提高诊断率及对病变认识水平。

3.肺功能检查(PFTs)

PFTs有助于诊断肺病变类型:慢性限制性肺疾病(CRD),如肺间质性、纤维性病变或过度肥胖;慢性阻塞性疾病,如哮喘、慢性支气管炎、肺气肿等。PFTs亦有助于了解患者是否能耐受开胸或全肺切除术。

肺功能检查指标主要是肺容量(肺总容量的分量),包括四个分量:潮气量(VT)、功能残气量(FRC)、残气量(RV)和肺活量(VC)。

4.肺血管与右心室功能

慢性肺疾病者,尤其是COPD患者,除肺实质病,肺血管也发生病变,表现为肺血管阻力(PVR)增高,右心室肥大与扩张。COPD引起肺血管阻力增高与肺间质破坏和纤维增生,使肺泡表面血管的总面积减少,肺动脉血栓形成,肺血管腔缩小,肺实质弹性回缩丧失,形成间质性肺水肿,伴静水压增加,内皮细胞水肿与低氧,导致低氧性肺血管收缩(HPV),肺血管阻力进一步升高,这类患者麻醉期及术后低氧血症或呼吸衰竭发生率增高。

(二)简易肺功能测定

1.体力活动负荷试验

除用于心脏功能测定外,一定程度上可反映肺功能。3 mph(3 miles per hour)转动踏板(倾斜 10°)2 分钟能否走完;不能走完,全肺切除危险性很大。

2.时间肺活量

深吸气后最大呼气,正常 3 秒,>5 秒有气道阻塞性肺疾患。

3.屏气试验

屏气试验可提示心肺功能储备情况,平和呼吸(15~20 秒)、深呼吸(30 秒)以上为正常。屏气时间短于 20 秒,可认为肺功能显著不全。

4.登楼试验

患者缓步登上四楼,10 分钟心率、呼吸频率恢复到登楼前水平,且无心律失常,则可较好地耐受心肺手术。

5.吹火柴试验

用点燃的火柴置于距患者口部 15 cm 处,让患者吹灭之,如不能吹灭,可以估计 FEV1.0/FVC>60%,术后有发生呼吸功能不全的可能。

(三)胸腔手术患者的术前准备

1.终止吸烟

长期吸烟者部分血红蛋白变成酸性血红蛋白,运氧能力降低,氧离解曲线右移,术后排痰能力减低。据统计,术前 8 周内停吸烟者,术后肺部并发症仍可高达 57%,停吸烟 8 周以上者发生率为 15%。因此术前停吸烟 8 周以上才有意义。

2.治疗肺部感染

术前积极治疗肺部感染是消除术后肺部并发症的重要措施。支气管哮喘者,不仅仅是气管平滑肌的痉挛,气管内存在的炎症可使支气管敏感性增加。抗生素使用宜选用广谱抗生素,如氨基苄青霉素、头孢菌素等或根据痰细菌培养及药敏试验选用适当的抗生素。

3.控制气管与支气管痉挛

沙丁胺醇、特布他林和间羟异丙肾上腺素是有效的支气管解痉药。拟交感药增强细胞内腺苷酸环化酶的活性,使 ATP 转化为 cAMP,使呼吸道平滑肌松弛。但 cAMP 能被胞浆中胞浆酶和磷酸二酯酶破坏,而这过程能被甲基黄嘌呤抑制,茶碱与 β_2 拟交感药能使细胞内 cAMP 浓度升高,产生平滑肌松弛作用,但拟交感药与甲基黄嘌呤合用时可出现的副作用,如心肌缺血及激发室性心律失常近来受到重视。应用中保证疗效的同时宜注意药物用量,减少药物副作用。

色甘酸钠是拮抗支气管收缩的新药,对慢性哮喘有显著效果。肾上腺皮质激素无显著改善慢支作用,但可减轻支气管黏膜水肿,与上述药合用,可以更好地扩张支气管,减低支气管黏膜的敏感性。

4.胸部物理治疗与体位引流

促进排痰,对痰较多者十分重要。

5.呼吸训练

深呼吸与咳嗽锻炼,每天 3 次,每次 10~15 分钟,有助于增加肺活量,减少术后肺部并发症。

6.其他

纠正营养不良及电解质失衡,提高机体免疫力及减少术后并发症。

【例题】对胸科手术的患者,术前至少应停止吸烟多长时间?( )

A.12 小时   B.24~48 小时

C.36 小时   D.50 小时

E.60 小时

停止吸烟 4 周以上一般可获得较好的效果。气道分泌物减少,激惹性降低,支气管上皮纤毛运动改善。术前停止吸烟 24~48 小时达不到上述目的,但可降低血中碳氧血红蛋白含量,通过血红蛋白氧离解曲线右移而有利于组织对氧的利用。

【答案】B。解析:术前至少应停止吸烟 24~48 小时。

重要知识点三 胸腔手术的麻醉

(一)胸腔手术的麻醉选择

胸腔手术麻醉主要是采用气管内插管的全身麻醉方法,现在越来越多的人应用下胸段硬膜外腔阻滞复合全身麻醉方法,即术中减少全麻药用量,术后还可保留硬外导管做镇痛治疗,有效地减少术后肺部并发症的发生率。

麻醉诱导根据患者情况,选用安定、咪达唑仑、丙泊酚、依托咪酯、复合芬太尼加足够肌松药,行快诱导气管插管。

麻醉维持采用下列几种方式。

(1)单纯吸入性麻醉药,如氧化亚氮、安氟醚、异氟醚、七氟醚,或地氟醚复合非去极化肌松药,能达到满意的麻醉效果,术毕迅速苏醒。

(2)静脉、吸入复合麻醉:静滴异丙酚辅助吸入低浓度安氟醚或异氟醚等效果亦满意。

(3)全凭静脉麻醉(用微泵控制输入速度):麻醉效果满意、麻醉过程平稳、术毕迅速苏醒。对有气胸或湿肺需要反复吸引气管内分泌物情况,可采用全凭静脉麻醉。

(二)麻醉期呼吸、循环的管理

(1)确保气道畅通,避免麻醉期低氧或高二氧化碳血症:开胸手术侧卧位,气管导管位置易移位,病侧肺、支气管内痰液、分泌物、血液倒流等,均可造成阻塞支气管及肺不张,引起气道不畅。因此术中应密切注意呼吸机的动作,气道压力的增高,及时肺部听诊发现肺内痰鸣音,及时消除,确保气道畅通。术中连续监测脉搏血氧饱和度(SpO_2)及呼气末 CO_2 能及时发现低 O_2 和 CO_2 增高。

(2)避免麻醉期支气管痉挛及气道阻力增加:麻醉期支气管痉挛是引起胸膜腔内压增加的重要因素。若麻醉期因麻醉过浅诱发支气管痉挛,肌松不足诱发呼吸机不同步产生的呼气不足、气道内压增加,可影响肺通气与回心血量,发生低血压,因此麻醉中发现支气管痉挛伴低血压时,加深麻醉常可收到良好的效果。若支气管痉挛由于慢性炎症或过敏性因素引起,则应及时应用解除支气管痉挛药物,必要时应用激素地塞米松等。

(3)维持适当的麻醉深度与足够的肌肉松弛:预防术中麻醉转浅,患者突然苏醒或产生躁动,循环剧烈波动或咳嗽等,而影响手术操作。

(4)维持良好的通气状况:行机械呼吸时预先设置好呼吸参数。潮气量(TV)8~10 ml/kg,频率 12~14 次/分,吸:呼比率 1:1.5~2.0,合适的通气压力 1~1.5 kPa(10~15 cmH_2O)可以保持下侧肺充分的膨胀。开胸后为避免上侧肺通气不足与血流比例异常及低氧性肺血管收缩受抑制,应嘱术者尽量将肺压缩,以减少 V/Q 不均造成静脉血掺杂增加。为避免长时间肺压缩导致术后肺不张,在不影响手术操作情况下每 30 分钟膨肺一次。关胸前亦应证实萎陷的肺泡充分膨胀。

(5)严密的监测:手术操作刺激或探查纵隔、肺门时,常发生反射性心律失常,心动过速甚至室性心律失常,血压下降等严重情况。因此,麻醉中应行心电监测。危重或复杂手术,估计术中、术后循环波动剧烈者,应行中心静脉穿刺插管监测 CVP,直接动脉压监测。发生心律失常或低血压应及时找寻原因,尽快纠正异常。

重要知识点四　单侧肺通气

(一)单侧肺通气对肺通气和血流灌注的影响

胸部手术开胸侧肺的萎陷或经单侧支气管插管进行肺通气,称为单侧肺通气或单侧肺麻醉。单侧肺通气的不良影响是低氧血症。

(1)通气侧肺 VA/Q 比值异常,由于侧卧位下部肺内血流分布受重力作用比上侧肺多,但通气方面受纵隔和心脏重力所压,膈肌上升,肺顺应性亦受影响,导致通气量减少,形成通气不足,血流偏多,VA/Q 异常。

(2)非通气侧或开胸侧肺泡通气少或无通气而萎陷。而肺血流未相应改变(减少)。未氧合血进入循环,造成静脉血掺杂,肺内分流(Qs/Qt)增加。

(二)单侧肺通气的适应证

1.绝对适应证

(1)防止病侧肺内容物进入健侧肺:①支气管扩张症,痰液量每天超过 50 ml;②肺脓疡,脓液量超过 50 ml;③大咯血。

(2)控制通气:①支气管胸膜瘘,食道瘘。②单侧肺大泡或巨大肺囊肿。③单侧支气管肺灌洗。④肺泡蛋白沉积症等。

2.相对适应证

胸主动脉瘤、全肺切除、食管癌切除、肺切除等。

(三)单肺通气应用方法

(1)支气管堵塞法:在支气管镜下向病灶支气管插入支气管堵塞导管,此管可以吸出病侧肺内的分泌物,此法操作复杂,堵塞导管固定不牢,现偶尔用于支气管内大出血。

(2)单腔支气管导管:为细长而柔软的管,可插入健侧主支气管内,膨胀气囊后仅做健侧肺通气。由于操作属盲探性,当插入右主支气管时有引起上叶支气管开口堵塞的危险,且病侧肺的分泌物不能被吸出,手术结束时残留的分泌物可引起堵塞气道的危险。

(3)双腔支气管导管:具有一管二腔,管远端二个开口及一个套囊,能达到将健侧与患侧肺完全隔离之目的。

重要知识点五　特殊患者手术麻醉处理

(一)湿肺

1.常见病

湿肺常见于有大量脓痰的患者,如肺脓肿、支气管扩张症(痰液每天超过 50 ml 者)、支气管胸膜瘘、肺囊肿、脓胸、支气管肺癌堵塞、肺不张并感染等患者。

2.麻醉处理关键

麻醉处理关键为防止脓痰液流入健侧肺造成感染扩散及堵塞气道,甚至引起窒息。

3.处理措施

(1)术前控制痰量至最低限度。体位引流,积极抗菌。

(2)麻醉用快速诱导方法,足够肌松,防止插管期咳嗽,痰液涌出堵塞气管。麻醉期间随时吸引脓痰液。

(3)使用双腔导管插管时,插管后体位改侧卧位时,脓液可顺体位流出,应经常进行吸引及辅助呼吸。吸痰管两侧应分开,防止污染健侧肺。

(二)大咯血

1.常见病

大咯血多见于空洞性肺结核、支气管扩张症或外伤。

2.麻醉处理

(1)迅速做好紧急插管准备与供氧,快速诱导下插管,一旦发生大咯血立即插管并吸引。

(2)最好选用双腔导管插管。若出血部位不确定亦可用普通气管导管,便于消除血液及供氧。

(3)麻醉维持以静脉麻醉为主,反复吸引不影响麻醉深度。

(4)术中应有良好的静脉补液路,补充失血,维持循环血量。

(三)肺大泡

巨大肺大泡易破裂发生张力性气胸,导致呼吸与循环严重影响。

(1)已发生气胸者,术前应行胸腔闭式引流。

(2)可用单腔支气管插管或双腔导管,辅助或人工呼吸压力不宜过高。潮气量不宜过大。呼吸压力不超过 1.96 kPa(15 cmH$_2$O),尤其对有两侧肺大泡者更应注意。

(3)维持足够麻醉深度与肌松,防止支气管痉挛或咳嗽使胸膜腔内压增加导致肺大泡破裂。

(4)保持气道畅通及充足的呼气时间。

(四)支气管胸膜瘘

1.病因

肺切除术后两周内因支气管缝合端溃烂坏死而成瘘口,肺脓肿、肺大泡破裂亦可产生瘘口。

2.麻醉处理

(1)患者吸入气体从瘘口由胸腔漏出,有张力性气胸存在,麻醉前应行胸腔闭式引流。

(2)麻醉插管,若不宜快速诱导,可在表麻下清醒插入双腔导管或单腔支气管导管。

(3)插管后行单侧肺通气,如用普通气管导管,因气体经瘘口从胸腔漏出,无法进行有效控制呼吸。

(4)胸腔内蓄积脓痰液可流向健侧造成污染及堵塞呼吸道,应随时吸引气道内脓痰液。

(五)肺包虫囊肿

巨大的囊肿可占据并压迫胸腔的大部分引起心肺功能不全。

麻醉处理:①选用双腔或单腔支气管导管;②全麻诱导宜平稳,充分肌松,插管前避免加压通气;③插管后亦不宜控制呼吸压力过大。允许 SpO$_2$ 维持在 90%左右,以免囊肿破裂,囊液破入胸腔或涌入健侧造成播散及堵塞呼吸道。

(六)气管肿物

(1)麻醉前仔细了解患者何种体位下通气最适宜。

(2)通过纤维支气管镜或 X 线片,了解肿物的部位、大小及阻塞气管狭窄的程度。

(3)估计气管导管能否通过狭窄部位,能通过者可行快速诱导插管。不能通过者或原已有呼吸困难者应行表麻下清醒插管。

（4）考虑插管有困难随时有窒息可能者，气管导管插入气管狭窄之近端，再经导管插入 0.2~0.3 cm 塑料管，进行纯氧或高频喷射通气，于局麻下尽快剖胸，暴露气管，切开气管后，远端气管或支气管插入消毒气管导管，连接麻醉机进行通气。待气管肿物切除，吻合气管或支气管时将远端导管拔出，停留在近端的气管导管插至远端气管。

（5）隆突部肿瘤多突向气管，且易脱落出血，流入健侧支气管内易发生窒息。在健侧支气管插管通气下行病侧肺或隆突切除或成形术，支气管导管位置不变。待切除通气侧支气管时，将导管退至气管，同时手术台上插入支气管导管至远端的一侧或两侧支气管内进行通气管理，待重建隆突后壁对端吻合完成后拔出术野远端支气管导管。将原经口气管导管插至健侧并至支气管，继续麻醉呼吸管理，直至手术结束。

（七）膈疝

膈疝多见于新生儿。成人多为创伤性，先天性者为少数。膈疝时由于小肠进入胸腔，使肺压缩而肺功能受损，同时小肠梗阻发生水电解质异常。如果疝入胸腔，反射性呕吐的胃内容物误吸入肺的危险性增加。

（八）裂孔疝

裂孔疝为食道裂孔疝，通常通过左胸腔手术入路。因食道下段括约肌失控，患者易发生胃内容物反流呕吐。术前应给予抗酸剂治疗，术前用组胺类拮抗剂降低胃酸度。麻醉诱导时用纯 O_2 吸入并压迫环状软骨防止胃内容物反流。气管导管多选用普通导管，亦可选用左侧双腔导管，使左肺膨胀至不影响手术为度。一般无须用单肺麻醉方式。

（九）食管贲门成形术

因食道下段贲门痉挛，引起食道扩张，潴留大量未消化食物。由于经常反流，肺吸入食道内容物导致肺部慢性炎症。麻醉处理应注意避免呕吐误吸。

考点十二 腹部外科手术的麻醉

重要知识点一 腹部外科手术麻醉的特点和要求

（1）腹部外科主要为腹腔内脏器质性疾病的手术；腹腔内脏器官的主要生理功能是消化、吸收、代谢；清除有毒物质和致病微生物参与机体免疫功能；分泌多种激素调节消化系统和全身生理功能。因此，消化器官疾病必然导致相应的生理功能紊乱及全身营养状态恶化，为保证手术麻醉的安全性，减少术后并发症，麻醉前应根据患者病理生理改变及伴随疾病的不同，积极调整治疗，以改善全身状况，提高对手术和麻醉的耐受性。

（2）胃肠道每日分泌大量含有相当数量电解质的消化液，一旦发生肠道蠕动异常或肠梗阻，消化液将在胃肠道内潴留，或因呕吐、腹泻等，必然导致大量体液丢失，细胞内、外液的水和电解质锐减，酸碱平衡紊乱及肾功能损害。纠正上述紊乱是消化道手术麻醉前准备的重要内容之一。

（3）消化道肿瘤、溃疡或食管胃底静脉曲张，可继发大出血，除表现呕血、便血外，胃肠道可潴留大量血液，失血量难以估计。麻醉前应根据血红蛋白，血细胞比积，尿量，尿比重，血压、脉率，中心静脉压等指标补充血容量和细胞外液量，并做好大量输血的准备。

（4）胆道疾病多伴有感染，阻塞性黄疸和肝损害。麻醉时应注意肝肾功能的维护、凝血异常及自主神经功能紊乱的防治。

（5）腹部外科以急腹症为多见，如胃肠道穿孔、腹膜炎、急性胆囊炎、化脓性阻塞性肝胆管炎、胆汁性腹膜炎及肝、脾、肠破裂等，病情危重，需急诊手术。麻醉前往往无充裕时间进行综合性治疗。急腹症手术麻醉的危险性、意外及并发症的发生率，均比择期手术高。麻醉医师应尽可能在术前短时间内对病情做出全面估计和准备，选择适合于患者的麻醉方法和麻醉前用药，以保证患者生命安全和手术顺利进行。

（6）肥胖、严重腹胀、大量腹腔积液、巨大腹内肿瘤患者，当术中排出大量腹腔积液、搬动和摘除巨大肿瘤时，腹内压容易骤然下降而发生血流动力学及呼吸的明显变化。因此，麻醉医师应依据病情做好防治，并避免发生缺氧、二氧化碳蓄积和休克。

（7）腹内手术中牵拉内脏容易发生腹肌紧张、鼓肠、恶心、呕吐和膈肌抽动，不仅影响手术操作，且易导致血流动力学剧变和患者痛苦。因此，良好的肌肉松弛是腹部手术麻醉不可忽视的问题。

（8）呕吐误吸或返流误吸是腹部手术麻醉常见的死亡原因。胃液、血液、胆汁、肠内容物都有被误吸的可能。一旦发生，可导致急性呼吸道梗阻、吸入性肺炎或肺不张等严重后果，麻醉时应采取有效的预防措施。

（9）腹腔内脏器官受交感神经和副交感神经双重支配，内脏牵拉反应与此类神经有密切关系。在结肠左曲以上肠管和肝、胆、胰、脾等脏器手术时，椎管内麻醉要阻滞内脏神经交感神经支时，阻滞平面应达胸4~腰1，但迷走神经支不可能被阻滞。而结肠左曲以下肠管和盆腔脏器的手术，阻滞平面达胸8~骶4时，交感神经和副交感神经可同时被阻滞。为消除牵拉结肠左曲以上肠胃等内脏的反应，可辅用内脏神经局麻药封闭或应用镇痛镇静药。

重要知识点二　腹部外科手术常用的麻醉方法

（一）局部麻醉

（1）适应证：短小手术及严重休克患者。

（2）局部麻醉方法：局部浸润麻醉、区域阻滞麻醉和肋间神经阻滞麻醉。腹腔内手术中还应常规施行肠系膜根部和腹腔神经丛封闭。

（3）特点：本法安全，对机体生理影响小，但阻滞不易完善，肌松不满意，术野显露差，使用上有局限性。

（二）脊麻（蛛网膜下腔麻醉）

（1）本法适用于下腹部及肛门会阴部且时间不超过2小时的手术。

（2）脊麻后头痛及尿潴留发生率较高，且禁忌证较多，现在基本已被硬膜外阻滞取代。

（三）连续硬膜外阻滞

（1）本法可用于大部分的腹部外科手术，为腹部手术常用的麻醉方法之一。

（2）特点：痛觉阻滞完善；腹肌松弛满意，对呼吸、循环、肝、肾功能影响小；因交感神经被部分阻滞，肠管收缩，手术野显露较好；麻醉作用不受手术时间限制，并可用于术后止痛，但内脏牵拉反应较重。

（四）腰硬联合

麻醉结合了腰麻和硬膜外阻滞的优点，目前国内外许多医院已对下腹部手术广泛采用腰硬联合阻滞麻醉方法。

（五）全身麻醉

（1）随着麻醉设备条件的改善，患者及外科医生对麻醉要求的不断提高，全身麻醉在腹部手术的选用日益增加,特别是某些上腹部手术,如全胃切除、选择性迷走神经切断术、右半肝切除术、胸腹联合切口手术及休克患者手术,均适于选用全身麻醉。

(2)常用方法:静吸复合全麻;神经安定镇痛复合麻醉;硬膜外阻滞与全麻复合等。应注意急症饱胃者(如进食、上消化道出血、肠梗阻等),为防止胃内容物误吸,可选用清醒表麻插管。有肝损害者或三个月内曾用过氟烷麻醉者,应禁用氟烷。胆道疾患术前慎用吗啡类镇痛药。

重要知识点三 胃肠道手术的麻醉

(一)麻醉前准备

(1)调节患者营养状态:胃肠道疾病,特别是恶性肿瘤患者,术前多有营养不良、低蛋白血症、浮肿、电解质异常和肾功能损害。麻醉前应尽力予以调整,以提高患者对手术、麻醉的耐受性,减少术后并发症。

(2)纠正患者贫血状况:消化道溃疡和肿瘤出血患者多并存贫血,如为择期手术,血红蛋白应纠正到 100 g/L 以上,血浆总蛋白达到 60 g/L 以上,必要时应予以少量多次输血或补以白蛋白。

(3)纠正电解质及酸碱平衡紊乱:消化道疾病发生呕吐、腹泻或肠内容物潴留,易发生水、电解质及酸碱平衡紊乱,出现脱水、血液浓缩、低钾血症。上消化道疾病易出现低氯血症及代谢性碱中毒,下消化道疾病可并发低钾血症及代谢性酸中毒等。长期呕吐伴有手足抽搐者,术前、术中应适当补钙和镁。

(4)胃肠道准备:为避免麻醉中呕吐、误吸及有利于术后肠功能恢复,对幽门梗阻的患者术前应常规洗胃,胃肠道手术宜常规行胃肠减压。

(5)合理的麻醉前用药:根据麻醉方式和病情选择合适的麻醉前用药。饱胃及可能呕吐者,应避免用药量过大,以保持患者的意识和反射。

(二)麻醉处理

1.胃十二指肠手术

(1)硬膜外阻滞可经胸 8~9 或胸 9~10 间隙穿刺,向头侧置管,阻滞平面以胸 4~腰 1 为宜。为清除内脏牵拉反应,进腹前可适量给予氟芬或杜氟合剂,或哌替啶及东莨菪碱。麻醉中应严格控制阻滞平面外,应加强呼吸监测和管理。

(2)腹部手术选用全麻时,宜选择麻醉诱导快,肌松良好,清醒快的麻醉药物。肌松药的选择及用药时间应合理掌握,需保证进腹探查,深部操作,冲洗腹腔及缝合腹膜时有足够的肌肉松弛,注意药物间的相互协同作用,加强呼吸、循环、尿量、体液等变化和维护水、电解质、酸碱平衡的管理。

2.结肠手术

(1)右半结肠切除术选用连续硬膜外阻滞时,可选在胸 11~12 间隙穿刺,向头侧置管,阻滞平面控制在胸 5 以下。左半结肠切除术可选在胸 12~腰 1 间隙穿刺,向头侧置管,阻滞平面需达胸 6,进腹探查前宜先给予适量辅助药,以控制内脏牵拉反应。

(2)选择全麻使用肌松药时,应注意与链霉素、新霉素、卡那霉素或多黏菌素等的协同不良反应,如呼吸延迟恢复。结肠手术前常需多次清洁洗肠,故应注意血容量和血钾的变化。严重低钾血症可导致心律失常,术前数小时应复查血钾,麻醉中需有心电图监测。

3.直肠癌根治术的麻醉

手术需取截石位,经腹会阴联合切口,选用连续硬膜外阻滞时宜用双管法。一点取胸 12 与腰 1 间隙穿刺,向头置管,另一点经腰 3~4 间隙穿刺,向尾置管。先经低位管给药以阻滞骶神经,再经高位管给药,使阻滞平面达胸 6 到骶 4,麻醉中适量应用辅助药即可满足手术要求。麻醉中应注意体位改变对呼吸、循环的影响,游离乙状结肠时多需采用头低位,以利于显露盆腔,此时应注意呼吸通气情况,并常规面罩吸氧。术中出血可能较多,要随时计算出血量,并给予及时补偿。如采用全身麻醉,注意事项同结肠手术。

(三)麻醉后注意事项

(1)腹部手术结束,需待患者各项生命体征稳定后方可送回术后恢复室或病房;麻醉医师须亲自检查患者的呼吸、血压、脉搏、四肢末梢温度颜色及苏醒程度,向主管手术医师和值班护士交代清楚后,方可离开患者。

(2)患者尚未完全清醒或循环、呼吸功能尚未稳定时,应加强对呼吸、血压、中心静脉压、脉搏、尿量、体温、意识、皮肤颜色温度等监测,并给予相应处理。术后应常规给予吸氧治疗,以预防术后低氧血症。

(3)麻醉手术后应立即进行血常规、血细胞比积、电解质、血气分析等检查,并依检查结果给予相应处理。

(4)持续静脉补液,成人手术当天的输液量(包括术中量)为 3 500~4 000 ml,如术中有额外出血和体液丢失,应依出量予以补充调整。热量供应于成人大手术后为 209.2 kJ/[(kg·d)(50 kcal/(kg·d)];小手术后为 167.4 kJ/(kg·d)[40 kcal/(kg·d)],术前营养差的患者,术后应给予肠道外高营养治疗。

(5)术后可能发生出血、呕吐、呃逆、尿潴留和肺部并发症,须予以重视和防治。

重要知识点四 胆囊、胆道疾病手术的麻醉

(一)麻醉前准备

(1)注意检查心、肺、肝、肾功能:对并存疾病特别是高血压病、冠心病、肺部感染、肝功能损害、糖尿病等应给予全面的内科治疗。

(2)胆囊、胆道疾病多伴有感染:胆道梗阻多有阻塞性黄疸及肝功能损害,麻醉前都要给予消炎、利胆、保肝治疗。阻塞性黄疸可导致胆盐、胆固醇代谢异常,维生素 K 吸收障碍,致使维生素 K 参与合成的凝血因子减少,发生凝血异常,凝血酶原时间延长。麻醉前应给维生素 K 治疗,使凝血酶原时间恢复正常。

(3)黄疸指数高达 100 U 以上者,术后肝肾综合征的发生率较高,术前宜先行经皮胆囊穿刺引流,使黄疸指数降至 50 U 以下再行手术。

(4)阻塞性黄疸的患者,自主神经功能失调,表现为迷走神经张力增高,心动过缓。麻醉手术时更易发生心律失常和低血压,麻醉前应常规给予阿托品。

(5)胆囊、胆道疾病患者常有水、电解质、酸碱平衡紊乱,营养不良,贫血,低蛋白血症等继发性病理生理改变,麻醉前均应做全面纠正。

(二)麻醉选择及处理

胆囊、胆道手术,可选择全身麻醉、硬膜外阻滞或全麻加硬膜外阻滞下进行。

(1)硬膜外阻滞:可经胸 8~9 或胸 9~10 间隙穿刺,向头侧置管,阻滞平面控制在胸 4。

(2)胆-心反射:胆囊,胆道部位迷走神经分布密集,且有膈神经分支参与,在游离胆囊床、胆囊颈和探查胆总管时,可发生胆-心反射和迷走-迷走反射。患者不仅出现牵拉痛,而且可引起反射性冠状动脉痉挛,心肌缺血导致心律失常,血压下降,应采取预防措施,如局部神经封

闭,应用哌替啶及阿托品或依诺伐等。

(3)术前用药:吗啡、芬太尼可引起胆总管括约肌和十二指肠乳头部痉挛,而促使胆道内压上升,持续 15~30 分钟,且不能被阿托品解除,故麻醉前应禁用。阿托品可使胆囊、胆总管括约肌松弛,麻醉前可使用。

(4)胆道手术可促使纤维蛋白溶酶活性增强,纤维蛋白溶解而发生异常出血。术中应观察出凝血变化,遇有异常渗血,应及时检查纤维蛋白原、血小板,并给予抗纤溶药物或纤维蛋白原处理。

(5)阻塞性黄疸常伴肝损害,应禁用对肝、肾有损害的药物,如氟烷、甲氧氟烷、大剂量吗啡等。安氟醚、异氟醚、七氟醚或地氟烷亦有一过性肝损害的报道。

(三)麻醉后注意事项

(1)术后应密切监测血压、脉搏、呼吸、尿量、尿比重,持续鼻管吸氧,直至病情稳定。按时检查血红蛋白,血细胞比积及电解质,动脉血气分析,根据检查结果给予调整治疗。

(2)术后继续保肝、保肾治疗,预防肝肾综合征。

(3)对老年人、肥胖患者及并存气管、肺部疾病者,尤应防治肺部并发症。

(4)胆总管引流的患者,应计算每日胆汁引流量,注意水、电解质补充及酸碱平衡。

(5)危重患者和感染中毒性休克未脱离危险期者,麻醉后应送术后恢复室或 ICU 进行严密监护治疗,直至脱离危险期。

💡 **易错警示**

【例题】全麻期间高血压的原因不包括(   )。

A.麻醉偏浅   B.患者有高血压病

C.麻醉药物不良反应   D.胆心反射

E.CO_2 蓄积早期

胆心反射不会引起血压升高。

【答案】D。解析:胆-心反射是指胆道手术时由于牵扯胆囊,或探查胆道时所引起的心率减慢、血压下降,严重者可因反射性冠状动脉痉挛导致心肌缺血、心律失常,甚至心搏骤停等现象,已处于休克或低血压状态下的患者更易发生,应采取积极措施加以防范。

重要知识点五 脾脏手术的麻醉

(一)麻醉前准备

(1)全面了解病史:脾是人体血液储存和调节器官,有清除和调节血细胞的功能,还可以产生自身免疫的抗体。原发性或继发性脾功能亢进需行手术者,多有脾肿大、红细胞、白细胞、血小板减少和骨髓造血细胞增生。麻醉医师应在麻醉前全面了解病史,体检及各种检查结果,估计可能出现的问题,做好相应准备。

(2)纠正贫血:严重贫血,尤其是溶血性贫血者,应输新鲜血。有肝损害、低蛋白症者,应给予保肝及多种氨基酸治疗。有血小板减少、出凝血时间及凝血酶原时间延长者,应小量多次输新鲜血或浓缩血小板,并辅以维生素 K 治疗。待贫血基本纠正、肝功能改善、出血时间及凝血酶原时间恢复正常后再行手术。

(3)原发性脾功能亢进者除有严重出血倾向外,大都已长期服用肾上腺皮质激素和 ACTH。麻醉前除应继续服用外,尚需检查肾上腺皮质功能代偿情况。

(4)有粒细胞缺乏症者常有反复感染史,术前应积极防治。

(5)注意合并损伤:外伤性脾破裂除应积极治疗出血性休克外,应注意有无肋骨骨折、胸部挫伤、左肾破裂及颅脑损伤等并存损伤,以防发生意外。

(二)麻醉选择与处理

(1)无明显出血倾向及出凝血时间、凝血酶原时间已恢复正常者,可选用连续硬膜外阻滞。麻醉操作应轻柔,避免硬膜外间隙出血。凡有明显出血者,应弃用硬膜外阻滞。选择全麻时需根据有无肝损害而定,可用静脉复合或吸入麻醉气管插管,操作要轻巧,防止因咽喉及气管黏膜损伤而导致血肿或出血。

(2)麻醉手术处理的难度主要取决于脾周围粘连的严重程度。游离脾脏、搬脾、结扎脾蒂等操作,手术刺激较大,有发生意外大出血的可能,麻醉医师应提前防治内脏牵拉反应,并做好大量输血准备。巨大脾脏内储血较多,有时可达全身血容量的20%,故麻醉中禁忌脾内注射肾上腺素,以免发生回心血量骤增而导致心力衰竭。

(3)麻醉处理中要密切注意出血、渗血情况,维持有效循环血量。渗血较多时,应输新鲜血及使用止血药。

(4)麻醉前曾服用激素的患者,围术期应继续给维持量,以防肾上腺皮质功能急性不全。

(三)麻醉后注意事项

(1)麻醉后当天应严密监测血压、脉搏、呼吸和血红蛋白、血细胞比积的变化,严防内出血和大量渗血,注意观察膈下引流管出血量,继续补充血容量。

(2)加强抗感染治疗。已服用激素者,应继续给维持量。

重要知识点六 门脉高压症手术的麻醉

(一)门脉高压症主要病理生理特点

(1)概念:门静脉系统是腹腔脏器与肝毛细血管网之间的静脉系统。当门静脉的压力因各种病因而高于2.45 kPa(25 cmH$_2$O)时,可表现出一系列临床症状,统称为门脉高压症。

(2)主要病理生理改变:①肝硬化及肝损害。②高动力型血流动力学改变,容量负荷及心脏负荷增加,动静脉血氧分压差降低,肺内动静脉短路和门、肺静脉间分流。③出凝血功能改变,有出血倾向和凝血障碍。原因为纤维蛋白原缺乏、血小板减少、凝血酶原时间延长、第Ⅴ因子缺乏、血浆溶纤维蛋白活性增强。④低蛋白血症,腹水,电解质紊乱,钠和水潴留,低钾血症。⑤脾功能亢进。⑥氮质血症,少尿,稀释性低钠,代谢性酸中毒和肝肾综合征。

(二)手术适应证的选择

门脉高压症手术麻醉的适应证,主要取决于肝损害程度、腹水程度、食管静脉曲张及有无出血或出血倾向。应做好手术前准备和估计,降低死亡率。

(三)麻醉前准备

门脉高压症多有不同程度的肝损害。肝为三大代谢和多种药物代谢、解毒的器官,麻醉前应重点针对其主要病理生理改变,做好改善肝功能、出血倾向及全身状态的准备。

(1)增加肝糖原,修复肝功能,减少蛋白分解代谢:给高糖、高热量、适量蛋白质及低脂肪饮食,总热量应为125.5 kJ~146.4 kJ(30~35 kcal/kg),必要时可静脉滴注葡萄糖胰岛素溶液。对无肝性脑病者每天可静脉滴注相当于0.18 g蛋白的合成氨基酸,脂肪应限量在50 g/d以内,为改善肝细胞功能,还需用多种维生素。

(2)有出血倾向者可给予维生素K等止血药,以纠正出凝血时间和凝血酶原时间,如出血系肝细胞合成第 V 因子功能低下所致,麻醉前应输新鲜血或血浆。

(3)腹腔积液直接反映肝损害的严重程度,大量腹腔积液还直接影响呼吸、循环和肾功能,应在纠正低蛋白血症的基础上,采用利尿、补钾措施,并限制入水量。有大量腹腔积液的患者,麻醉前应多次小量放出腹腔积液,并输用新鲜血或血浆,但禁忌一次大量放腹腔积液,以防发生休克及低盐综合征或肝昏迷。

(4)凡伴有水、电解质、酸碱平衡紊乱者,麻醉前应逐步纠正。

(四)麻醉选择与处理

(1)麻醉前用药:大量应用阿托品或东莨菪碱可使肝血流量减少,一般剂量时则无影响。镇静镇痛药均在肝内代谢,门脉高压症时分解代谢延迟,可导致药效增强、作用时间延长,故应减量或避用。

(2)麻醉药:氧化亚氮在无缺氧的情况下,对肝无直接影响。安氟醚是否存在肝损害,尚无定论,但用药后一周内 GPT 可上升至 100 U 以上,故最好避免选用。异氟醚在体内降解少,对肝功能影响轻微,可考虑选用。

肝损害时血浆蛋白量减少,应用巴比妥类药时,因分解代谢减缓,使血内游离成分增加,药效增强,但睡眠量巴比妥类对肝脏尚无影响。氟哌利多、芬太尼虽在肝内代谢,但麻醉通用量也不致发生肝损害,可用于门脉高压症手术的麻醉,但对严重肝损害者应酌情减量,氯胺酮、安定、哌替啶、喷他佐辛则均可选用。

(3)肝硬化患者的胆碱酯酶活性减弱,使用琥珀胆碱时,其作用可增强,易发生呼吸延迟恢复。

(4)酯类局麻药由血浆胆碱酯酶分解,酰胺类同麻药都在肝内代谢。由于血浆内胆碱酯酶均来自肝,肝硬化患者应用局麻药可因其分解延缓,容易蓄积,故禁忌大量使用。

(5)麻醉处理要点:

维持有效循环血量:通过血压、脉搏、中心静脉压、尿量等监测,维持出入量平衡,避免血容量不足或过多,预防低血压和右心功能不全,维护肾功能。麻醉中还宜通过血气分析和电解质检查,及时纠正水电解质和酸碱失衡;如有可能,宜测定血浆及尿渗透浓度。

保持血浆蛋白量:低蛋白血症患者麻醉时应将白蛋白提高到 25 g/L 以上,不足时应补充白蛋白,以维持血浆胶体渗透压和预防间质水肿。

维护血液氧输送能力:须保持血容量、每搏量、血细胞比积、血红蛋白及氧解离曲线的正常。心功能正常者,为保持有效循环血量,宜使血细胞比积保持在 30% 左右,以降低血液黏滞度,保证最佳组织灌流。为确保氧的输送能力,对贫血者可输浓缩红细胞,补充凝血因子。麻醉前有出血倾向者,应输用新鲜血或血小板。缺乏由维生素 K 合成的凝血因子者,可输给新鲜血浆。麻醉中一旦发生异常出血,应即查各项凝血功能,做针对性处理。

处理大量出血:门脉高压分流术中,出血量在 2 000 ml 以上者,并非少见,治疗以输全血最佳,适量给予血浆代用品。保证镇痛完善,避免应激反应。输血、输液时应注意补充细胞外液、纠正代谢性酸中毒、充分供氧及适量补钙。

重要知识点七 急腹症患者的麻醉

急症手术中以急腹症最常见。麻醉前准备时间紧,难以做到全面检查和充分准备。麻醉危险性、意外发生率及麻醉手术后并发症均较高。

(一)麻醉前准备

(1)麻醉医师必须抓紧时间进行术前访视,重点掌握全身状况、神志、体温、循环、呼吸、肝及肾功能,追问既往病史、麻醉手术史、药物过敏史、进食或禁饮时间。根据检查,选定麻醉方法和药物,做好意外防治措施。

(2)对并存血容量不足、脱水、血液浓缩、电解质和酸碱失衡或伴严重合并疾病及继发病理生理改变者,根据血常规、血细胞比积、出凝血时间、血型、心电图、X线片、血气分析、血清电解质、尿常规、尿糖、尿酮体等检查结果,进行重点处理或纠正。

(3)对休克患者必须施行综合治疗,待休克改善后再麻醉,但有时由于病情发展迅速,应考虑在治疗休克的同时进行紧急麻醉和手术。治疗休克应重点针对脱水、血浓缩或血容量不足进行纠正,以改善微循环和维持血压。术前要备足全血,以便于麻醉中进一步补足血容量,纠正电解质与酸碱失衡。维持血压在 10.6 kPa(80 mmHg)以上,血细胞比积在 30%以上,重要脏器的血流灌注和肾功能尚可维持。对大量出血患者,应尽快手术以免延误手术时机。

(4)饱胃、肠梗阻、消化道穿孔、出血或弥漫性腹膜炎患者,麻醉前必须进行有效的胃肠减压。

(5)剧烈疼痛、恐惧和躁动不安必然促使儿茶酚胺大量释放,加重微循环障碍,促进休克发展,故麻醉前应给一定的术前药,但剂量应以不影响呼吸、循环,保持意识存在为准。

(二)麻醉选择及处理

(1)胃、十二指肠溃疡穿孔:除应激性溃疡穿孔外,多有长期溃疡病史及营养不良等的变化。腹膜炎患者常伴剧烈腹痛和脱水,部分患者可继发中毒性休克。在综合治疗休克取得初步纠正的基础上,可慎用硬膜外阻滞,但需小量分次用药,严格控制阻滞平面。麻醉中继续纠正脱水、血浓缩和代谢性酸中毒,防治内脏牵拉反应。对严重营养不良、低蛋白血症或贫血者,术前宜适量补全血或血浆。麻醉后重点预防肺并发症。

(2)上消化道大出血:食管静脉曲张破裂、胃肠肿瘤或溃疡及出血性胃炎,经内科治疗 48 小时仍难以控制出血者,常需紧急手术。麻醉前多有程度不同的出血性休克,严重贫血,低蛋白血症,肝功能不全及代谢性酸中毒等。术前均需抗休克综合治疗,待休克初步纠正后可选用连续硬膜外阻滞。麻醉中应密切根据血压、脉搏、脉压、尿量、中心静脉压、血气分析、心电图等监测情况,维护有效循环血量,保持血压在 12 kPa (90 mmHg)以上,维持呼吸交换,避免缺氧和二氧化碳蓄积,纠正酸碱失衡,使尿量在 30 ml/h 以上。

对出血性休克或继续严重出血的患者,宜选用气管内插管浅全麻。为预防误吸,应施行清醒气管内插管,维持麻醉可用对心肌和循环抑制轻的 γ-羟丁酸钠、氯胺酮、安定、芬太尼、氧化亚氮及肌松药。有肝、肾损害者注意维护肝、肾功能。

(3)急性肠梗阻或肠坏死:无继发中毒性休克的患者可选用连续硬膜外阻滞。有严重脱水、电解质、酸碱失衡、腹胀、呼吸急促,血压下降、心率增快的休克患者,以选择气管内插管全麻较安全。麻醉诱导及维持过程中应强调预防呕吐物返流误吸,继续进行抗休克综合治疗,维护心、肺、肾功能,预防呼吸困难综合征、心力衰竭和肾衰竭。输血输液时,应掌握剂量与速度,胶体与晶体比例,以维持合理的血红蛋白与血细胞比积。麻醉后需待患者完全清醒,呼吸交换正常,循环稳定、血气分析正常,才停止呼吸治疗。

(4)急性坏死性胰腺炎:循环呼吸功能稳定者,可选用连续硬膜外阻滞。已发生休克经综合治疗无效者,应选用对心血管系统和肝肾功能无损害的全身麻醉。麻醉中应针对病理生理特点进行处理:①因呕吐、肠麻痹、出血、体液外渗并存严重血容量不足,水、电解质紊乱者,应加以纠正;②胰腺酶可将脂肪分解成脂肪酸,与血中钙离子起皂化作用,因此患者可发生低钙血症,需加以治疗;③胰腺在缺血、缺氧情况下可分泌心肌抑制因子,如低分子肽类物质,因此抑制心肌收缩力,甚至循环衰竭,应注意预防。④胰腺炎继发腹膜炎,致有大量蛋白液渗入腹腔,不仅影响膈肌活动,且使血浆渗透压降低,容易诱发肺间质水肿,呼吸功能减退,甚至发生急性呼吸困难综合征(ARDS)。麻醉中应在血流动力学指标监测下,输入血浆代用品、血浆和全血以恢复有效循环血量,纠正电解质紊乱及低钙血症,同时给予激素和抗生素治疗。此外,应注意呼吸管理,维护肝功能,防治 ARDS 和肾功能不全。

考点十三　妇科手术的麻醉

重要知识点一　妇科手术的麻醉特点

(1)镇痛完全和肌肉松弛:妇科手术多在盆腔深部和阴道操作,故要求麻醉有充分的镇痛和肌肉松弛作用。

(2)特殊体位:多为头低位或截石位,注意体位对呼吸、循环及血流动力学影响,注意预防周围神经和肌肉长时间压迫损伤。

(3)年龄偏大:妇科患者以中老年妇女为多,常可并存高血压、心脏病、冠心病、糖尿病、慢性支气管炎等疾病,或继发贫血、低蛋白血症和电解质紊乱,麻醉前应予治疗和纠正。

(4)妇科麻醉除宫外孕、会阴部外伤、子宫穿孔、卵巢囊肿扭转外,大多属择期手术,麻醉前应做好充分准备。

重要知识点二　妇科手术的麻醉选择

妇科手术一般均可选用连续硬膜外阻滞,有一点穿刺法和两点穿刺法。一点穿刺法可以经腰2~3 间隙穿刺,向头侧置管,经腹手术阻滞平面达胸 8~骶 4,经阴道手术阻滞平面达胸 12~骶 4。两点穿刺法,一点经胸 12~腰 1 间隙穿刺,向头侧置管;另一点经腰 3~4 间隙穿刺,向尾侧置管,阻滞平面控制在胸 6~骶 4,适用于宫颈癌扩大根治术。对硬膜外阻滞有禁忌者,可选用全身麻醉。

重要知识点三　子宫及附件切除术的麻醉

(1)患者多为中、老年患者,可能伴有循环或呼吸系统疾病。

(2)因长期失血而常伴有贫血,各器官因慢性贫血可能有不同程度损害,应重视麻醉前纠正。如血红蛋白低于 70 g/L,应做认真处理,待 90 g/L 以上方可麻醉。

(3)一般均可首选硬膜外阻滞。老年患者合并心、肺疾病者应常规进行心电图及呼吸功能监测,维持血压、心率稳定,注意血容量动态平衡,防止心脏负荷增加,维护通气量满意,并注意维护肾功能。

💡 易错警示

【例题】子宫切除术最佳麻醉的平面是(　　)。

A.T_4~T_{10}

B.T_6~T_{12}

C.T_6~L_2

D.T_{10}~S_4

E.T_6~S_4

根据脊神经在体表的分布,可以判断阻滞平面的高低。应注意选择适当的阻滞平面,才能达到最佳麻醉效果。

【答案】E。解析：子宫全切除术特点为盆腔深部和阴道操作，要求有充分的镇痛和肌肉松弛，对麻醉平面要求在 T_6~S_4 之间，这需阻滞 15 对以上脊神经，才能使腹肌松弛、肠管塌陷，患者对牵拉子宫和阴道无疼痛，无恶心、呕吐和鼓肠等不良反应。

重要知识点四 巨大卵巢肿瘤的麻醉

1.巨大肿瘤引起的病理生理变化

(1)膈肌上升、活动受限，胸廓容积明显缩小，通气量受限，患者长期处于低氧和二氧化碳蓄积状态，又因肺舒缩受限，易并发呼吸道感染和慢性支气管炎。

(2)巨大肿瘤可能压迫腔静脉、腹主动脉，使回心血量减少，下肢淤血浮肿，心脏后负荷增加；又因腔静脉系长期受压，逐步形成侧支循环，可使硬膜外间隙血管丛扩张淤血。麻醉前应常规检查心电图、超声心动图，了解心功能代偿程度。硬膜外穿刺、置管应谨防血管损伤，用药量应减少 1/3~1/2。

(3)巨大肿瘤压迫胃肠道，可致营养不良，消瘦虚弱，继发贫血，低蛋白血症和水、电解质代谢紊乱。

2.麻醉方法和药物的选择

(1)连续硬膜外阻滞：虽有呼吸、循环代偿不全，但手术切口在脐以下的中等大小肿瘤。

(2)全身麻醉：巨大肿瘤促使患者难以平卧，患者全身状况较差，应选用气管内插管全麻，依诺伐、安定、氧化亚氮、肌松药复合浅麻醉，全程施行辅助呼吸，避免发生呼吸、循环骤变或其他并发症。

3.注意事项：术中探查、放囊内液及搬动肿瘤等操作过程中，要严密监测，放液速度宜慢，搬出肿瘤后应立即做腹部加压，以防止因腹内压骤然消失，右心回血量突然增加，导致前负荷增高而诱发急性肺水肿；另一方面又可能因为腹主动脉的压迫突然解除，后负荷突然降低而导致血压骤降、心率增快。因此，手术中要准确判断心脏前、后负荷的增减，及时调节血容量平衡。麻醉后需待呼吸循环稳定、意识清醒后，再送回术后恢复室。

重要知识点五 膀胱阴道瘘修补术

(1)手术需用截石位、半俯卧位、改良膝肘卧位等特殊体位，麻醉时要重视对呼吸、循环的影响。

(2)手术常需反复多次施行，手术时间长，渗血、出血较多，术前应认真改善全身情况，术中根据失血量及时输血补液。

(3)手术以选用连续硬膜外阻滞为安全、简便。

(4)如果采用全麻，需施行气管内插管，并保留自主呼吸为妥。

重要知识点六 宫外孕破裂

(1)本病为妇科常见的急症手术，麻醉处理主要取决于失血程度。

(2)麻醉前要对患者的失血量和全身状态做出迅速判断。该类患者大多已处于休克状态，休克前期时，估计失血量为 400~600 ml；如已达轻度休克，失血量为 800~1 200 ml；中度休克时为 1 200~1 600 ml；重度休克时为 2 000 ml 左右。

(3)休克前期或轻度休克时应在输血、输液基础上，可选用小剂量硬膜外阻滞。

(4)中度或重度休克，经综合治疗无好转者，应酌情选用局麻或全麻。选用气管内全麻，宜选用对心血管抑制较轻的 γ-羟丁酸钠、氯胺酮、琥珀胆碱复合麻醉。诱导时要严防呕吐误吸，麻醉中要根据失血量补充全血，代血浆和平衡液，并纠正代谢性酸中毒，维护肾功能。

(5)麻醉后应继续严密观察并预防感染及心、肺、肾的继发性损害。

考点十四 泌尿外科手术的麻醉

重要知识点一 麻醉特点

(1)泌尿系统,特别是肾疾病往往导致水、电解质和酸碱失衡,心血管系统、代谢及造血系统出现病态改变。此外,泌尿系统疾病往往伴随肾功能损害。

(2)泌尿外科手术中,小儿与老年人均占相当比例,小儿以膀胱尿道畸形矫正术,老年人以前列腺摘除术常见。

(3)泌尿外科手术常需取特殊体位,应重视对呼吸、循环的管理。

(4)泌尿手术时,可经常遇到一些并发症,如前列腺和膀胱全切术中可遇到大量渗血,肾手术中可发生胸膜损伤导致气胸或肾蒂附近腔静脉意外撕裂导致大出血,肾癌特别是右侧肾癌手术中易发生癌栓脱落造成肺梗死,肾肿瘤探查中常可出现原因不明的持续低血压。

(5)肾上腺疾病与肾移植术的麻醉有一定难度,麻醉医师应全面掌握有关病理、生理、术前准备、麻醉选择与处理要点。

重要知识点二 麻醉前准备

慢性肾功能不全者可继发高血压、尿毒症、贫血、低蛋白血症、水电解质及酸碱失衡及心、肺、肝、内分泌等器官的病理改变,麻醉前应加以治疗。凡 3 个月内接受过激素治疗或需施行肾上腺手术的患者,术前均应给激素准备。

重要知识点三 肾、输尿管、膀胱及前列腺手术的麻醉

(1)尿道、阴囊、睾丸、会阴部手术可选用脊麻、硬膜外麻醉。

(2)小儿先天性泌尿系畸形手术可在基础麻醉下施行硬膜外或骶管阻滞。

(3)需胸腹联合切口或病情禁用硬膜外阻滞者,可用气管内全麻。

(4)肾动脉狭窄继发肾性高血压施行肾血管成形、人工血管置换或自体肾移植手术者,可选用硬膜外阻滞或再结合肾脏局部降温。

(5)需阻断腹主动脉的肾血管手术,为保护肾、脊髓和肠道等功能,可选用 30~32 ℃全身降温。

重要知识点四 肾脏手术的麻醉

肾手术多选用全身麻醉或硬膜外麻醉,硬膜外阻滞范围达胸 6~腰 2,上界最好达胸 4。为减轻牵拉肾及肾蒂的反应,需提前使用镇痛镇静药。全麻可采用静脉麻醉、吸入麻醉、静吸复合麻醉等。麻醉中对损伤胸膜造成气胸,损伤肾动静脉或下腔静脉发生大出血,肾癌癌栓脱落造成肺梗死等严重并发症,应提高警惕,有突然发生心搏骤停的可能。探查巨大肾肿瘤所致的持续性低血压,有时会虽经综合性抗休克治疗但仍会无效而死亡。因此,手术中应做好各项急救复苏准备。

膀胱手术大多选用硬膜外麻醉。膀胱肿瘤施行膀胱全切、回肠代膀胱术是泌尿科时间较长、创伤大、出血多的手术,如果管理不当,手术后期有可能发生创伤出血性休克。为防止休克,应有大量输血准备,输血量与输血速度一般应多于出血量,同时要输用适量平衡液以补充细胞

外液,纠正酸中毒,补充钙剂,要防治大量输血并发症。

重要知识点五 前列腺摘除术的麻醉

前列腺摘除术多选用硬膜外麻醉,注意摘出前列腺后短时间内的大量快速失血;少数患者可出现血纤维蛋白溶解致伤口异常渗血,可能为挤压前列腺促使其中的纤维蛋白溶酶原进入血液转化为纤维蛋白溶酶所致,一旦发生应及时输新鲜血及激素治疗。

💡 易错警示

【例题】肾盂肾炎最常见的感染途径是( )。

A.血行感染　　　　B.直接感染　　　　C.上行感染　　　　D.淋巴道感染

E.邻近组织的感染

肾盂肾炎的感染途径较多,包括上行感染、血行感染、淋巴道感染、直接感染等。感染途径中,以上行感染最常见。

【答案】C。解析:肾盂肾炎时病原菌多由尿道进入膀胱,上行感染经输尿管达肾,也可经血行感染播散到肾。

考点十五　产科麻醉

重要知识点一 产科麻醉的特点和要求

(1)妊娠妇女生理上发生一系列变化,机体各系统器官功能也发生相应改变,麻醉处理既要保证母子安全,又要满足手术要求。

(2)妊娠妇女较易合并心脏病、糖尿病等其他疾病或已并发病理妊娠,如子痫等,分娩过程中这些合并病症易趋恶化而威胁母子安全,同时常给麻醉管理带来困难。

(3)全面考虑麻醉前用药和麻醉药对母子的影响,要正确选择和应用,麻醉方法力求安全、简捷,适应手术需要。

(4)麻醉医师对急症手术应了解病理产程的经过,全面估计母子情况。

(5)呕吐误吸是产妇死亡的原因之一,麻醉前准备和各种急救措施。因胎儿窘迫、早产、双胎等需施行剖宫产者,应尽可能避免使用抑制性药物。对宫内死胎、内倒转或毁胎术等,麻醉时必须尽全力保护产妇安全。

重要知识点二 孕期循环系统变化

(一)血容量变化

孕妇总循环血量逐日增多,妊娠33周时达最高峰,平均增加50%左右。增加的血容量中,血浆成分占50%~60%,血细胞仅10%~20%,故血液呈稀释,血细胞比积减低,血黏度降低,红细胞沉降率加快,呈生理性贫血,同时水、钠潴留,表现为周围性水肿。

(二)心脏改变

(1)心率:从妊娠8~10周开始心率逐渐加快,34~36周时达最高峰,以后逐渐下降。单胎妊娠心率一般增快10~15次/分,心脏容量从早孕到孕末期增加约10%。由于心率增快,心搏量加大,心脏做功加重,心肌可呈轻度肥厚。

（2）心脏听诊：妊娠期高动力性循环使心音加强,肺动脉瓣区和心尖区出现 2~3 级收缩期吹风样杂音。有时因肺动脉生理性扩张在肺动脉瓣区可出现吹风样舒张期杂音,似肺动脉瓣关闭不全的杂音,但产后即消失。

（3）心电图：妊娠后期心电图检查有电轴左偏。有些孕妇在胸导联出现 Q 波和 T 波倒置,Q 波在深吸气后可减小,T 波在深吸气后倒置减轻或转为直立。AVF 导联一般无 Q 波,可于产后消失。妊娠期可能出现房性或室性早搏等心律失常。

（三）血流动力改变

（1）心排血量：卵巢和胎盘激素的作用,妊娠 10 周内即见心排血量增加,在妊娠 20~28 周达最高峰,比正常增加 25%~30%。妊娠期心排血量的增加主要由于每搏量加大,周围阻力降低使舒张压比收缩压更下降,结果脉压增加。

（2）血压：妊娠末期血压的变化常受体位的影响。有 5%~10% 的孕妇由于增大的子宫压迫下腔静脉,使回心血量减少,而发生仰卧位低血压综合征,当从仰卧位改成侧卧位时,心排血量可增加 22%,症状即解除。

（3）静脉压随妊娠月数而增高,下肢静脉压可比正常高。子宫阵缩时经子宫流出血量为 250~300 ml,由此可使右房压升高。下腔静脉受压促使脊椎静脉丛血流增加,硬膜外间隙和蛛网膜下腔因静脉丛扩张而容积缩小,因此向该部位注入较少量局麻药,即可得到较广泛的阻滞范围。同时硬膜外穿刺出血或血肿形成的发生率亦相应地增加。

（4）妊娠期由于动脉、静脉张力增高,并存脑血管瘤者有可能发生破裂意外。

（5）心脏及循环负荷增加。第一产程中的子宫收缩,使子宫排出的血液进入循环,回心血量增加,心排血量可暂时增 20% 左右,与产前心排血量相比约增加 40%,同时右心房压增高,平均动脉压增高约 10%,左心室做功增大。宫缩疼痛也引起每搏量增加,但麻醉后可消除。第二产程中,除子宫收缩外,腹壁肌与骨盆肌亦收缩,使周围血管阻力更增高。如果并存左至右分流型先天性心血管病的产妇,可能转为右至左分流而出现发绀。同时,因腹内压力增加迫使内脏血管外的血流向心脏回流增加,故心脏负担明显加大。第三产程中,因胎儿娩出使子宫缩小,腹内压力骤减,血液回流到内脏血管床。产后子宫收缩,血液从子宫窦突然进入血循环,血容量又有增加,心排血量可增加 45%,每搏量和右心收缩力亦增加。疼痛也促使血压或静脉压增高,硬膜外间隙压和脑脊液压升高。

总之,整个妊娠过程中,循环负荷量显著加重,约有 2/3 患心脏病的孕妇可出现各种危险的并发症,如心力衰竭、肺充血、急性肺水肿、右心力衰竭、感染性心内膜炎、缺氧、发绀及栓塞。

💡 易错警示

【例题】一子痫患者采用硫酸镁治疗一周,判断该患者是否出现高血镁的方法为检查其是否出现(　　)。

A.眼球震颤　　　　　　　B.共济失调

C.深部腱反射降低　　　　D.心律失常

E.精神症状

硫酸镁治疗中,血镁过高可引起呼吸抑制、血压剧降和心脏骤停。肌腱反射消失是呼吸抑制的先兆,因此在连续用药期间应经常检查腱反射。

【答案】C。解析：硫酸镁具有降低血管张力,抑制神经肌肉活动,防止抽搐等作用。当血中镁离子达 10 mmol/L 时,膝反射消失。

重要知识点三 孕期呼吸系统变化

(1)妊娠期由于呼吸道毛细血管扩张,鼻、咽喉、支气管黏膜充血,可使鼻通气不畅。

(2)随子宫的体积和重量逐渐增大,膈肌被推挤上升,最大可升高 4 cm;下胸部肋骨逐渐外展,肋骨下角在妊娠末期可增大 50% 胸廓容量亦增大,胸围可增加 5~7 cm。妊娠早期潮气量即开始持续增加直至妊娠后期,可达 800 ml;妊娠后期静息通气量可上升至 11 L/min,比非孕时增加 42%。

(3)妊娠末期的血气分析检查为肺泡氧张力升高 0.8~1.33 kPa(6~10 mmHg), PaO_2 为 13.3~14.0 kPa(100~105 mmHg), $PaCO_2$ 为 4.3 kPa(32 mmHg),动脉血氧饱和度界于 80%~96%,说明呼吸气体交换能力无损害。

(4)分娩疼痛可致每分通气量增达 20 L/min,而 $PaCO_2$ 显著下降达 1.33~2.0 kPa(10~15 mmHg),pH 7.5 以上,说明存在过度通气和呼吸性碱中毒。呼吸性碱中毒对妊娠子宫的循环和胎儿均不利,提示适当采用无痛分娩法,对产妇及胎儿均有益。

(5)在妊娠过程中,如果出现呼吸困难,属肺活量显著下降的病理状态,多发生于严重贫血、心肺疾病、肺水肿或膈肌高度上移等孕妇。妊娠末期,因呼吸受限,代偿能力极差,因此全麻时应避免抑制胸式呼吸,脊麻时要防止阻滞平面过高。此外,麻醉时应加强呼吸管理。当施行气管插管时,更应注意避免口鼻黏膜损伤。

重要知识点四 孕期血液系统变化

(1)血液稀释:妊娠期血浆容量的增加超过红细胞的增加,出现血液稀释现象,红细胞比积从 40% 下降为 33%,血红蛋白从 125 g/L 下降至 109 g/L。孕妇血浆及尿红细胞生成素增高,可刺激骨髓制造红细胞。

(2)白细胞:白细胞在妊娠期的变化有较大的个体差异。妊娠 8 周起轻度上升至 9.5×10^9/L,以后稳定在 $(10~12) \times 10^9$/L,主要是多形核白细胞,可持续至产后 2 周以后。

(3)凝血功能:凝血因子Ⅶ、Ⅷ、Ⅸ、Ⅹ在孕期活性会显著增加,但第Ⅱ因子仅轻度增加,而Ⅹ、Ⅷ因子(纤维蛋白稳定因子)在妊娠期浓度下降。血小板于妊娠末期增加,产后可上升至 500×10^9/L(50 万/mm³),2 周后恢复正常,凝血酶原时间及部分凝血活酶时间随妊娠进展有轻度缩短。正常妊娠期纤维蛋白溶酶原显著增加,但溶纤维活力下降,不论是全血凝块的溶解时间或优球蛋白溶解时间,均较非孕期明显延长。

重要知识点五 孕期消化系统变化

(1)随着妊娠进展,胃肠道受增大子宫的推挤,使盲肠、阑尾移向腹腔的外上方,至妊娠晚期,胃向左上方膈肌顶部推移,并向右旋转 45°,形成程度不等的水平位。

(2)胃液分泌及胃肠道蠕动:在孕期有不同程度的改变,与胎盘分泌大量黄体酮引起全身平滑肌普遍松弛有关,使胃肠道张力降低,蠕动减弱,胃排空时间及肠运输时间延长,又因胃贲门括约肌松弛、胃的位置改变及腹压增加,易导致胃内容返流至食管。

(3)肝功能:大多出现于妊娠后期:血清白蛋白下降,平均为 30 g/L,球蛋白轻度增加,A/G 比值下降,少数孕妇麝香草酚浊度试验、脑磷脂胆固醇絮状试验呈阳性反应。从妊娠早期起碱性磷酸酶活性升高,到足月几乎增长 3 倍。正常妊娠期胆碱酯酶活性下降,较非孕妇下降 25%。血清氨肽酶显著升高,足月时为非孕妇的 3 倍。孕期胆囊功能下降,常呈低张性扩张,胆汁黏稠,故一般认为妊娠有促进胆石形成的倾向。

重要知识点六 孕期内分泌系统变化

（1）垂体：妊娠期中腺垂体增大，腺小叶内的催乳激素细胞增生肥大，但神经垂体（垂体后叶），不论在组织结构或催产素-加压素功能方面则无特殊变化。孕期垂体生长激素浓度显著下降，促性腺激素也下降。

（2）甲状腺：孕妇的基础代谢率可增高 10.4±5.9%，血清甲状腺激素浓度逐渐上升。血清甲状腺素（T_4）为 16.2±1.67 μg /dl（非孕妇为 8.1±6.5），为非孕妇的 2 倍。有 40%~70% 孕妇甲状腺增大。孕期垂体促甲状腺激素（TSH）浓度为 7μIU/ml，较非孕的 0.25 明显升高。

（3）甲状旁腺：呈生理性增生，激素分泌增加，钙离子浓度下降，临床上多见低钙血症。

（4）胰腺：孕期碳水化合物及脂肪代谢明显改变。血液胰岛素浓度随妊娠进展而增高，但因胎盘催乳激素及游离皮质醇的致糖尿病性及对抗胰岛素作用增加，胰腺对葡萄糖清除能力却大为降低，因而并存糖尿病孕妇的症状往往加重。

（5）肾上腺皮质：孕期肾上腺皮质的形态无明显改变，但由于妊娠期雌激素增加，血清皮质醇浓度亦增加，说明孕期肾上腺皮质激素处于功能亢进状态。孕期中肾上腺皮质对外源性 ACTH 反应则较迟钝。

（6）肾素-血管紧张素-醛固酮系统（RAA 系统）：对正常妊娠期间血压-血容量稳定性的调节起重要作用。孕期雌激素可使血浆中肾素活性增强 3~10 倍，血管紧张素原已增加几倍，故可产生更多的血管紧张素 II。孕妇醛固酮分泌量早在妊娠 15 周开始增多，以后逐渐增加，足月时已为非孕妇的 10 倍。高肾素活性及高醛固酮可抵消大量黄体酮所致的排钠利尿及肾小球滤过率增高，起防止发生负钠平衡及血容量减少的代偿作用。

重要知识点七 代谢的变化

（1）妊娠期基础代谢率增高，到末期可达 15%~20%，氧耗量增加 20%~30%，主要为子宫血管营养区域所用。

（2）孕期糖代谢：在皮质激素及胎盘催乳素抑制胰岛素功能的作用下，外周葡萄糖利用率降低，肌肉糖原储存量减少，血糖增加及餐后血糖增高维持时间延长，借此可使更多的糖量透过胎盘进入胎儿以满足需要。由于肾小球滤出的糖量超过肾小管的回收量，因此有 20%~30% 孕妇出现间断性糖尿现象。

（3）妊娠期脂肪代谢：脂肪积储是母体储藏能量的主要方式。孕妇肠道吸收脂肪的能力增强，因而血脂增高是正常妊娠的另一特点。

（4）孕期蛋白质代谢：蛋白代谢增加，但仍保持正氮平衡。血浆蛋白量的下降是生理性血液稀释的结果。妊娠期母体分泌大量甾体激素对水和电解质的滞留起重要作用。

重要知识点八 胎盘的运输功能

（一）单纯弥散

（1）单纯弥散是胎盘物质交换中最重要的方式之一。物质分子从高浓度区域移向低浓度区域，直至平衡。

（2）通过单纯弥散从母体进入胎体的物质：一类是维持体内生化平衡的物质，如水、电解质、氧、二氧化碳等；另一类大部分为外来物质，除抗代谢药物外，均以单纯弥散方式由母体进入胎体。

（3）胎盘膜犹如血脑屏障一样为脂质屏障，由磷脂构成，具有蛋白质性质。凡脂溶性高、电离度小的物质均易透过胎盘,有许多麻醉药及镇痛药即属此类。

(二)易化弥散

易化弥散的物质有天然糖、氨基酸、大多数水溶性维生素等。

(三)主动传递

主动传递的物质有抗代谢药、无机铁、氨基酸等都属此类。

(四)特殊方式

免疫物质的运输方式:①细胞吞饮。其运输极少量大分子物质如免疫活性物质及球蛋白等。胎盘微绒毛的"刷状缘"通过阿米巴式运动,能将极小的母血浆微滴包裹而吞入,并以相当慢的速度,送入胎儿的毛细血管。②"渗漏"。其通过胎盘绒毛上比较大的微孔或小缺口,完整的母血细胞能进入胎血。

重要知识点九 胎儿及新生儿药物代谢的特点

(1)从胎盘经脐静脉进入胎体的药物,约有50%进入肝被逐渐代谢,其余部分则从静脉导管经下腔静脉进入体循环,待到达脑循环时药物已经稀释。

(2)胎儿与新生儿的肾滤过率差,对药物排泄能力比成人低,并相对缓慢。肾小球滤过率为成人的30%~40%,肾小管排泄量比成人低20%~30%,尤其对巴比妥类药排泄缓慢。

(3)胎儿肝的重量为体重的4%(成人为2%)。近年来发现胎儿肝内的细胞色素P_{450},与NADPH–细胞色素C还原酶、葡萄糖醛酸转移酶的活性等与成人无显著差异,因此肝对药物的解毒功能无明显差别。

重要知识点十 麻醉药对母体与胎儿的作用

(一)麻醉性镇痛药

(1)哌替啶:哌替啶应在娩出前1小时内或4小时以上使用。哌替啶有促进宫缩作用,但子宫肌张力不降,宫缩频率及强度增加。

(2)吗啡:该药透过早产儿血脑屏障的浓度大于哌替啶,故禁用于早产。又因对母体易引起恶心、呕吐、头晕等副作用,故目前在产科已基本弃用,而被哌替啶所替代。

(3)喷他佐辛:该药可加强宫缩,缩短第二产程。胎儿对该药的摄取能力较对哌替啶者强。

(4)芬太尼:该药可在分娩第二期经硬膜外间隙注入0.1 mg而获得良好镇痛,并使宫缩加强,有作用出现快、维持时间短的特点。

(二)非巴比妥类镇静药

(1)安定:容易通过胎盘,可引起新生儿血内游离胆红素浓度增高,易诱发核黄疸。有报告称,用于产钳和臀位分娩,安定比吸入麻醉引起的并发症少,故适用于产科。

(2)咪达唑仑:高度亲脂性,微溶于水,在体内释出亲脂性碱基,可迅速透过胎盘,但透过量少于安定,对胎儿的影响尚不清楚。

(3)氯丙嗪:主要用于先兆子痫和子痫患者。

(4)异丙嗪:母体静脉注射1.5分钟后即可在脐静脉血中检出,对子宫肌张力无影响。个别产妇用药后出现躁动。近年来神经安定药如氟哌利多已被逐渐采用,异丙嗪及氯丙嗪已罕用。

(三)巴比妥类药

本品容易通过胎盘,但治疗量无明显呼吸抑制作用,对子宫也无明显影响。

(四)全身麻醉药

(1)氯胺酮:1968年该药用于产科,具有催产、消除阵痛、增强子宫肌张力和收缩力的作用,对新生儿无抑制,氯胺酮禁用于有精神病史、妊娠中毒症或先兆子宫破裂的孕妇。

(2)异丙酚:本品为水溶性乳剂,是一种新的静脉催眠药,催眠效能较硫喷妥钠强 1.8 倍,起效快,维持时间短,苏醒迅速。该药可透过胎盘,大剂量使用(用量超过 2.5 mg/kg)可抑制新生儿呼吸。

(3)安氟醚:其镇痛作用比氟烷稍强,低浓度吸入对子宫收缩的抑制较轻,麻醉诱导则较氟烷慢。

(4)异氟醚:本品引起与剂量相关的子宫收缩抑制,浅麻醉时对子宫抑制不明显,对胎儿也无明显影响,深麻醉对子宫有较强的抑制,容易引起分娩子宫出血,同时对胎儿不利。

(五)肌肉松弛药

(1)琥珀胆碱:其脂溶性低,且可被胆碱酯酶迅速分解,故在常用剂量时,极少向胎儿移行,新生儿体内亦无此药,但用量在 300 mg 以上或一次大量使用时,仍会移行至胎儿,使用后 3 分30 秒时可与母血浓度相平衡。

(2)非去极化肌松药:阿曲库铵、维库溴铵、哌库溴铵和多库氯铵等,都是高度水溶性药,故不易(并非完全不能)通过脂质膜屏障,如胎盘屏障。

产科使用的理想肌肉松弛药应具有:起效快,持续时间短,很少通过胎盘屏障,新生儿排除该药迅速等。阿曲库铵的理化特点接近上述条件。

(六)局部麻醉药

(1)局麻药的蛋白结合度:与母体血浆蛋白的结合度高者,通过胎盘量少,进入胎儿血的量也小。

(2)局麻药的分子量:分子量在 350~450 u 以下的物质容易通过胎盘,常用的局麻药的分子量都在 400 以下,故均较易通过胎盘。

(3)局麻药的脂质溶解度:局麻药中,脂质溶解度较高者,均较易于进入胎盘。

(4)局麻药在胎盘中的分解代谢:酰胺类局麻药如利多卡因、甲哌卡因、丁哌卡因、罗哌卡因大部分在肝脏经酶的作用而失活,不被胎盘分解,其代谢过程也远较酯类局麻药缓慢。由于其作用可靠,渗透性强,作用时间长,不良反应尚不多,故仍被普遍用于产科。

酯类局麻药如普鲁卡因、氯普鲁卡因、丁卡因等,大多经血浆或肝内假性胆碱酯酶水解,也在胎盘内水解,因此移行至胎体的量少,故较安全。

重要知识点十一 产科手术的麻醉的术前准备及注意事项

(一)详细了解产妇情况

大多数产科手术属急症性质,麻醉医师首先应详细了解产程经过,对母胎情况做出全面估计了解既往病史,药物过敏史及术前禁食、禁饮情况。

(二)严格禁食

麻醉前应严格禁食至少 6 小时,预防呕吐误吸的发生,产妇一旦呕吐而发生误吸,将给母胎造成致命后果。呕吐误吸最好发的阶段为全麻诱导期,镇痛药或镇静药过量或椎管内麻醉阻滞范围过广。

(三)注意用药情况

对妊娠中毒症、先兆子痫、子痫及引产期产妇或有大出血可能的产妇,麻醉前应总结术前用药情况包括药物种类、剂量和给药时间,以避免重复用药的错误,并做好新生儿急救及异常出血处理的准备。

(四)麻醉方法的选择

麻醉方法应依据母胎情况、设备条件及麻醉者技术掌握情况而定。麻醉前要常规静脉补液,做好输血准备。麻醉时必须充分供氧,并尽力维持循环稳定,注意并纠正仰卧位低血压综合征。应用升压药时要注意升压药与麦角碱之间的相互协同的升压作用。

重要知识点十二 剖宫产术的麻醉选择

(一)局部浸润麻醉

本法在我国常用,特别适用于饱胃产妇及紧急情况下来不及做其他麻醉者,但不能完全无痛,宫缩仍存在,肌肉不够松弛,手术操作不便。

(二)脊麻－硬膜外联合阻滞(CSEA)

本法是目前剖宫产最常用的方法,该法结合了脊麻醉起效快、麻醉效果确切、肌松完善和硬膜外麻醉的灵活性并便于术后镇痛的优点。穿刺点常选用腰2~3或腰3~4间隙,局麻药常选用丁哌卡因或盐酸罗哌卡因。

(三)硬膜外阻滞

本法虽然比蛛网膜下隙麻醉起效慢、药物用量大,但低血压和术后头痛的发生率低于后者,穿刺点多选用L2~3或L1~2间隙,局麻药多选用1.5%~2%利多卡因或0.5%罗哌卡因。

(四)全身麻醉

(1)优点:全麻可消除产妇紧张恐惧心理,麻醉诱导迅速,低血压发生率低,能保持良好的通气。

(2)本法适用于精神高度紧张的产妇或合并精神病、腰椎疾病或感染的产妇。

(3)缺点:①容易呕吐或返流而致误吸,甚至死亡意外。②全麻的操作管理较为复杂,要求麻醉者有较全面的技术水平和设备条件,麻醉用药不当或维持过深有造成新生儿呼吸循环抑制的危险,难以保证母儿安全。③苏醒则更须有专人护理,麻醉后并发症也较硬膜外阻滞多。

重要知识点十三 妊娠高血压综合征的麻醉

(一)妊娠高血压综合征分类

妊娠高血压综合征是妊娠期特有的疾病,可分为五类:①妊娠水肿;②妊娠高血压;③妊娠蛋白尿;④先兆子痫;⑤子痫。其中较为严重的是先兆子痫和子痫。

先兆子痫是指在妊娠合并高血压、水肿和蛋白尿的基础上,出现了头痛、眼花、胸闷及恶心呕吐等症状;子痫是指在此基础上出现抽搐等症状。重度妊高征(包括先兆子痫和子痫)易并发心力衰竭、脑出血、胎盘早剥等严重并发症,其处理措施是行剖宫产迅速终止妊娠。

(二)在麻醉处理上应注意下列问题

(1)孕妇为避免水钠潴留常采取限制食盐摄入(2~4 g/d)和液体入量(2 500 ml/d),且大多应用脱水药或利尿药,故麻醉前往往存在不同程度脱水、低钠血症和低血容量,麻醉时应加以纠正。

(2)孕妇往往已使用大量镇静解痉药及降压利尿药,如硫酸镁、利血平、肼屈嗪和前列腺素,应常规观察用药后的尿量,有无呼吸抑制,检查膝反射、心率和心电图。

(3)大多孕妇已采用吩噻嗪类药物治疗。因此,麻醉前应了解用药时间和剂量,防止直立性低血压。麻醉中要密切观察血压的变化,注意对胎儿及母体的全身影响。

(4)重症先兆子痫或子痫产妇,在麻醉前、中或后都容易发生妊娠高血压性心脏病、左心力衰竭肺水肿、肾功能不全、电解质紊乱、脑出血、胎盘早剥大出血、凝血功能障碍(如DIC)及产后血液循环衰竭等严重并发症,可能与脱水、低钠血症、低血容量或产后腹压突然下降使回心血量骤减等因素有关。

(5)已采用肝素治疗的患者,禁忌选用硬膜外阻滞,以避免发生椎管内血肿压迫性截瘫,麻醉中应注意出血情况,并做及时补血。

(6)麻醉中应力求患者安静,避免各种刺激,保证镇痛完善,预防血压骤升骤降,保证充分供氧,避免缺氧和二氧化碳蓄积,适当补充血容量,纠正酸碱失衡及电解质紊乱。

(三)麻醉方法

本病患者一般可选硬膜外阻滞。遇并发脑血管病变或有出血倾向者,以选用气管内全麻为妥。

考点十六　创伤患者手术的麻醉

重要知识点一　创伤患者的特点

(一)病情紧急

严重创伤患者来院后必须争分夺秒组织抢救。经过初检后,对主要损伤应抓紧时间进行治疗,待病情初步稳定后再做全面检查,有严重内出血者,须抓紧手术时机,不可拖延。由于病情紧急,术前没有充裕的时间了解病史和进行准备,须在手术的同时边了解边处理。有成批伤员时,须做好组织安排。

(二)病情严重

严重损伤均伴失血和失液,因急性血容量丢失常出现失血性休克,据统计其发生率可达9%。大血管破裂时,往往来不及抢救即可死亡。严重胸部损伤或颅脑损伤者,有时发展迅速,可因窒息、缺氧而猝死。对严重创伤患者须强调早期循环、呼吸复苏,否则往往会丧失挽救生命的机会。

(三)病情复杂

严重创伤多为复合伤。据统计,胸部损伤者约有80%合并头部损伤,14%合并腹部损伤,26%合并四肢骨损伤。复合伤增加了病情复杂性,处理困难,死亡率也相应增加。单纯胸部损伤的死亡率约为10%,合并其他部位损伤的死亡率增至15%~20%。创伤患者以年轻者居多,但近年来老年患者也逐渐增多,因常并存心、肺疾病,给处理增添了复杂性,并发症和死亡率也在增高。

(四)剧痛

创伤后常伴有剧痛。骨关节损伤的疼痛较软组织损伤者剧烈。疼痛不仅患者痛苦,更可增高并发症发生率。胸部损伤疼痛可显著减低肺通气量,肺分泌物滞留,增加肺部感染。因此,在诊断明确的情况下在麻醉之前可给予患者一些镇痛药,既可减轻患者痛苦,也可使患者更加配合麻醉操作。常用的止痛方法有肌肉注射或静脉注射哌替啶,对老年或严重创伤患者药量应酌减。四肢骨折时良好制动是减轻疼痛的有效措施。

(五)饱胃

创伤患者多非空腹,因此防止呕吐误吸极为重要。疼痛、恐惧、休克和药物等因素可使受伤的间隔时间。有学者强调伤后24小时内都存在呕吐误吸危险,因此,对急症患者应一律视为饱胃病例,慎重处理。据统计,择期手术返流率约为10%,而急症者为25%。

重要知识点二　创伤患者的病理生理

(一)创伤后血容量的变化

1.有效循环血量急剧减少

腹腔实质脏器破裂、血管损伤、四肢和骨盆骨折等均丢失全血,大面积烧伤主要丢失血浆,都可致血容量急剧下降,并发生低血容量性休克。失血量如占全血量20%以上,毛细血管通透性增加,血管内液外渗,可使血容量进一步减少。此现象可致有些患者需要输血的量超过失血量。大面积烧伤后血容量减少50%者很常见,又因体液的不断外渗和创面的大量蒸发,往往休克期已度过而血容量仍偏低,因此术前须尽量纠正有效循环血量,保证循环稳定。

2.静脉回流减少

静脉回流不足是失血休克的重要病理、生理改变。人体总血量的70%位于静脉内,出血后静脉回心血量降低,心排血量锐减,可致血压下降。静脉回流减少,除与血液丢失有关外,受伤部位的蛋白质外渗和细胞水肿也是重要促成因素。

3.代偿性血管收缩

失血后肝、肾、皮肤和肌肉均出现代偿性血管收缩,使血液重新分布,以期避免或推迟血压下降,从而保证心、脑血液供应。

4.心率增速和血压下降

创伤和失血可诱发应激性交感神经-肾上腺髓质反应,大量释出儿茶酚胺,作用于全身肾上腺素能受体,导致全身血管收缩、心率增快、心肌收缩力增强和外周总阻力升高。心率增快之后继之的血压下降是失血的晚期表现,提示机体失代偿,情况严重,必须加速输血输液,尽快提升血压。

(二)创伤后的心脏改变

长时间休克可导致心肌缺氧,引起心肌收缩力改变,重者可致心律失常、心力衰竭,甚至心搏骤停。休克致血小板释放5-羟色胺,可引起冠状血管痉挛,创伤后凝血功能增强,可导致冠状动脉栓塞。创伤后心肌抑制因子的产生,是抑制心肌收缩功能的另外一个因素,因此,在休克处理中于纠正血容量的同时,须严密注意心源性问题及心脏其他损伤,如心肌挫伤、心包填塞、张力气胸等,大量快速输血输液有可能加重已受损的心脏负担,甚至引起急性肺水肿和心力衰竭。

(三)创伤后的肾改变

创伤休克并发性肾功能衰竭的死亡率目前仍高达60%。正常的肾血流量约占心排血量的25%。低血容量时肾血流量明显降低。失血量为总血量的10%~15%时,只有肾小球后动脉收缩,肾小球滤过率可基本不受影响;失血达20%~25%,肾小球前、后动脉均收缩,肾血流明显减少,肾小球滤过率降低,尿量锐减;失血达30%~50%,肾血管广泛收缩,血流灌注几乎停止,因此无尿。

(四)创伤后的高血糖反应

糖代谢紊乱是创伤后代谢反应的重要变化,常表现血糖升高和乳酸血症,系肝糖原分解、糖原异生作用、胰岛素分泌抑制、胰高血糖素分泌所致。休克期葡萄糖的利用受限制,如果大量输注葡萄糖液,不仅无治疗价值,反而易促成创伤后糖尿病,因此,创伤后不应大量用葡萄糖液。

💡 **易错警示**

【例题】骨盆骨折最危险的并发症是（　　）。

A.骨盆腔内出血　　　　　　　B.骶丛神经损伤

C.尿道出血　　　　　　　　　D.膀胱破裂

E.骶丛神经损伤

骨盆骨折常伴有严重合并症，且常较骨折本身更为严重。骨盆骨折的并发症包括腹膜后血肿、腹腔内脏损伤、膀胱或后尿道损伤、直肠损伤、神经损伤等，但最危险的并发症是骨盆腔内出血引起的失血性休克。

【答案】A。解析：骨盆骨折常出现失血性休克，其原因为盆腔壁内静脉丛丰富且无瓣膜，中小动脉多，骨质为松质骨，常合并内脏伤。

重要知识点三　创伤患者的术前估计与准备

（一）创伤患者的伤情估计

（1）麻醉医师在处理严重创伤患者前，需对一般情况和伤情做出全面估计，除了解损伤有关情况外，更应重视全身情况和重要器官功能并存的有关影响。

（2）在检查患者时，不仅要注意局部情况，更应重视其他部位的合并损伤，可按下述顺序检查以防漏诊：①颅脑面颈部；②颈、胸、腰椎；③胸部；④回心血管；⑤腹部；⑥四肢和骨盆。

（3）创伤患者病情紧急，术前常无充足时间了解病史和检查患者，但仍应尽可能了解受伤经过、原因、时间、接受过何种治疗，如用药、输液等，既往身体素质，有无慢性心、肺、内分泌疾病等。麻醉前必须估计全身变化的程度，重点观察颅脑及神智情况，判断神经系统有无损害，必要时须考虑做 CT 检查和必要的化验检查。

（二）创伤患者的呼吸道管理

（1）保持呼吸道通畅和维持良好的气体交换是抢救严重创伤患者的首要措施。

（2）创伤患者出现呼吸困难常见的原因：①呼吸道梗阻；②颅脑损伤；③延髓部位损伤；④高位脊髓损伤；⑤肋骨骨折及膈肌破裂；⑥血气胸；⑦肺挫伤；⑧肺不张或肺水肿。

（3）呼吸道梗阻和缺氧是严重创伤患者早期死亡的原因之一，如颅脑损伤昏迷患者的舌后坠、异物、分泌物、凝血块的阻塞，颌面部软组织损伤，颌骨骨折错位，黏膜水肿、血肿等均可导致呼吸道梗阻。严重阻塞可先用粗针头做环甲膜穿刺吹入氧气作为紧急措施。

（4）多发肋骨骨折、连枷胸常表现明显的呼吸困难和反常呼吸，严重影响气体交换。

（5）气胸或张力气胸是胸部损伤呼吸困难常见的原因，麻醉前必须先做胸腔穿刺或闭式引流。

（6）肺挫伤早期 X 线检查可为阴性，但血气分析常已有异常。肺挫伤时须限制输液量，否则易致肺组织间液渗出，进一步阻碍气体交换。

（7）非胸部损伤亦可出现 PaO_2 下降。据报道长管骨折患者 PaO_2 均低于正常值，多发骨折患者的 PaO_2 均低于 8 kPa（60 mmHg），因此，对任何严重创伤患者，无论有无缺氧表现，都须常规吸氧。

（8）对呼吸道损伤呼吸极度困难等危重患者多须经口或经鼻插管或气管造口，以解除缺氧和呼吸道梗阻，避免胃内容误吸和有利于吸引。

（9）头、面、颈部钝挫伤有 5%~10%合并颈椎骨折脱位，气管插管时必须保持头部不过伸移位,采取表面麻醉清醒插管,或纤维光导支气管镜插管。上、下颌骨骨折及喉部损伤,需气管造口插管。术后考虑呼吸器治疗者,最好经鼻途径插管,但须避免鼻出血和鼻窦感染。

(10)创伤患者的通气得到改善后,如果缺氧征象无明显好转,应怀疑有肺实质损伤、ARDS或低血容量,应仔细鉴别。低血容量时,肺泡血流灌注不足,缺氧将无法改善。

(三)创伤患者的失血量估计和血容量补充

1.失血量估计

(1)失血量估计和血容量补充是创伤患者术前首要的处理。

(2)开放伤较闭合伤容易估计,一个手掌面积的开放伤,失血约为 500 ml。肝、脾破裂,大血管损伤,股骨骨折,骨盆骨折,广泛皮肤撕脱伤等均有大量失血。失血对机体的影响程度不能单凭失血量的绝对数值去判断。

(3)失血早期或失血量不大时,患者处于代偿期,血压尚可维持正常,但一旦变动体位或麻醉诱导后,血压可突然下降。因此,对创伤程度和失血量的估计不能单以血压数值作为唯一的依据,必须结合患者的临床表现和检查,做全面分析和估计。体质虚弱的老年人、代偿机能不良的患者,虽出血不多,亦会有明显的临床征象;反之,体格健壮的年轻人,失血量虽较大,临床征象可无明显变化。

2.血容量补充

血容量补充以尽早、尽快恢复有效循环血量为原则。

(1)及时快速输血输液。不仅要考虑输注何种液体和输注量,更须强调有足够快的输注速度。对心肺功能良好者,在监测中心静脉压的基础上应快速输注,以尽快纠正低血容量和避免长时间休克的危害。

(2)静脉输注的部位需个别考虑。下肢或腹部严重创伤时,应选用前臂、肘前、头静脉或颈内静脉穿刺置管;上肢或胸部损伤应选用大隐静脉置管。静脉导管的口径须够大,以选用塑料外套管针穿刺为妥。

(3)乳酸钠林格氏液(平衡液)为治疗低血容量休克常用的液体,具有扩容、恢复功能性细胞外液、稀释血液和改善微循环等作用。失血量占总血量15%以下者,可全部输注平衡液而暂不输血,可先输 1~2 L,如果血压回升且趋稳定,提示已无活动性出血;如血压不升,或升后复降,可能仍有出血,或有补充量不足,可继续输入,或考虑输全血。用平衡液代替输血,可稀释血液,故要定时监测红细胞比积,以维持 25%~30%为准。对合并心、肺、肾病患者,晶体液用量应加以限制。有人认为治疗失血休克,以输用晶、胶合液(含盐水、右旋糖酐、氯化钙、氯化钾)的效果最好,单纯输平衡液必须大于失血量的 2~3 倍,且不能较长时间保留于血管内。

(4)右旋糖酐或羟乙基淀粉等血浆代用品有暂时扩容的功效,但无携氧能力,大量应用可能诱发过敏反应或出血倾向,因此,要限制输注用量,24 h 不宜超过 1 000 ml。

(5)大量失血时,仍需补充全血,有条件时可成分输血。严重创伤有时需输血数千毫升,要警惕大量输血后的不良反应,采取预防措施。输用白蛋白时一般无传染血清肝炎的顾虑,过敏反应也少见,可酌用,但价格较昂贵。扩容时也不应大量长时间输注胶体液,因胶体液分子透过肺毛细血管到肺间质,可构成肺间质水肿。

(6)创伤后机体利用葡萄糖受抑,易出现高血糖。因此,在纠正低血容量时,以少用或不用纯葡萄糖液为宜,同时可避免输入过多水分所造成的低渗状态。

(7)扩容时必须严密监测循环功能,包括皮肤温度、颜色、动脉压、脉率、中心静脉压、心电图、脉搏血氧饱和度和尿量等,并定时检查血红蛋白、红细胞比积、电解质等。

(8)经输血输液扩容后,若血压仍低,须鉴别有无心源性问题,或输血反应。

(9)纠正血容量的同时须保持呼吸道通畅,充分供氧,纠正酸血症,保护肾功能。

重要知识点四 创伤患者的麻醉选择

(一)麻醉前用药

对严重创伤患者要重视术前止痛和解除紧张、恐惧心理,应给以麻醉前用药,但任何用药应以不进一步血压下降,不抑制呼吸为前提。一般可按常规用药,对生命垂危和昏迷患者,可避免用镇静、镇痛药物,但不宜省略抗胆碱药,对休克患者均应以小量、分次静脉给药为原则。

(二)麻醉方法的选择

麻醉方法的选择以不干扰呼吸、循环代偿功能,不影响复苏,又能符合手术操作要求为原则。

1.局部麻醉

本法应用的机会较少,只适应于小范围表浅软组织清创缝合和简单的骨折闭合整复。垂危患者对应用全麻有顾虑者,亦可选用局麻。局麻用作其他麻醉的辅助才有实际价值。谵妄或不合作患者应避用。

2.阻滞麻醉

(1)上臂中 1/3 部以下的损伤,可选用臂丛阻滞。

(2)如创伤失血,严重休克未经纠正的患者,绝对禁用蛛网膜下腔阻滞或硬膜外阻滞。单纯下肢或腹部损伤,估计失血量不大,也无任何低血容量表现,经输血输液治疗,血压脉搏稳定者,慎用连续硬膜外阻滞,且必须做到:①保证静脉输注通畅;②小量分次注射局麻药,尽量控制最小的有效麻醉阻滞范围,局麻药的浓度和剂量必须尽可能减少。对休克前期,或休克初步纠正,但仍具有明显低血量症状,或改变患者体位仍出现血压下降,或严重下肢创伤使椎管穿刺有困难的患者,不应勉强采用硬膜外阻滞。

3.全身麻醉

(1)麻醉诱导:麻醉诱导的关键之一是必须首先控制呼吸道,防止胃内容物反流、呕吐和误吸,可采取下列几种措施。①放置粗胃管吸引,虽不能完全吸净胃内容物,但因胃管刺激有时诱发呕吐,有助于将部分胃内容物吐出。②甲氰米胍为 H_2 组胺受体阻滞药,有降低胃液酸度、减少胃液分泌、减轻酸性液误吸综合征严重程度的功效。③表麻清醒气管插管是保证呼吸通畅、避免误吸最安全的方法。④静脉诱导插管应结合压迫环状软骨法进行,并由技术熟练者操作。具体步骤:a.抽吸胃管,尽量吸尽胃内容物;b.吸纯氧去氮;c.静脉注射阿托品 0.5 mg;d.静脉注射小剂量非去极化肌松药,如先静脉注射维库溴铵 1~2 mg,或潘库溴胺 1~2 mg,以防止琥珀胆碱诱发的肌震颤;e.静脉注射丙泊酚(2~2.5 mg/kg)或氯胺酮(1~2 mg/kg)诱导,继以琥珀胆碱 1~1.5 mg/kg;f.术者施行控制呼吸,助手向脊柱方向压迫环状软骨以压瘪食管上口,防气入胃;g.迅速暴露声门、插管,并充气于导管套囊。

患者于急诊室抢救时如已插入气管导管,入手术室后应检查导管的位置、粗细、通畅度及有无漏气,若不够理想,应予更换。

呕吐、误吸不仅可发生于麻醉诱导期,麻醉苏醒期也易发生呕吐、误吸。因此,创伤急诊手术后,必须等待患者咳嗽、吞咽反射恢复,呼之能应后再慎重拔管。

(2)麻醉维持:休克低血容量患者对全麻药的耐量减小,无论吸入、静脉或静吸复合用药仅需小量就足以维持麻醉,如辅以肌松药用量可再减。低浓度安氟醚或异氟醚对循环影响均较小,可选用。异氟醚使心率增快,心排血量增加,外周血管阻力降低,适用于创伤休克患者。氧化亚氮-氧-镇痛药-肌松药复合麻醉对循环影响极轻微,但禁用于气胸、皮下、纵隔气肿或气栓等患者。

创伤患者的麻醉方法必须掌握多种麻醉药复合的平衡麻醉原则,以尽量减轻机体对麻醉的负担,尤其于长时间麻醉时,不宜使用单一的吸入麻醉药,否则麻醉药在组织中过饱和,易导致术后肺部并发症。

(三)创伤患者与肌松药

琥珀胆碱为气管插管最常用的肌松药。用药后均出现肌颤,用于创伤患者存在三点顾虑:①因肌颤可使正常人的眼内压升高 1.3 kPa,如果先用小剂量非去极化肌松药有防止功效;②因肌颤可引起颅内压和胃内压上升;③因肌颤可引起 K^+ 从细胞内移出而致一过性血钾升高,已有高血钾患者(如挤压综合征、肾功能衰竭、烧伤、严重感染、高位截瘫)须警惕心搏骤停意外,应避用。

潘库溴铵有较强的肌松作用,无组胺释放,对心率、血压、心排血量的影响轻微,较适用于创伤性失血休克患者。有研究报道大剂量潘库溴铵可致交感抑制。维库溴铵、阿曲库铵对心血管无明显影响,也可选用。

重要知识点五 几种创伤患者的麻醉处理

(一)胸部创伤患者的麻醉

(1)胸部损伤无论是开放型或是闭合型,通气功能都将受影响,即便单纯肋骨骨折,亦可因疼痛而妨碍呼吸交换。多发肋骨骨折,因胸壁塌陷可出现明显的反常呼吸。胸部伤合并颅脑外伤者,因中枢抑制,可进一步削弱通气而致严重低氧血症。气胸是胸部创伤常见的并存症,可因纵隔移位,而严重干扰呼吸和循环,如系张力气胸则影响更甚。麻醉前必须先施行胸腔穿刺闭式引流,否则可因正压通气而加剧胸腔积气和纵隔移位,甚至猝死。并存颈部皮下气肿和纵隔增宽者,要怀疑大气管破裂。胸内大血管破裂,往往因急剧失血而病情危重,多处于严重休克,神志不清状态,必须立即手术止血,麻醉须密切配合,不能延误。心脏挫伤可致心律失常,心功能骤减。胸部损伤患者中约5%伴心肌挫伤,38%伴 ECG 改变。

肺实质损伤者多伴咯血,诱导插管时要避免呛咳,要警惕大量血液涌出造成窒息意外。心音弱,失血量与低血压不相符、心影增宽变大,CVP 增高者,须想到心包填塞,其麻醉处理存在困难,心包腔积血越多,心排血量越减少,麻醉诱导后越易出现严重低血压或心搏骤停。疑有心包填塞者,术前应先在局麻下行心包穿刺减压,然后麻醉诱导,不用硫喷妥钠,可用氯胺酮。

(2)胸部创伤常须在气管内插管静脉复合或静吸复合麻醉下急症开胸手术。麻醉处理总原则为浅麻醉,辅助肌松药,控制呼吸,改善呼吸功能。

(3)并存肺挫伤者,应严格限制术中输血输液,充分估计失血量,谨防过量导致肺水肿。输血输液过程中除严密观察临床表现外,应连续监测中心静脉压、脉搏血氧饱和度和 ECG。

(二)腹部创伤患者的麻醉

(1)腹腔实质性脏器损伤以肝、脾破裂居多,且以脾破裂为常见。严重肝、脾破裂的出血量一般都在 2 000 ml 以上。肠系膜血管破裂出血亦较多见。下腔静脉破裂出血往往来不及抢救即死亡。腹部创伤伴内出血者,治疗应越早越好,应有效纠正失血休克,休克见初步改善后,应立即在气管内浅麻醉下手术,用静脉复合或静吸复合并用肌松药维持。切开腹膜时,谨防腹腔积血一涌而出,导致血压骤降意外,应缓慢放出并做好快速输血准备。

(2)单纯胃肠道损伤一般无明显失血症状,情况较好,可选用连续硬膜外阻滞。低血容量休克前期患者,经输血、输液,血压回升且趋于稳定者,可考虑用连续硬膜外阻滞,但必须慎重掌握以下要点:①正确判断循环功能;②根据手术要求选择最低穿刺点,如胸11~12或胸12~腰1椎间隙,头向置管;③置管后改平卧位,测血压、脉搏无明显变化者才注射试验量药物,一般用量2~3 ml;④低血容量休克患者对麻药的耐量极小,极易扩散过广,有时仅试验量即可手术切皮,故应严格掌握分次、小量用药,如果仍有痛感,宜适当结合局麻,当进腹控制出血点后,再酌情追加维持局麻药;⑤阻滞平面应尽量控制不超过胸6,警惕血压骤降意外,现在主张选用全身麻醉。

(三)脊柱损伤患者的麻醉

(1)脊柱骨折脱位致脊髓损伤较为常见,有的采取保守疗法,有的须手术解除脊髓压迫和稳定脊柱。

(2)脊柱骨折常合并其他部位损伤,出现休克时应鉴别为失血性休克还是脊髓休克。

(3)第6颈椎以上骨折脱位,常合并高位截瘫,应注意以下几种处理:①因肋间肌、膈肌麻痹可出现呼吸困难,必须保证通气量和维持呼吸道通畅,有无气管造口、呼吸器治疗的指征。②合并面颈部软组织损伤者,应谨防血块、异物堵塞呼吸道。③高位截瘫患者的咳嗽、排痰能力已丧失,可因分泌物堆集造成呼吸道梗阻,也可因胃内容反流致误吸,均应随时吸引。④脊髓损伤急性期,因椎管腔出血或水肿,可使脊髓病变往上、下蔓延而致病情恶化,循环衰竭,应予警惕。⑤高位截瘫易并发肺水肿和肺栓塞。肺栓塞是患者猝死的原因,截瘫致肺功能障碍时,容易出现输液相对过量肺水肿,伤后早期已因交感神经突然刺激而静脉回流骤增,加重右心负荷,极易导致肺水肿。⑥高位截瘫可出现心功能减退和心电图异常,如窦性停搏、多源性室性早搏、室速等,可能系自主神经功能失调所致。⑦截瘫患者可出现自律性反射亢进,表现为高血压、心动过缓、肌痉挛等副交感兴奋征象;因体温调节能力丧失可出现高热。⑧高位脊髓损伤患者可出现气管反射异常,为交感与副交感神经平衡失调所致,表现为刺激气管易出现心动过缓,若并存缺氧,可致心搏骤停,因此,对高位截瘫患者吸引气管时须特别慎重。

(4)麻醉处理:①单纯椎板切除减压可在局麻下施行。②颈椎骨折脱位需切开复位减压时,须应用全麻。麻醉实施中须注意保持脊柱的稳定性,麻醉诱导和手术中强调保持颅骨牵引以维持头部稳定,防止脊髓损伤加重。气管插管有时较困难,宜用经鼻清醒盲探插管,或借助纤维光导支气镜插管。③避免用琥珀胆碱快速诱导插管,以防血钾升高性心搏骤停意外。④手术多取俯卧体位,注意胸、腹部垫衬物,以防干扰呼吸动作,密切观察呼吸,施行辅助呼吸,避免用呼吸抑制药。手术失血往往较多,须及时补充,避免低血压。⑤术后拔管,要避免咳嗽、躁动,可在拔管前静脉注射1~1.5 mg/kg利多卡因预防。

(四)断肢再植患者的麻醉

(1)对肢体离断患者应首先明确有无休克和其他复合损伤。如果并存休克或胸、腹、颅脑损伤,应先治疗休克和其他脏器损伤,然后再考虑断肢再植手术。断肢再植成活的关键在血管吻合后离断肢体是否有充分的血液供应,因此,积极治疗休克,补充血容量,改善全身情况是首要问题。抢救休克应以恢复有效循环血量为主,强调不滥用升压药,否则可引起吻合血管痉挛而致再植手术失败。

(2)断肢再植选用臂丛(上肢断肢再植)或硬膜外阻滞麻醉(下肢断肢再植)有许多优点,如止痛良好,血管扩张,有利于血管吻合,术后可继续利用其解痉止痛作用,且无呕吐误吸危险。

肢体离断并存休克或为复合伤者,宜选用气管内吸入或静吸复合麻醉。

（3）手术时间长为断肢再植手术的特点之一。阻滞麻醉时止痛必须始终满意,长时间固定体位常难以忍受,需用辅助药,可用依诺伐或杜非合剂。长时间全麻需维持平稳,正确掌握输液量,避免补液不足或逾量,术前宜安置导尿管,根据尿量指导补液。

（4）术中防止血管痉挛是断肢再植术的重要问题。术中疼痛、寒战、血管收缩药、室温过低、输血输液反应、局麻药中毒等均为血管痉挛的因素,应尽量防止。寒战不仅会导致血管痉挛,还严重影响血管吻合的操作。

（5）血管吻合口栓塞可致手术失败,适当施行血液稀释,以减低血黏度,对防止栓塞有利,术中可常规输平衡液和低分子右旋醣酐,也可适量应用肝素。

（五）烧伤患者的麻醉

1.烧伤患者麻醉的特点

（1）大面积深度烧伤常伴严重全身反应及重要脏器并发症,在治疗烧伤的同时,需兼治并发症。

（2）大面积烧伤病程长,须施行多次手术和麻醉,患者负担重。病程越长,体力消耗越大,全身情况越差,手术麻醉的危险性亦越大。

（3）患者常伴低血容量、低蛋白血症、贫血和水电解质紊乱,术前须积极纠正,以提高机体抵抗力。

（4）对头、面、颈、呼吸道烧伤患者,麻醉前须估计呼吸道通畅情况及其对呼吸功能影响,须备好呼吸管理器械。面颈部组织肿胀者,气管插管常遇困难,需气管造口插管。

（5）要求全麻后迅速清醒,以减轻术后反应,加快术后恢复,注意营养摄入。

（6）烧伤患者对疼痛多较敏感,要求阻滞麻醉止痛完全。

（7）由于创面广泛,再加敷料包扎,常使静脉穿刺无法进行,术前需做好静脉切开准备。

（8）肢体烧伤有时无法测量血压和脉搏,需凭借听心音、中心静脉压、创面渗血、心电图和尿量来判断循环情况。

2.大面积烧伤早期切痂植皮的麻醉

（1）氯胺酮静脉复合麻醉:氯胺酮用于烧伤患者较为理想,因呼吸道容易保持通畅,有时可免用气管插管,但偶可引起一过性呼吸抑制,为确保安全,俯卧位手术仍以插管为妥;仰卧或侧卧虽可不插管,但必须备妥插管用具,以备急需。

（2）静吸复合麻醉:经气管插管或气管造口插管吸入 N_2O-O_2 及低浓度安氟醚或异氟醚,再辅用小剂量镇静、镇痛药,如氟哌利多、芬太尼或安定等,要求做到呼吸道无刺激,诱导快,苏醒快,拔管后基本能应答。

3.呼吸道烧伤患者的麻醉

（1）呼吸道烧伤的程度较难确切判断,极易并发感染和呼吸功能不全,常是大面积烧伤的死亡原因之一。

（2）轻度呼吸道烧伤,早期可无任何临床症状,重度者呼吸道、咽喉部黏膜充血、水肿、分泌物增多、呼吸困难、肺通气和弥散功能障碍和低氧血症。

（3）有呼吸道梗阻症状患者,需在局麻下做气管造口,在此之前不用任何麻醉药。麻醉选择必须避免进一步加重肺功能损害。烧伤面积不大或仅限于肢体者,尽量采用阻滞麻醉,面积大或躯干部手术需用全麻,避免用吸入麻醉以防刺激呼吸道,宜选用静脉复合麻醉。

4.烧伤疤痕晚期整形手术的麻醉

（1）肢体手术多可在阻滞麻醉下完成。躯干及头颈部手术多需全麻。

（2）疤痕仅局限于颈前部,可考虑颈丛阻滞麻醉,但取皮往往仍需全麻。

（3）颈部瘢痕畸形手术,如颌胸粘连疤痕,使呼吸道不易控制,或有气管插管困难,可选用表麻清醒经鼻盲探插管,极度困难者可用纤维光导支气管镜引导插管。

（4）一旦控制住呼吸道后,可选用任何方式的麻醉。静脉、吸入或静脉复合全麻,但要求术终尽快清醒,尚未完全清醒前不宜提早拔管。

（六）创伤患者的监测

对严重创伤患者无论在ICU或手术室内,从抢救开始即应连续监测病情。监测的基本项目:脉搏、血压、中心静脉压、心电图、肺动脉压、肺毛细血管楔压和心排血量、呼吸监测、血气分析和脉搏血氧饱和度、尿量、体温、化验检查。

考点十七　脊柱、四肢手术的麻醉

重要知识点一　脊柱、四肢手术的麻醉特点

（1）切口:脊柱、四肢手术的切口种类繁多,麻醉医师应对各种手术切口入路充分了解,以便于确定麻醉方案,更好配合手术。

（2）体位:脊柱、四肢手术的体位需根据手术需要而定,常取仰卧位、侧卧位或俯卧位等。俯卧位时,麻醉管理有一定的困难。某些手术需在特制的手术台上操作,因此,安置任何体位时都必须做到:①垫妥骨突出部位,防止软组织受压或神经压迫或牵拉损伤。②不干扰呼吸和循环。某些骨科手术中需临时变换体位,如半骨盆截除,先取仰卧,后改侧卧,需注意血流动力的急剧变化。

（3）肌松药:长管骨骨折、关节脱位闭合正复或切开复位,经腹膜后脊柱手术,开胸脊柱手术等,都需要良好的肌肉松弛,以使切口暴露满意,骨折易于复位。因此,骨科手术有时需要应用肌肉松弛药。

（4）神经刺激:关节囊和骨膜部位末梢神经丰富,如麻醉浅而刺激重时,易出现血压、脉搏变化。

（5）止血:四肢手术多需应用止血带,以减少手术野失血而便于手术操作。有的手术无法使用止血带,则出血往往较多,尤以骨面渗血不易止住,应予重视。脊柱、肩、髋或髂骨恶性肿瘤截除术,有时失血可达数千毫升,需重视预防失血性休克。骨科手术后,伤口往往继续渗血,需及时补充。

（6）麻醉选择:四肢手术多选阻滞麻醉,脊柱手术多选全麻,较大的破坏性手术,如髋离断、截肢术等也宜选用全麻为妥,以避免患者紧张、恐惧。若用阻滞麻醉,亦应使患者入睡为宜。

（7）某些严重四肢骨畸形矫正手术,常需分期施行多次手术才能完成,需掌握多次麻醉的处理原则。

（8）合并症:骨科手术可见于任何年龄,但老年人日渐增多,如全髋置换术,髋部骨折内固定多数为老年患者。老年人常合并慢性心、肺疾病或伴高血压而长期服用降压药,因此术前需做好全面检查,并按老年人特点施行麻醉。

（9）深静脉血栓形成和肺栓塞为骨科手术后可能发生的严重并发症,多见于老年人。大手术、术后长期卧床或石膏固定,术前原有心脏病和肺部感染等,都是深静脉血栓形成的诱发因

素。髋关节置换术后,合并肺栓塞的死亡率约为1.04%,因此需要有足够的警惕。

(10)某些手术需在预先制好的石膏支架上施行,其石膏支架上起自颏、枕部,下抵达髂嵴部,手术经石膏支架后背部开窗处施行。这种固定头、颈、胸、腹体位,可使麻醉诱导、气管插管操作和呼吸管理带来极大的困难。先天脊柱侧弯矫形手术中,术者要求做唤醒试验,此举为骨科麻醉特有的处理。

(11)骨科手术一般不宜过早停止麻醉。手术虽已结束,但有的尚需做石膏固定,有的需包扎特殊敷料,如皮瓣手术。因此,不应让患者过早清醒甚或躁动,否则可能造成骨折错位或皮瓣变位而使手术失败。

(12)骨科手术后,疼痛一般都较重。因此,术后应给予良好的止痛。椎管内注入吗啡的止痛效果较好,但恶心、尿潴留等并发症较多。术后保留硬膜外导管,微量泵持续泵入低浓度局麻药,是目前常用的止痛方法,可选用长效局麻药丁哌卡因。

重要知识点二　全髋置换术的麻醉

(1)特点:手术创伤大,失血多,老年患者居多,以及应用骨黏合剂可能出现心血管不良反应。

(2)适应证:①髋骨性关节炎。②类风湿髋关节强直。③股骨头无菌坏死创伤后,服激素后的治疗。

(3)麻醉选择:以硬膜外阻滞为首选,全麻主要用于类风湿腰椎强直患者,因无法施行硬膜外穿刺。硬膜外穿刺点选腰2~3或腰3~4尾向置管,控制平面在胸10~骶5,术中须用镇静药使患者安静或入睡。

(4)类风湿脊柱强直全髋置换须用全麻。对颈椎活动正常者可用静脉快速诱导插管;颈椎活动受限者,应采用表麻清醒经鼻盲探插管。插管困难者可选用纤维支气管镜引导下插管。麻醉维持可采用静脉复合或静吸复合麻醉,配合肌松药控制呼吸。

(5)髋臼和髓腔内置入骨黏合剂后,可能出现血压降低、心律失常,甚至心搏骤停等不良反应。因此,当填充骨黏合剂时,需密切注意血压和心电图变化,并注意以下几点:①置入骨黏合剂前须维持收缩压在12 kPa以上,必要时用升压药。②务必及时输血,避免低血容量。③严密全面观察患者。④吸入纯氧。⑤为预防血压突然下降,可静脉缓慢滴注多巴胺(葡萄糖液500 ml加多巴胺100 mg),维持血压平稳,出现心动过缓时,分次静脉注射阿托品。

重要知识点三　髋部骨折手术的麻醉

(1)特点:髋部骨折主要是指股骨颈骨折和股骨转子间骨折,为老年人常见病,据统计,80%手术患者为60岁以上老人且合并症较多。

(2)多数采用连续硬膜外阻滞,麻醉平面控制在胸10即可,防止平面过高出现低血压。年龄增大,局麻药用量需相应减少。病情较重,有硬膜外麻醉禁忌的患者可选用全麻,以静吸复合浅麻醉为妥,要求术终基本清醒。

(3)注意术中管理:硬膜外麻醉控制麻醉平面T_{10}以下,维持循环稳定,保证充分氧供。全麻下不宜并用肌松药和机械呼吸,因深静脉栓塞及术后死亡率均以机械呼吸者较自然呼吸者为高。控制呼吸容易并发低碳酸血症而减少脑血流,对脑血流原已减少的老年人极为不利,术后精神障碍率可增高。

重要知识点四 脊柱侧凸畸形矫正术的麻醉

1.特点

(1)脊柱侧凸畸形可发生于任何年龄,但常见于青春期前的小儿。

(2)严重的侧凸畸形常合并后凸畸形,造成胸廓显著变形。

(3)随着年龄增长,畸形逐渐发展,不仅影响正常发育,而且影响心、肺功能,易并发心肺并发症。

2.术前准备

(1)术前须了解侧凸、后凸程度,胸廓是否变形,心、肺功能是否受影响,日常生活的耐受程度,是否经常呼吸道感染或是否并存其他疾病。

(2)术前须检查心功能、肺功能及血气分析。对已有呼吸困难的患者,术后须准备呼吸器治疗。

3.手术方式

(1)多个肋骨切除结合石膏床外固定。

(2)Harrington 支架内固定,手术可取后侧入路、前入路即胸、腹部腹膜后径路。

4.麻醉选择

(1)手术多在气管内全麻下进行,一般患者可在静脉快速诱导下插管,若患者已睡石膏床而限制头颈活动时,应在表麻下清醒插管。

(2)可用吸入或静吸复合麻醉维持,建议采用神经安定镇痛麻醉,或氧化亚氮–氧–吗啡法维持麻醉,以便于术中施行唤醒试验。

(3)硬膜外阻滞时,应选用低浓度局麻药,以只阻滞感觉神经而保留运动功能为理想。

(4)施行唤醒试验之前,须先减浅麻醉,直到患者能应答并活动其足部,为切实做好唤醒,在术前访视患者时做好解释工作,以争取患者充分合作。唤醒试验时须保持环境安静,唤醒后立即静脉注射麻醉药以加深麻醉。

5.麻醉中管理

(1)术中失血较多,必须及时输血,以防低血压或休克。

(2)因手术多取俯卧位使静脉回流障碍,可使创面出血增多。

(3)大量出血时,应考虑输新鲜血,因心肺功能减退,切忌逾量输液。

(4)术中有可能损伤胸膜而造成气胸,多个肋骨切除后,可出现反常呼吸,尤以胸廓变形者多见,因此术中、术后须做好呼吸管理,并须有循环、呼吸各种监测,以确保患者安全。

重要知识点五 骨肿瘤手术的麻醉

1.特点

(1)骨肿瘤有原发和继发(转移癌)两种。

(2)恶性骨肿瘤往往发展较快,患者多呈慢性消耗病容,一般情况差,常合并低血容量、低蛋白、贫血。

(3)因使用抗癌药致肝功能不佳,或肿瘤液化及毒素吸收而出现发热中毒症状。

(4)肿瘤压迫神经可出现严重疼痛,显著影响夜间睡眠。骶骨肿瘤可向盆腔发展,压迫直肠或膀胱而出现大小便障碍。椎体肿瘤可出现不全截瘫。

2.术前准备

术前须全面了解患者病情和手术要求,全面体检和化验检查,重点了解心、肺、凝血功能,测定心功能、肺功能、血气分析、纤维蛋白原和凝血酶原时间等,全面估计术中可能出现的危险。术前应尽可能改善全身情况,如小量分次输血、血浆等,创造耐受手术和麻醉的条件。

3.麻醉选择

(1)硬膜外麻醉:肢体远端肿瘤,如股骨远端、胫骨上端肿瘤截除,关节置换或灭活再植等。

(2)全麻:脊柱、骶骨、髂骨、髋部等肿瘤截除,须在气管内静吸复合全麻下完成。颈椎肿瘤,尤以高位颈椎肿瘤手术,因颈部活动受限,不宜诱导插管,应在保持头部稳定的基础上施行表麻清醒经鼻插管;气管造口插管。

(3)全麻+硬膜外麻醉:骶骨、髂骨部手术,可在硬膜外阻滞结合气管内浅全麻下进行,可减少全麻药用量,又有轻度降压功效。

4.麻醉管理

(1)防止失血休克:术中须全面估计出血量,及时、快速输血,输血量有时可达数千甚至上万毫升。注意大量输血可能出现不良反应,如异常渗血不止、心血管不良反应、电解质紊乱等,应从预防着手血液预加温,应用激素、钙剂、止血药及碱性药等间隔输注新鲜血或纤维蛋白原等。

(2)术中监测:监测 ECG、CVP,动脉压及脉搏血氧饱和度,并随时做血气分析,了解氧合及酸碱平衡情况。

重要知识点六 脊柱结核病灶清除术的麻醉

(1)特点:①骨关节的任何部位易被结核菌侵犯。②患者一般体质均弱,伴营养不良。③脊柱结核患者常有长期卧床病史,心、肺功能往往较差,尤以合并截瘫者为明显,应尽可能改善全身情况,尽早手术。④患者常有肺活量降低,窦性心动过速,低血钙等,可能合并肾上腺结核,应做肾上腺皮质功能试验,了解肾上腺皮质功能。

(2)麻醉选择:脊柱结核手术需在气管内全麻下施行,维持可用静脉、静吸复合辅助用肌松药控制呼吸维持。术中除注意补充血容量及电解质外,尚需注意心脏负荷,防止心源性问题发生。

(3)颈椎结核可合并咽后壁脓肿,施行病灶清除有两种径路:①经颈侧方胸锁乳突肌切口,可在局麻或全麻下完成;②经口腔径路,多为高位颈椎病变,须经气管造口插管全麻下完成,术中要重视呼吸管理。

(4)胸椎结核病灶清除的路径有两种:①经胸腔路径,术野显露满意,手术时间可缩短;②经后背肋骨横突切除路径,术野显露不如经胸路径,手术时间长,有损伤胸膜的危险。应以全麻为好。

(5)胸腰段结核多用肾切口经腹膜外径路,手术切口大,手术部位深,需要良好的肌肉松弛,可选全麻辅用肌松药。

(6)腰骶部结核多取下腹大麦氏切口经腹膜外径路,以选用全麻为妥。

重要知识点七 骨科手术的特殊问题

(一)骨黏合剂

(1)作用:在骨髓腔内填入骨水泥将人工假体插入,可提高人工关节的稳定性,避免松动,以及因松动所引起的疼痛,故利于患者早期活动。

(2)成分:骨黏合剂为一高分子聚合物,又称为丙烯酸类黏合剂,包括聚甲基丙烯酸甲酯粉剂和甲基丙烯酸甲酯液态单体两种成分。

(3)使用:将粉剂和液态单体混合成面团状,然后置入髓腔,自凝成固体而起作用。

(4)副作用:①单体具有挥发性,易燃,有刺激味,接触皮肤有刺激性和较大的毒性。②骨黏合剂填入骨髓腔后,髓腔内压急剧上升,髓腔内容包括脂肪、气栓和骨髓颗粒被挤入静脉而抵达肺循环,可造成肺栓塞。动、静脉收缩,肺分流增加,心排血量减少和低氧血症。

(5)预防:①为防止髓内压上升所致的并发症,可在下位的骨皮质钻孔,并插入塑料管,以解除髓内压上升及骨黏合剂所致的血管扩张,及可能产生的肺栓塞,低氧血症,可造成的心血管严重反应,甚至心搏骤停。②为避免血压降低,可预防性应用升压药,补足血容量,充分吸氧,血容量不足和高血压患者应用骨黏合剂,更易出现低血压。③膝关节置换术中用骨黏合剂,在松止血带时要加强观察病情,因有可能出现心搏骤停意外。

(二)手术失血量

骨组织的血运丰富,渗血不易控制,尤以骨断面或骨髓腔,往往渗血难止。据统计,全髋置换术中失血最少 500 ml,最多 3 000 ml,平均 1 400 ml;骨肿瘤半骨盆截除、骶骨、脊柱肿瘤切除等的失血量有时可达 7 000~8 000 ml,甚至 10 000 ml 左右。肢体手术虽可在止血带下进行,但在松止血带进行止血的过程中,失血量亦相当大,对术中的失血量要有全面估计,并予以补足。

(三)止血带

(1)作用:阻断动脉血流,达到术野无血的目的。

(2)放置部位:下肢者应放在大腿根近腹股沟部;上肢者放在上臂中上 1/3 处。

(3)充气压力:需因人而异,一般上肢需高于收缩压 4~6.7 kPa(30~50 mmHg),下肢需高 6.7~9.3 kPa(50~70 mmHg)。

(4)充气时间:止血带充气的时间以上肢 1 h、下肢 1.5 h 为限,如果需继续使用,应先松气 5~10 min 后再充气。

(5)副作用:①充气压力过大,时间过久,尤其在麻醉作用不够完全时,极易出现止血带疼痛,系肢体缺血引起,多数患者难以忍受,表现冷汗、烦躁不安。②充气压力过大,时间过长,还可引起止血带麻痹性损伤,表现有明确界限的运动障碍,属严重并发症,可致长期功能丧失。③松止血带后偶可出现"止血带休克",表现出汗、恶心,血压降低,周围血管阻力降低,血钾升高和代谢性酸中毒。④松止血带后可出现肢体发红、发热,血流增加,表现广泛的血管扩张,系组织缺氧产生无氧代谢产物,如乳酸等所致。

💡 **易错警示**

【例题】上肢前臂或手出血,应用止血带时应缚在(　　)。

A.上臂上 1/3　　　　　　　　B.上臂中上 1/3

C.上臂中下 1/3　　　　　　　D.上臂中 1/3

E.上臂下 1/3

止血带位置应接近伤口(减小缺血组织范围)。但上臂止血带不应缚在中 1/3 处,以免损伤桡神经,应缚在上臂上 1/3。

【答案】A。解析:上肢前臂或手出血,应用止血带时应缚在上臂上 1/3。

第四部分
危重病医学 4

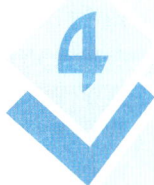

【单项选择题】

1.多器官功能障碍综合征(MODS)的病因不包括(   )。

A.大手术 　　　　　　　　　　　B.严重创伤

C.恶性肿瘤 　　　　　　　　　　D.休克

E.败血症

2.关于 MODS,下列说法错误的是(   )。

A.在严重创伤、休克和感染等过程中,短时间内同时或相继出现两个或两个以上的系统器官功能损害和障碍

B.器官功能损害和障碍达到衰竭的程度,则称为 MOF

C.MODS 的发病机制与全身性炎症反应失控有关

D.发生功能障碍的器官往往是原发因素直接损伤的器官

E.MODS 一旦治愈,不遗留器官损伤的痕迹

3.肝的支持治疗不包括(   )。

A.支链氨基酸 　　　　　　　　　B.保肝药的使用

C.尽量避免缺血缺氧 　　　　　　D.适时应用 EN

E.维持适当的血容量

4.CPCR 时,下列给药途径哪项不正确?(   )

A.外周静脉 　　　　　　　　　　B.中心静脉

C.骨髓腔 　　　　　　　　　　　D.气管导管内

E.肌肉注射

5.心肺复苏的药物治疗,下列叙述错误的是(   )。

A.首选肾上腺素

B.阿托品适用于严重窦性心动过缓者

C.利多卡因是治疗室性心律失常的有效药物

D.氯化钙适用于高血钾或低血钙引起的心脏停搏者

E.早期使用碳酸氢钠

6.特异性脑复苏措施是(   )。

A.预防低血压 　　　　　　　　　B.低温疗法

C.机械通气 　　　　　　　　　　D.纠正酸中毒

E.纠正心律失常

7.胸外除颤时,电极板应置于(   )。

A.胸骨右缘第四肋间,心尖区 　　B.胸骨左缘第二肋间,心尖区

C.胸骨右缘第二肋间,心尖区 　　D.胸骨右缘第三肋间,心尖区

8.有机磷中毒中,属烟碱样症状的是(   )。

A.恶心、呕吐腹痛 　　　　　　　B.多汗、流涎、流泪、流涕

C.肌纤维颤动、肌肉强直性痉挛 　D.心跳减慢和瞳孔缩小

9.患者,女性,28 岁,被人发现昏迷且休克,屋内有火炉,且发现有敌敌畏空瓶。查体:体温 36 ℃,BP12/8 kPa,四肢厥冷、腱反射消失、心电图Ⅰ度房室传导阻滞、尿糖(+)、尿蛋白(+)、血

液的 HbCO 为 60%。对该患者,考虑最可能的疾病诊断是(   )。

    A.急性巴比妥类中毒　　　　　　　B.急性有机磷农药中毒

    C.急性 CO 中毒　　　　　　　　　D.糖尿病酸中毒

10.关于创伤,下列说法错误的是(   )。

    A.机械性致伤因子所造成的损伤

    B.伤后皮肤保持完整者为闭合性创伤

    C.伤后有皮肤破损者为开放性创伤

    D.切线动力造成的创伤称之为挫伤

11.胸腔穿刺抽液引起急性肺水肿是由于(   )。

    A.穿刺损伤肺组织　　　　　　　　B.抽液过多、过快,胸膜腔内压突然下降

    C.胸膜过敏反应　　　　　　　　　D.穿刺损伤肺血管

12.下列哪些因素可引起通透性肺水肿?(   )

    A.吸入 NO_2、Cl_2、SO_2 等有害气体　B.吸纯氧 3~4 小时

    C.大量快速输入晶体溶液　　　　　D.急性左心功能衰竭

13.急性肺水肿时维持气道通畅的方法是(   )。

    A.充分负压吸引　　　　　　　　　B.充分负压吸引加雾化吸入

    C.充分负压吸入加吸入 95%乙醇　　D.吸氧加吸入 75%乙醇

14.Ⅱ型呼吸衰竭是指(   )。

    A.$PaO_2<60$ mmHg,$PaCO_2<50$ mmHg　B.$PaO_2<55$ mmHg,$PaCO_2>50$ mmHg

    C.$PaO_2<50$ mmHg,$PaCO_2>50$ mmHg　D.$PaO_2<60$ mmHg,$PaCO_2>50$ mmHg

15.ALI 的氧合指数为(   )。

    A.≤200 mmHg　　　　　　　　　B.≤300 mmHg

    C.≤100 mmHg　　　　　　　　　D.≤400 mmHg

16.右心力衰竭的主要表现是(   )。

    A.肺水肿　　　　　　　　　　　　B.体循环充血

    C.心律失常　　　　　　　　　　　D.咳粉红色泡沫痰

17.左心力衰竭不需要和下列哪种疾病鉴别?(   )

    A.非心源性肺水肿　　　　　　　　B.慢性阻塞性肺疾患

    C.支气管哮喘　　　　　　　　　　D.周期性水肿

18.下列说法正确的是(   )。

    A.急性右心力衰竭比左心力衰竭更加常见

    B.利尿药只能用于右心力衰竭治疗

    C.急性左心力衰竭可长期应用高浓度氧疗

    D.前负荷严重不足时,不可应用硝普钠

19.休克早期血流量基本不变的器官是(   )。

    A.心脏　　　　B.肝　　　　C.肾　　　　　D.肺

20.心排血量减少、外周阻力升高不是下列哪型休克的血流动力学特点?(   )

    A.心源性休克　　　　　　　　　　B.感染性休克

    C.过敏性休克　　　　　　　　　　D.失血性休克

测评分析

题号	答案	考点分析
1	C	考查 MODS 的病因
2	D	考查 MODS 相关知识
3	E	考查 MODS 的防治
4	E	考查心肺脑复苏的步骤
5	E	考查心肺复苏措施
6	B	考查脑复苏的步骤
7	C	考查胸外电除颤步骤
8	C	考查有机磷农药中毒的临床表现
9	C	考查一氧化碳中毒
10	D	考查严重创伤的分类
11	B	考查血流动力学肺水肿的病理生理机制
12	A	考查通透性肺水肿的发生因素
13	C	考查肺水肿的治疗
14	D	考查急性呼吸衰竭的分类
15	B	考查急性肺损伤和急性呼吸窘迫综合征的诊断
16	B	考查急性心力衰竭的临床表现及诊断
17	E	考查急性心力衰竭的鉴别诊断
18	D	考查急性心力衰竭的治疗原则
19	A	考查休克的生理病理
20	C	考查过敏性休克

考点一 多器官功能障碍综合征

重要知识点一 多器官功能障碍综合征的概念

多器官功能障碍综合征(MODS)是指机体遭受严重创伤或感染等因素,引起两个或两个以上的器官先后或同时发生功能不全。

多器官功能衰竭(MOF)主要指机体遭受急性损伤后,出现两个或两个以上器官功能衰竭,是MODS的严重阶段。

重要知识点二 多器官功能障碍综合征的病因

(1)原先存在的危险因素:患者年龄≥55岁;慢性器官功能障碍;糖尿病;免疫功能低下;营养不良,嗜酒。

(2)并存的危险因素:严重创伤(多发或复合伤);严重感染病灶;各种类型的休克;大量输血;肠道缺血性损伤;误吸;中枢神经系统损伤。

(3)继发的危险因素:应用抗生素;使用抑制胃酸药物;高乳酸血症;应用糖皮质激素;应用有创伤性技术。

重要知识点三 多器官功能障碍综合征的发病机制

(1)炎性反应学说:当机体遭受感染或创伤打击后,细菌、毒素或组织损伤将刺激机体巨噬细胞等炎性细胞,释放大量炎性介质,并可形成炎性介质介导的瀑布链式反应,使炎性反应失控,引起组织细胞损害,最终导致MODS。

(2)缺血再灌注损伤学说:缺血缺氧可导致组织氧代谢障碍;缺血再灌注后促发氧自由基释放,导致细胞结构、代谢和功能的紊乱;多形核白细胞(PMN)与内皮细胞在多种黏附分子和炎性介质作用下产生黏附连锁反应,引起器官微循环障碍和细胞损伤,最终导致MODS。

(3)肠源性学说:肠道是机体最大的细菌及毒素的贮库,肠缺血再灌注损伤可损害肠黏膜的屏障功能,使肠黏膜通透性增加,引起肠道细菌和内毒素移位,结果导致全身性感染和MODS。

重要知识点四 多器官功能障碍综合征的防治

防治原则:积极消除危险因素,阻断发病通路,保护和支持器官系统功能,促使受损器官系统恢复正常功能。

(一)加强对高危患者的监测

(1)在ICU内发生脓毒血症或感染。

(2)患者年龄>55岁。

(3)休克后仍持续供氧不足。

(4)存在坏死或损伤的病灶。

(5)严重创伤或重大手术。

(二)积极有效地消除高危因素

(1)积极补充循环容量,改善组织器官的灌注,尽早控制休克。

(2)预防和控制感染:①合理使用抗生素;②必要的隔离措施和无菌技术,杜绝医源性感染;③寻找和消除感染源,如各种管道、局部脓肿;④注意拮抗或消除内毒素作用。

(3)把握特异性治疗时机,如对严重创伤者及时清创。

(4)避免医源性损害:避免输液超负荷引起的肺水肿,慎用对器官功能有损害的药物,避免高浓度吸氧等。

(三)阻断发病通路

阻断发病措施:应用炎性介质、细胞因子的拮抗剂、血液净化技术,抗内毒素等。

(四)器官功能的支持治疗

支持治疗的原则:支持适度、整体协调、多加保护、加强监测、随时调整。

(1)代谢支持:为机体提供适量的营养底物以维持细胞代谢的需要;应用药物或生物制剂调整机体的代谢状态;降低机体代谢率或促进蛋白质合成。

(2)呼吸、循环支持:①目标为CI>4.5 L/(min·m²),氧供(DO_2)600 ml/(min·m²)。②方法为氧疗;机械通气;正性肌力药;血管活性药;主动脉内囊反搏(IABP),心室辅助装置(VAD)等。

(3)肾脏支持:维持适当的血容量;缓解肾血管痉挛;维持尿量0.5~1.0 ml(kg·h);连续肾脏替代疗法(CRRT)的应用等。

(4)胃肠道支持:早期肠内营养、纤维素;肠道微生态营养;谷氨酰胺;胃黏膜保护剂,如硫糖铝、PGE_2、替普瑞酮;适度应用制酸剂(H_2受体拮抗剂、质子泵抑制剂),维持胃液 pH 3~4;稳妥处理应激性溃疡出血;铋制剂;质子泵抑制剂;必要时内窥镜下止血等。

(5)肝脏支持:适时应用 EN;支链氨基酸;保肝药的使用,如维生素、能量合剂;尽力避免缺血缺氧。

(6)血液系统的支持:纠正贫血;出凝血功能的监测与调整;应用肝素防治 DIC 等。

💡 **易错警示**

【例题】MODS 时肺部的主要病理变化不包括(　　)。

A.肺毛细血管内微血栓形成　　　　　B.肺泡上皮细胞增生

C.肺水肿形成　　　　　　　　　　　D.肺泡萎缩

E.透明膜形成

MODS 时,肺部不会出现肺泡上皮细胞增生。

【答案】B。解析:MODS 时肺部的主要病理变化包括肺毛细血管内微血栓形成、呼吸膜损伤、肺水肿形成、肺泡萎缩、透明膜形成等。

考点二　心肺脑复苏

重要知识点一　心肺脑复苏的概念

心搏骤停是指各种原因引起的心脏意外的停搏。心搏骤停后,为使循环、呼吸、脑等功能恢复而采取的一系列紧急抢救治疗措施称为心肺脑复苏(CPCR)。

重要知识点二 心搏骤停的病因

(1)心源性(原发性):心肌缺血缺氧、心力衰竭、心律失常等。

(2)非心源性(继发性):①任何引起心肌缺血缺氧因素。容量不足、呼吸障碍、心排血量降低、贫血、氧供氧耗失衡和 MODS 等。②任何引起心肌抑制因素。麻醉药物、负性肌力药物、细菌毒素、局麻药中毒、缺血再灌注、毒物等。③任何引起心律失常因素。电解质紊乱(尤其高钾血症)、血管活性药物、迷走反射、麻醉和手术刺激、抗心律失常药、心血管中枢抑制等。

重要知识点三 心搏骤停的类型

(1)心室颤动,占 57%~91%。

(2)完全停搏或心室停顿。

(3)心电机械分离(无脉性电活动)。

不管是哪种类型,其病理生理表现均为有效循环停止、全身缺血缺氧。

重要知识点四 心搏骤停的诊断

(1)神志突然丧失,对大声呼喊等强烈刺激毫无反应。

(2)颈总动脉、股动脉等大动脉搏动消失。

(3)呼吸停止或叹息样呼吸。

(4)死样面孔,呈青紫或苍白色。

(5)瞳孔散大,对光反射消失。

其中前两条最为重要,只要神志突然丧失、大动脉搏动消失,心搏骤停的诊断即可成立,必须立即进行心肺脑复苏。

重要知识点五 心肺脑复苏的三个阶段

(1)基本生命支持(BLS)。

(2)进一步生命支持(ALS)。

(3)长期生命支持(PLS)。

重要知识点六 心肺脑复苏的步骤

(一)基本生命支持

BLS 一般指现场徒手实施呼吸支持和循环支持,包括 C→A→B 三个步骤。

A:Airway Control 维持呼吸道通畅。

B:Breathing Support 口对口或口对鼻人工呼吸。

C:Circulation Supportor Cardiac Compression 胸外心脏按压。

1.C:人工循环(胸外心脏按压)

(1)患者头、胸处于同水平,最好躺在坚硬平面上。

(2)按压位置:胸骨中下 1/3 交界处。

(3)下压至少 5 cm,按压时手指不得压在胸壁上,以免引起肋骨骨折。上抬时手不离胸,以免移位,垂直按压,以免压力分散。

(4)心脏按压频率,100~120 次/分钟,按压与放松的时间比为 1:1,允许胸壁充分弹性复位,保证按压的连续性,中断按压时间不得超过 1 秒。

(5)成人患者给予的按压与通气比为 30:2。儿童患者给予双人操作时,按压与通气比为 15:2。

(6)胸外心脏按压不与人工呼吸同时进行。

(7)心跳检查应在实施5个周期CPR(约2分钟)后进行。

2.A:维持呼吸道通畅

医师采用抬颏法或托下颌法使头后仰、下颌骨向前上、张嘴。采用指抠、胸腹部推压法、击背法或胸部推压法清除气道异物。

3.B:人工呼吸(口对口或口对鼻人工通气)

医师在给予人工呼吸前,用5~10秒(不超过10秒)检查其是否存在正常呼吸。无呼吸时,立即实施胸外按压。给予人工呼吸前,正常吸气即可,无须深吸气。所有人工呼吸均应持续吹气1秒,每次吹入气量不要过大但须使胸廓起伏。

4.胸外心脏按压的有效标志

(1)可扪及大动脉搏动。

(2)发绀减轻或消失,皮肤转为红润。

(3)有时可测得血压。

(4)散大的瞳孔开始缩小,甚至出现自主呼吸。

以上标志仅说明抢救初步成功,必须继续进行心肺脑复苏。

5.心脏按压的机制

(1)心泵机制:胸外按压作用于前胸壁,把心脏压向脊柱,随着连续性压–放动作的交替和循环,血液流入和流出心脏而产生人工循环。

(2)胸泵机制:胸外心脏按压的主要机制,认为胸外按压时,胸膜腔内压增加,血液被驱至胸外血管。当胸壁的压力解除时,胸壁自然地弹性回缩,使胸腔变为负压,血液由于胸内正负压力的转换产生流动和循环。

(二)进一步生命支持

ALS为BLS的延续,目的在于继续维持气道通畅及有效的自主循环,一般借助器械、药物施行,因而疗效更为确实。ALS分为D、E、F三个步骤。

D:Drugsand Fluids by iv.心脏用药及输液。

E:ECG 心电图监测。

F:Fibrillation treatment 电击除颤。

1.D:药物治疗

使用药物的目的在于增加心肌与脑的灌注,促使心脏尽早复跳;提高室颤阈,为电击除颤创造条件;纠正酸中毒;治疗心律失常。

(1)给药途径:①静脉给药;②气管内给药;③心内注射。

(2)常用药物:①肾上腺素为首选,一旦证实心搏骤停,立即应用0.5~1.0 mg,每3~5分钟重复一次。其α受体兴奋作用可增加全身外周血管阻力,但并不收缩冠状血管与脑血管;可升高胸外心脏按压时动脉收缩压与舒张压,从而改善心肌与脑血流,进而促使心脏自主收缩的恢复。②血管升压素作用于加压素 V_1 受体,无 β 效应,可增加外周血管阻力,升高血压,增加冠脉流量。首次40 IU。③利多卡因降低心肌应激性,提高室颤阈,抑制异位起搏点,抗颤效果好。首次1~1.5 mg/kg,3~5分钟重复,后静滴维持。④胺碘酮除阻断 α、β 受体作用外,对钠、钾和钙离子通道都有作用,对室上性和室性心律失常都有效。首次150 mg缓注,以后维持0.5~1 mg/min。⑤目前不主张盲目应用碳酸氢钠,而应在动脉血气结果的指导下应用。应用碳酸氢钠的指征:心搏骤停超过10分钟,pH小于7.20;心搏骤停前已有代谢性酸中毒或高钾血症。⑥其他药物如阿托品、甘露醇等。

2.E:心电图监测

患者如有条件尽可能早进行心电图监测;明确心搏骤停的类型。如果心跳恢复,可监测心率、心律等,及时指导复苏和心律失常的治疗。

3.F:电击除颤

早期电击除颤(AED)可明显提高心脏复苏成功率。目前认为,除颤越早越好,是患者存活的关键。如果心室颤动在 3 分钟内电击除颤,70%~80%病例可恢复窦性心律。每延迟除颤 1 分钟,除颤成功率将下降约 5%。急救者不应在电击后立即检查患者心跳或脉搏,给予 1 次电击后应该重新进行胸外按压,实施 5 个周期(约 2 分钟)CPR 后才进行循环评估。因为大部分除颤器可 1 次终止室颤,室颤终止后数分钟内,心脏并不能有效泵血,立即实施 CPR 十分必要。

4.其他措施

(1)建立有效的通气道:①采用简便无创通气道,如鼻咽通气管、口咽通气管、食管气管通气管、喉罩等;②气管内插管。

(2)给氧及人工通气:①简易呼吸器;②机械通气机,高级麻醉机与通气机可调节通气模式和通气参数,保证通气处于最佳状态。

(3)维持有效的人工循环:①尽早开放静脉,以便给予药物和液体;②体外心脏复苏机可代替人力胸外心脏按压或必要时胸内心脏按压或体外循环;③抗休克裤、下肢抬高具有一定程度自身输血、升高血压的作用,有助于心脏复苏。

(三)后期生命支持

PLS 亦包括 G、H、I 三个步骤。

G:Gauge 病情估计。

H:Human mentation 以恢复神志为重点的脑复苏。

I:Intensive Care 重症监测治疗。

1.G:Gauge 病情估计

(1)气道:导管位置、深浅、粗细、是否梗阻。

(2)通气和氧合:自主呼吸恢复情况、呼吸频率、潮气量、流速、$PaCO_2$、气道压、胸和肺顺应性、血气分析。

(3)循环状况:心律、心率、血流动力学、心肌供血、心肌氧供氧耗平衡、容量状况、血细胞比容、电解质、血糖水平、肾脏灌注、药物效果等。

(4)脑功能、意识、瞳孔、反应和反射、Glasgow 昏迷评分。

(5)寻找病因和鉴别诊断,去除病因。

2.H:Humanmentation 以恢复神志为重点的脑复苏

脑的重量虽仅占体重的 2%,但却接受 15%的心排血量,其静息耗氧量约占人体总耗氧量的 20%,且脑组织无后备毛细血管供血,故一旦脑血流停止,脑组织将较其他脏器更易受缺血缺氧性损害。大脑能耐受循环停止的"安全时限"仅 4~6 分钟,超过此时限则发生不可逆脑损害。务必在最短的时间内争取使脑循环得到恢复。

3.I:IntensiveCare 重症监测治疗

(1)监测和动态评估:①一般观察为神志、肤色、尿量。②一般监测为脉搏、血压、心电图、SpO_2、呼吸、温度。③特殊监测为 CVP、肺毛细血管楔压(PCWP)、心排血量(CO)、混合静脉血氧饱和度(SvO_2)、心室容量以及计算的血流动力学和氧合参数。④常规实验室检查血细胞比容、电解质、凝血功能、血气。⑤特殊检查血内乳酸水平、胃肠黏膜内 pH 等指标。⑥影像学检查。

(2)治疗：全身性综合治疗以维持有效血容量、稳定的血流动力学、心肌氧供氧耗平衡、适当通气和氧合、水和电解质及酸碱平衡、营养和代谢适当、预防和阻止严重并发症和多脏器功能不全的发生、控制感染以及免疫支持等目标。

💡 **易错警示**

【例题】CPR 时，常用于提高心、脑血流灌注的药物是（　　）。

A.阿托品　　　　　　　　B.肾上腺素

C.氯化钙　　　　　　　　D.去甲肾上腺素

E.利多卡因

心肺复苏(CPR)常用药物有肾上腺素、多巴胺、阿托品、利多卡因、钙剂、碳酸氢钠、肾上腺皮质激素等。各药的药理作用和适应证不同，应注意把握。

【答案】B。解析：CPR 时，肾上腺素的主要作用是使外周血管收缩，从而提高冠状动脉和脑血管灌注压。

重要知识点七　急性全脑缺血的病理生理

(一)脑缺血时组织病理学改变

(1)脑缺血后神经细胞损害存在区域性和时相性差异，其受损程度并非一致。

(2)脑缺血时间越长，则其缺血再灌注损伤也越重。

(3)凡是进化越高级的脑组织越易受损，越原始越低级的脑组织对脑缺血的耐受性越好。

(4)脑内细胞对缺血敏感性：神经元>少突胶质细胞>星状胶质细胞>血管内皮细胞。神经元中海马区的锥体细胞、小脑的蒲肯野细胞、纹状体的小及中型细胞、大脑皮层的 3、5、6 层细胞特别容易受损。

(二)全脑缺血期间的病理生理

(1)能量代谢障碍：①脑内糖原贮备很少，血流一中断，氧和葡萄糖的供应即断绝，脑内氧化磷酸化过程也随之终止。②磷酸肌酐(PCR)和三磷酸腺苷(ATP)分别在 1 分钟和 2 分钟后耗尽，线粒体的呼吸功能随之衰竭，从而导致脑细胞功能障碍。ATP 不足时，细胞膜的钠钾泵和钙泵功能受损，造成细胞内 K^+ 外流、Na^+、Cl^-、Ca^{2+} 内流而致细胞功能障碍。

(2)脑生化代谢方面的紊乱：脑血流中断 10~15 秒患者意识丧失，20 秒后自发和诱发脑电活动停止，这是离子泵功能发生障碍的表现。脑缺血后能量代谢障碍，膜离子泵功能障碍，细胞内 K^+ 外流致细胞外 K^+ 急剧升高，细胞外 Na^+、Ca^{2+} 内流，使细胞内外的离子梯度失常。导致细胞内 Ca^{2+} 超载是诱发脑缺血再灌注损伤的重要原因。

(3)细胞内乳酸酸中毒：①脑缺血时葡萄糖无氧代谢导致的乳酸产生过多及 CPR 期间肝肾缺血致对乳酸的清除能力降低，引起乳酸酸中毒。明显抑制心肌收缩力、提高除颤阈值、降低心肌对儿茶酚胺的反应。②呼吸性酸中毒与乳酸酸中毒并存，不仅是脑缺血再灌注损伤发生的机制之一，也是影响神经细胞最终能否存活的重要因素之一。

(三)再灌注期的病理生理

(1)脑血流变异：脑缺血超过 5 分钟，再灌注后脑血流恢复一般经历四个时相。①多处性无再灌注相。②全脑多血相：在循环恢复后 10~15 分钟时发生，可持续存在 15~30 分钟。③迁延性全脑及多处性低灌注相：该相发生在再灌注 25~90 分钟后，可持续 6 小时以上。④转归相：脑血流可能逐渐改善而与脑细胞的氧耗相匹配,也可能持续低灌注或多血,或者脑血流逐渐减少至零(脑死亡)。

(2)脑水肿:①在脑缺血期脑水肿即已开始,再灌注期进一步加重。②脑缺血早期呈细胞毒性脑水肿。③当缺血达一定时限,脑血管内皮细胞损伤,表现为血管源性脑水肿。④颅内压升高,又加重脑水肿和脑肿胀,形成恶性循环。⑤脑疝,压迫生命中枢而使病情恶化。

(3)兴奋性氨基酸释放增加:脑缺血缺氧可导致兴奋性氨基酸释放增加,并在细胞外液中积聚。兴奋性氨基酸主要通过以下两种机制导致神经毒性损伤:①渗透性损伤,兴奋性氨基酸作用于突触后膜 AMPA 受体,直接改变膜对离子的通透性,胞外 Na^+、Cl^- 及水大量内流,造成神经元急性肿胀,为可逆性损伤。②Ca^{2+} 依赖性损伤,即兴奋性氨基酸介导大量 Ca^{2+} 内流造成损伤。

重要知识点八 脑复苏措施

脑复苏是复苏的最终目的,直接关系到整个复苏的成败。

(一)降温

(1)低温的脑保护作用:低温可降低脑代谢,减轻脑水肿,稳定细胞膜,维持离子内环境稳定,抑制氧自由基的产生与脂质过氧化反应,减少兴奋性氨基酸的释放,抑制破坏性酶反应等。

(2)临床上降温的原则:①及早降温,以头部降温为主。②足够降温,在第一个 24 小时内将肛温降至 30~32 ℃,脑温降至约 28 ℃。③复温方法:待四肢协调活动和听觉等大脑皮层功能开始恢复后才进行复温,以每 24 小时温度回升 1 ℃为宜。

(二)利尿脱水

(1)最初 72 小时,争取摄入量小于尿量 500~1 000 ml。

(2)两眼球稍凹陷,眼球张力降低。

(3)皮肤弹性降低,但血压仍能维持。

(4)中心静脉压正常,血红蛋白及血细胞比容不过高。

(三)促进脑内血流再灌注

维持血压正常或稍高于正常,可促进脑内血流再流通。血液稀释可降低血液黏度使脑血流量增加。

(四)控制惊厥

惊厥是脑损害所致,可增高代谢和氧耗量,并影响呼吸,升高体温,从而加重脑损害。常用地西泮、硫喷妥钠、苯妥英钠、丙泊酚或冬眠药等,必要时可用非去极化类肌松药。

(五)控制复苏后高糖血症

CPR 时,大量内源性儿茶酚胺释放和外源性的使用,以及应激反应下的其他机制,使血糖剧烈升高。脑损伤程度与血糖水平正相关。使用胰岛素和加强利尿,控制于正常或略高于正常。

(六)高压氧的应用

高压氧可明显升高动脉血氧分压、氧含量和氧弥散能力,使全脑组织与脑脊液氧分压显著增高;高压氧还可使脑血管收缩,降低颅内压。但高压氧易导致肺部感染,并有氧中毒可能

(七)促进脑代谢的药物

促进脑代谢的药物包括 ATP、精氨酸、辅酶 A、辅酶 Q、细胞色素 C 等配合使用,可促进脑代谢。

(八)大剂量肾上腺皮质激素

大剂量肾上腺皮质激素具有降低毛细血管通透性,维持血脑屏障完整性,稳定生物膜,清

除自由基,促进利尿,使脑脊液形成减少从而减轻脑水肿等作用。

(九)钙离子通道阻滞剂

脑缺血再灌注损害主要是细胞内钙离子增高触发一系列病理生理反应所致,所以应用钙离子通道阻滞剂可以明显减轻脑损害。

(十)兴奋性氨基酸受体拮抗剂

缺血性脑损伤与脑细胞外兴奋性氨基酸水平升高,使细胞膜上的兴奋性氨基酸受体兴奋过度有关。应用兴奋性氨基酸受体拮抗剂能明显减轻缺血引起的脑损害。

(十一)氧自由基清除剂与铁离子螯合剂

氧自由基清除剂包括酶类的超氧化物歧化酶、过氧化氢酶及谷胱甘肽过氧化物酶等以及非酶类的乌司他丁、维生素 E、维生素 C、还原型谷胱甘肽、辅酶 Q_{10}、甘露醇等。铁离子螯合物,包括去铁胺、EMHP 等。

重要知识点九 心肺脑复苏后患者的转归

(一)脑功能恢复过程

心搏骤停后经上述心肺脑复苏治疗,脑功能的恢复基本上按自尾端向上发展的规律,其恢复顺序大致为心跳、呼吸、对光反射、吞咽反射、咳嗽反射、痛觉反应、头部转动、四肢活动、听觉反应、意识恢复、视觉恢复。凡患者心跳恢复后,自主呼吸迟迟不出现,瞳孔持续散大,肌肉无张力,对光反应、咳嗽反射均消失,循环依靠升压药维持,而且浓度越来越高,均提示预后不良。

(二)脑功能分级

按脑功能分级与机体总体功能分级综合评价,可将心肺脑复苏后患者的转归分为五个等级。

(1)一类:完全正常,无伤残。

(2)二类:清醒,有一定伤残,但是一般生活能自理。

(3)三类:清醒,有严重伤残,生活不能自理。

(4)四类:昏迷或植物状态,但是无脑死亡。

(5)五类:脑死亡或死亡。

(三)脑死亡判定标准(成人)

(1)先决条件:①昏迷原因明确;②排除各种原因的可逆性昏迷。

(2)临床判定:①深昏迷;脑干反射全部消失;②无自主呼吸(靠呼吸机维持,自主呼吸诱发试验证实无自主呼吸)。以上二项必须全部具备。

(3)确认试验:①脑电图呈电静息;②经颅多普勒超声无脑血流灌注现象;③体感诱发电位 P_{14} 以上波形消失。以上三项中至少有一项阳性。

(4)脑死亡观察时间:首次判定后,观察 12 小时复查无变化,方可最后判定为脑死亡。

考点三 心脏除颤、复律与起搏

重要知识点一 心脏除颤原理及除颤器

电除颤是治疗心室颤动唯一有效和正确的首选方法。其原理是用一适当强度的电流通过心脏,使全部心肌在瞬间内同时去极化而处于不应期,抑制异位兴奋灶,为正常起搏点重新下传冲动、恢复窦性心律和有效心搏创造条件。

除颤器种类:①交流电除颤器;②直流电除颤器。

重要知识点二　电除颤适应证

(1)快速室性心动过速伴血流动力学紊乱,QRS 波增宽不能与 T 波区别者。

(2)心室扑动。

(3)心室颤动。

重要知识点三　胸外电除颤步骤

(1)打开除颤器电源,选择非同步除颤方式。

(2)首次按 3 J/kg 电能充电。

(3)在电极板上涂导电胶,将两电极分别紧压在右胸上部锁骨下和左乳头外侧腋前线胸壁相当于心尖区。

(4)患者四周不应与人或金属物体接触。

(5)暂停胸外心脏按压,在人工呼吸呼气末按下放电钮除颤,观察 ECG,若室颤持续存在可连续进行 3 次除颤,继续行心肺复苏术。

(6)1 分钟后若室颤持续存在,可将电能增至 5 J/kg,再次除颤和用药。

一般首次除颤电能成人为 200 J,第二次 200~300 J,第三次 360 J。儿童选择 2 J/kg。

易错警示

【例题】对成年人胸外双相波电除颤最常用的电能是(　　)。

A.100 J　　　　　　　　　　　　B.200 J

C.300 J　　　　　　　　　　　　D.400 J

E.500 J

单相波除颤首次电击能量 200 J,第二次 200~300 J,第三次 360 J。双相波除颤 150~200 J即可有效终止院前发生的室颤。

【答案】B。解析:对成年人胸外双相波电除颤最常用的电能是 150~200 J。

重要知识点四　胸内电除颤

(1)对开胸手术或开胸心脏按压术患者可做胸内直流电除颤。

(2)打开心包,暴露心脏。

(3)胸内除颤电极板分别置于心脏的两侧或前后并夹紧。

(4)电击能量成人 10~40 J,小儿 5~20 J。

(5)放电。

重要知识点五　注意事项

(1)胸外直流电除颤时,为防止胸壁电阻抗过大而阻碍足够的电能通过胸壁作用于心脏,应尽可能降低胸壁的电阻抗,如用性能优良的导电胶涂抹电极板与胸壁的接触面,适当用力将电极板紧压在胸壁,并在呼气末放电除颤。

(2)如遇除颤不成功者,需考虑和纠正影响除颤效果的因素,如内环境紊乱(酸中毒、低钾或高钾等)、心肌缺血缺氧的程度等;应使用肾上腺素,创造再次除颤的条件。

(3)实施 BLS(心肺脑复苏基本生命支持)。

重要知识点六 植入式心脏复律除颤器(ICD)

ICD 是一种能终止危及生命心律失常的多功能、多程控参数的电子装置,通过置于心内膜的电极感知室性心动过速或心室颤动,发放抗心动过速起搏或 20~30 J 的除颤能量,以终止快速室性心律失常,适应于可能会由于致命性室性心律失常引起心源性猝死的高危患者。置入方法同一般永久起搏器。

重要知识点七 心脏电复律的原理

心脏电复律以自身的电信号为触发标志,同步瞬间高能放电以终止某些异位快速心律失常;电除颤是紧急非同步瞬间高能放电,以终止心室颤动/扑动。电复律与电除颤的原理一样,具有同步放电功能的除颤器即为电复律器。

重要知识点八 复律和除颤的区别

(1)治疗的适应证不同:复律主要用于治疗快速性心律失常,如房颤、室上性和室性心动过速;除颤仅用于心室纤颤和扑动的治疗。

(2)放电方式不同:复律通过患者心电图上 R 波来同步触发放电,仅在心动周期的绝对不应期电击,以避免诱发心室颤动,而除颤是随机的非同步放电方式。

(3)所需电击能量不同:电复律的电能比除颤所需的电能要小。心脏电复律和除颤都必备两个条件,其一是窦房结功能必须正常,其二是心肌纤维一定要全部除极。

重要知识点九 心脏电复律的适应证

(1)新近发生的房扑或房颤,在去除诱因或使用抗心律失常药物后不能恢复窦性心律者。

(2)室上性心动过速,非洋地黄中毒引起,并对迷走神经刺激或抗心律失常药物治疗不起反应者。

(3)室性心动过速,对抗心律失常药物治疗不起反应或伴有血流动力学紊乱者。

重要知识点十 电复律的绝对禁忌证

(1)洋地黄中毒引起的室上性心动过速。

(2)电解质紊乱,特别是低钾血症。

(3)伴有病态窦房结综合征或高度房室传导阻滞者。

(4)三个月内有栓塞史者。

(5)有急性感染、风湿活动、明显心力衰竭未能控制。

重要知识点十一 电复律的使用方法

(1)接上示波器的心电图导联。

(2)用 R 波最高的导联测心电图,以确保同步。

(3)检查复律器的同步放电性能,应确保在 R 波中或稍后放电。

(4)麻醉达到患者睫毛反射开始消失的深度。

(5)放置电极板(同电除颤)。

(6)选择放电能量,按同步放电按钮放电。复律能量先用 50~100 J,如心电图显示未转复为窦性心律,可增加 50~100 J,再次电复律。

重要知识点十二 电复律的注意事项

(1)房颤伴心力衰竭者,先用强心剂、利尿剂和血管扩张剂控制心力衰竭。复律前两天停用洋地黄类药物。

(2)复律前测血清钾,并纠正低钾。

(3)复律前应用抗心律失常药物。

(4)复律后必须应用药物维持窦律。

重要知识点十三 电复律的并发症

(1)低血压多见于电复律能量较大者。

(2)心律失常多为一过性而无须处理。

(3)急性肺水肿。

(4)体循环和肺循环栓塞。

(5)心肌损害。

(6)皮肤灼伤。

重要知识点十四 心脏起搏

(一)概念

人工心脏起搏是通过人工脉冲发生器(简称起搏器),用特定频率的脉冲电流,通过导线和电极刺激心脏,代替心脏的起搏点,带动心脏搏动的治疗和诊断方法。

(二)起搏器的构造和分类

起搏器主要包括两部分:脉冲发生器和电极–导线。

根据起搏的心腔分类:①单腔起搏;②双腔起搏;③多腔起搏。

根据起搏的生理效应分类:生理性起搏和非生理性起搏。

(三)起搏器适应范围

1.临时性起搏器

起搏电极放置时间一般不超过 2 周,脉冲发生器均置于体外。

(1)急性心肌炎引起的Ⅱ度、Ⅲ度房室传导阻滞并阿–斯综合征发作,药物治疗无效者。

(2)急性心肌梗死并高度或完全性房室传导阻滞致心动过缓。

(3)药物中毒、电解质紊乱等引起的症状性心动过缓。

(4)心脏术后Ⅲ度房室传导阻滞。

(5)心脏介入手术、药物或电复律治疗疑有窦房结功能障碍的快速心律失常。

(6)心动过缓或双束支阻滞患者接受全身麻醉或大手术时的保护性起搏。

2.永久性起搏器

无病因或诱因可纠正的缓慢性心律失常,起搏治疗短期内不能恢复或临时起搏未能恢复者,应植入永久性起搏器。

(1)有症状的病态窦房结综合征。

(2)完全性房室传导阻滞伴阿–斯综合征。

(3)双束支或三束支传导阻滞,症状明显者。

(4)手术损伤传导系统引起不可逆性房室传导阻滞。

(5)药物治疗无效、反复发作的快速型心律失常。

(四)起搏器的使用

1.起搏器的植入方法

(1)经静脉心内膜起搏:①经头静脉;②经颈外静脉;③经颈大静脉;④经锁骨下静脉。

(2)静脉外起搏法:均用于临时起搏。①体表胸壁起搏;②经胸壁穿刺心内膜起搏;③食管心脏起搏;④心外膜起搏。

2.起搏参数的调节

(1)起搏阈值:一般阈值电压为 0.5 V,电流 0.7~1 mA。通常认为起搏器的工作输出应为阈值的 2 倍,即 1.0 V 和 1.5 mA。

(2)灵敏度:通常选择心房感知灵敏度为 0.5~1.0 mV,心室为 1.5~2.5 mV。

(五)并发症和注意事项

1.并发症

(1)术时:心律失常、急性心脏穿孔、空气栓塞等。

(2)术后:生理型阈值升高,导致起搏失败;起搏器皮下血肿;皮肤压迫坏死;感染;起搏器综合征(PMS)等。

2.植入起搏器后的注意事项

(1)植入侧上肢避免举重物或剧烈活动。

(2)避免医院内和医院外的电磁干扰。

考点四　急性中毒

重要知识点一　急性中毒的临床诊断和病情评估

(一)病史

患者的中毒病史对诊断帮助很大,要了解毒物接触史、职业史、服药史、吸毒史和自杀史,既往健康状况、职业工种、有无慢性疾病和服用哪些药品等。疑为一氧化碳中毒者应询问毒气来源、室内通气情况和同室亲属中毒症状。疑为服药中毒,要了解患者生活情况、人际关系、活动范围、精神状态、异常表现和药品来源等。重点是了解中毒的起始时间,毒物种类和进入途径,中毒后出现的症状以及做过何种处理,最终对中毒毒物和剂量做出初步估计。

(二)临床表现

(1)意识水平:意识障碍分为嗜睡、昏睡、浅昏迷和深昏迷,是中枢神经系统功能严重损害的表现,为急性中毒的常见症状。昏迷伴有瞳孔缩小、呼吸抑制见于有机磷农药、阿片类和巴比妥类中毒。临床上都采用格拉斯哥昏迷评分标准,依据睁眼反应、语言反应和运动反应的评分来判断意识障碍程度,评价治疗效果和估计预后。

(2)呼吸功能:呼吸衰竭是急性中毒患者的最常见致死原因,临床上出现一系列病理生理改变和症状,如呼吸困难、发绀等,血气分析有助于诊断鉴别,Ⅰ型呼吸衰竭主要是换气功能障碍,PaO_2 低于 60 mmHg,$PaCO_2$ 正常或低于正常,如急性中毒引起的吸入性肺炎、肺水肿等。Ⅱ型呼吸衰竭主要表现为通气功能障碍,PaO_2 低于 60 mmHg,$PaCO_2$ 大于或等于 50 mmHg,如阿片类、巴比妥类中毒引起的呼吸中枢抑制。

(3)循环功能:急性中毒时循环系统的严重损害可导致低血压、休克、心律失常和心搏骤停,主要是毒物对心肌的直接毒性作用和中毒后出现的水电解质紊乱和酸碱平衡失调所致。多数药物中毒后有明显的组织灌注不足,尿量减少和血压降低。治疗要加强动态监测组织灌注、心率、血压、心电图和中心静脉压等,必要时监测肺动脉压和肺毛细血管楔压,有助于了解左心功能。

(4)体温:急性药物中毒约50%患者出现体温降低,如巴比妥类、吩噻嗪类、乙醇中毒等,中心体温低于36 ℃,故需连续监测中心体温和外周体温,若外周体温下降而中心体温不变或升高表示外周组织灌注不良。

(三)实验室检查和毒物检测

目的是确立诊断、评价病情和预后、特异性治疗和法医学要求。除常规检查外要选择性进行心、肺、肝、肾功能检查和血气分析等,其特殊检查如有机磷农药中毒做血液胆碱酯酶测定,一氧化碳中毒行碳氧血红蛋白含量测定。对毒物检测应在治疗之前收集标本,如胃内容物、血、尿和遗留毒物等,胃内容物包括呕吐物、吸引物和首次胃冲洗物。

重要知识点二 急性中毒的急救和治疗

(一)急救措施

急性中毒患者应立即终止接触毒物,除撤离现场、脱去污染衣袜、彻底清洗污染部位外,对危重患者初期复苏的急救措施按下列顺序进行。

A(Airway):疏通气道和保持气道通畅。

B(Breathing):维持呼吸或行呼吸支持。

C(Circulation):循环支持。

D(Document):记录病史包括昏迷程度等。

E(Examine):检查有关的脏器损伤,引起药物中毒的临床表现以及可能导致昏迷的疾病。

(二)清除体内未被吸收的毒物

1.催吐

(1)适用证:神志清楚、合作良好者。

(2)方法:患者饮温水300~500 ml后用压舌板刺激舌根部和咽后壁诱发呕吐,反复多次直至胃内容物全部吐出。也可服用吐根糖浆。

(3)禁忌证:患者呈昏迷、惊厥、休克或摄入腐蚀性毒物(强酸、强碱)等。

2.洗胃

(1)服毒后4~6小时洗胃效果较好。

(2)禁忌证:深昏迷、重度休克、摄入腐蚀性毒物、近期上消化道出血或原有食管静脉曲张和严重心脏病者。

(3)方法:洗胃时每次注入洗胃液300~400 ml,反复灌洗直至吸出的液体无色无味无残渣为止,总量10 000~15 000 ml,注意灌洗的进出液量应保持基本平衡。

(4)遇有昏迷或气管插管患者确需洗胃,其洗胃管置入困难时,可选用下列方法:①徒手插管法是将拇指和食指置于甲状软骨左右两翼,向前提起使食管口拉开,即可顺利置入胃管的方法;②气管导管引导法是先将气管导管经口腔或鼻腔插入食管内,再经气管导管插入胃管的方法;③喉镜明视插管法是指在喉镜明视下显露食管口,经食管插入胃管的方法。

3.导泻药

导泻药口服或经胃管注入,能使进入肠道的毒物迅速排出体外,以减少肠道内吸收。

(1)常用药物:硫酸钠、硫酸镁和甘露醇。

(2)禁忌证:严重脱水、腐蚀性毒物中毒患者或孕妇。

(3)注意事项:对脂溶性毒物忌用脂质泻药,以免促进吸收。存在中枢抑制者禁用硫酸镁。

4.活性炭吸附

活性炭是一种强效、非特异性吸附剂,口服或经胃管注入30分钟后效果最佳,服用剂量成人为50~100 g,除对汞、铁及锂中毒无效,对氰化物中毒效果较差外,对一般药物中毒均有疗效。

(三)清除体内已吸收的毒物

1.强制性利尿

(1)作用:可以促进中毒药物及其活性代谢产物经尿中排泄,且可减少肾小管对药物的重吸收。

(2)先决条件:患者肾功能良好,药物经肾排泄;与血浆蛋白的结合率低,血中有较高游离状态的药物;同时要保持血流动力学稳定和血容量,才能增加尿量和加快毒物的排出。

(3)常用方法:足量扩容补液和应用利尿药,如呋塞米、依他尼酸钠和甘露醇等。

(4)利尿与调节尿液 pH 相结合,可加速药物从尿液排出,尿液碱化可增加酸性药物排出,苯巴比妥在碱性利尿时肾脏排泄能增加 7 倍。

2.血液净化疗法

本法包括血液透析、血液灌流、血浆置换、换血疗法等,为中毒的重要治疗措施之一,常用的方法是血液透析和血液灌流。适应证:①毒物或其代谢产物能被透析至体外者;②估计中毒剂量大,预后严重;③中毒后发生肾衰竭者。

血液透析是依赖溶质通过半透膜的弥散等作用把毒物或其代谢产物清除体外,适用于水溶性、小分子和血浆蛋白结合率低的毒物引起的中毒,如水杨酸类、长效巴比妥类、锂盐、甲醇、乙醇、磺胺药等,应争取在中毒后 8~16 小时内采用,但对脂溶性毒物效果差。

血液灌流是将血液引入装有固态吸附剂的灌流器中,使血液通过吸附剂清除体内毒物,达到血液净化的方法。吸附剂主要有活性炭和中性树脂。适用于可被吸附的毒物,对脂溶性、大分子和血浆蛋白结合率较高的毒物效果较好;对有机磷农药、苯酚、巴比妥类、安定等都有很高亲和力。

(四)应用解毒剂

(1)概念:能使毒物毒性降低或消失的药物称为解毒剂,可分为一般性解毒剂和特异性解毒剂。前者有氧化剂、中和剂、吸附剂、保护剂和沉淀剂等,后者是对中毒毒物有特异性解毒或拮抗作用,较一般性解毒剂的疗效好。

(2)常用的特异性解毒剂有以下几种。①有机磷农药中毒:阿托品、氯解磷定、碘解磷定。②阿片类中毒:纳洛酮、烯丙吗啡。③苯二氮䓬类中毒:氟马西尼。④氰化物中毒:亚硝酸异戊酯、亚硝酸钠、硫代硫酸钠、依地酸二钴和亚甲蓝等。⑤亚硝酸盐、苯胺中毒:亚甲蓝。⑥抗胆碱能药中毒:毒扁豆碱、新斯的明。⑦一氧化碳中毒:高压氧和氧气。⑧肝素过量或中毒:鱼精蛋白。

(五)支持疗法

急性中毒的治疗各有特点,其重点是防治低氧血症、低血压、心律失常、少尿或无尿、体温过高或过低、颅内压增高、惊厥和昏迷等并发症,以等待肝、肾、肺、肠等重要脏器对毒物的清除、毒性作用的衰减和防止毒物对机体的继续损害。

(1)呼吸支持:保持肺通气和换气功能,预防低氧血症,其支持治疗包括保持气道通畅、氧疗和机械通气。必要时行气管插管或气管切开;氧疗是纠正低氧血症的有效措施,一氧化碳中毒可促进碳氧血红蛋白离解;机械通气能确保患者的肺泡通气量,是急性呼吸衰竭所致低氧血症患者的适应证,另外可适当应用呼吸兴奋剂。

(2)循环支持:改善心脏功能和维持血流动力学稳定,要补充有效血容量,维护血压稳定,妥善处理心律失常,合理使用强心剂、血管活性药物和加强心血管功能监测。急性中毒患者出现休克,预示病情凶险,要积极进行抗休克治疗,心搏骤停是最严重的并发症,必须立即实施心肺脑复苏。

(3)昏迷患者常有脑水肿,需紧急处理,除应用脱水疗法和糖皮质激素外,还需气管插管和适当过度通气。

(4)维护肝肾功能,防治体温过高或过低。

重要知识点三 有机磷农药中毒

(一)中毒机理

有机磷农药能以高亲和力的形式抑制胆碱酯酶,其磷酸根与胆碱酯酶活性部分结合,生成磷酰化胆碱酯酶(中毒酶),使之丧失水解乙酰胆碱的能力,导致神经突触间隙和神经肌肉接头处乙酰胆碱积聚,作用于胆碱能受体,使胆碱能神经和中枢神经系统过度兴奋,继而转为抑制和衰竭,严重时出现昏迷和呼吸衰竭。少数中毒患者可出现中间综合征,系为胆碱酯酶长时间受抑制致轴突后神经肌肉接头功能障碍,表现为骨骼肌麻痹。

(二)临床表现

有机磷农药的接触史是确诊的重要依据,其中毒症状与农药的毒性、摄入量和进入途径有关。经消化道和呼吸道吸收者潜伏期较短,经皮肤吸收常在接触后2~6小时出现中毒表现

(1)毒蕈碱样症状:副交感神经兴奋致平滑肌收缩和腺体功能亢进,表现为瞳孔缩小,视物模糊,多汗、流涎,呼吸道分泌物增加,恶心、呕吐,腹痛、腹泻,心率减慢,心律失常,血压下降,支气管痉挛,肺水肿和呼吸困难等。呼气有特殊蒜臭味。

(2)烟碱样症状:自主神经节和运动神经兴奋,表现为面色苍白,心率加快,血压升高,全身肌肉颤动,肌痉挛,全身紧束感和压迫感,而后发生肌力减退和麻痹,甚至呼吸肌麻痹。

(3)中枢神经系统症状:头晕、头痛,烦躁不安,脑水肿时发生惊厥、昏迷和中枢性呼吸衰竭。

(4)中间综合征:发病时间为中毒后2~7天,突出表现为肌无力,颈、上肢肌无力和呼吸肌麻痹,可累及颅神经,出现睑下垂、眼外展障碍和面瘫等,对阿托品和复活剂治疗无效。

测定全血胆碱酯酶活性降低程度有助于临床诊断和病情评估。轻度急性中毒其全血胆碱酯酶活性为正常的50%~70%,中度中毒为30%~50%,重度中毒为30%以下。呕吐物、胃内容物、呼出气的有机磷浓度测定也具有诊断意义。

(三)治疗

1.迅速清除毒物

立即离开现场,彻底清除污染部位,脱去污染衣袜。口服中毒应及时、彻底和反复洗胃,常用2%碳酸氢钠溶液(敌百虫忌用),也可用生理盐水等,对服毒量大而洗胃困难者可行剖腹洗胃。

2.特异性解毒剂

(1)阿托品:同乙酰胆碱竞争胆碱能受体,阻断乙酰胆碱毒蕈碱样作用,拮抗中枢神经系统

毒性作用,对昏迷和呼吸衰竭有较好效果,但对烟碱样作用和胆碱酯酶复活无效。其用药原则是早期、足量、反复、持续。患者达到阿托品化后仍要维持一定时间且增减剂量适时恰当。阿托品化征象是面红、皮干、口干、瞳孔扩大、心率增快、血压偏高和肺部湿啰音消失等。用药过程中要注意与阿托品过量和有机磷中毒反跳的鉴别和处理。

(2)胆碱酯酶复活剂:碘解磷定、氯解磷定等,其与磷酰化胆碱酯酶的磷酰基结合,将磷酰基从中毒酶上分离,放出活化酶,恢复胆碱酯酶水解乙酰胆碱的活性,故为特异性解毒药。其对烟碱样作用和促中枢苏醒效果显著,而对毒蕈碱样作用不明显。理想的首选药物是氯解磷定与阿托品联用,依据胆碱酯酶活性决定是否停药或重复用药。

3.对症治疗:阿托品和胆碱酯酶复活剂的应用是逆转呼吸衰竭的关键,有效供氧、人工呼吸是抢救成功的先决条件。急救包括迅速建立人工气道,进行气管插管机械通气,加强呼吸管理和防治肺部感染等。

心肌损害是有机磷对心肌、传导系统的直接毒性作用,表现心律失常、房室传导阻滞、QT间期延长、ST-T改变甚至室颤和心跳停搏。处理原则是加强ECG监护,营养心肌,抗心律失常,出现心搏骤停予以心肺复苏。

急性中毒患者需行剖腹洗胃时,麻醉期间禁用琥珀胆碱、巴比妥类药、吗啡制剂、拟胆碱药(如新斯的明)等,以免加重中毒症状。

💡 **易错警示**

【例题】有机磷农药中毒的机制是(   )。

A.乙酰胆碱活性降低,胆碱酯酶积聚

B.胆碱酯酶活性增高,乙酰胆碱减少

C.胆碱酯酶活性降低,乙酰胆碱积聚

D.胆碱酯酶不能被磷酸化

E.乙酰胆碱被水解为胆碱及乙酸

有机磷农药进入体内后与胆碱酯酶结合形成磷酸化胆碱酯酶,后者比较稳定,失去分解乙酰胆碱的活力,造成乙酰胆碱在体内大量蓄积,作用于胆碱能受体,引起横纹肌、平滑肌和腺体等兴奋性增高而活动增强的中毒症状,最后转入抑制状态。

【答案】C。解析:有机磷农药可以抑制胆碱酯酶活性,使突触释放的乙酰胆碱不能及时降解而堆积,从而引起一系列临床症状。

重要知识点四 巴比妥类中毒

(一)中毒原因

急性中毒多见于误服或蓄意吞服过量。巴比妥类药物被消化道吸收,脂溶性高的如硫喷妥钠易通过血脑屏障,故作用迅速,而脂溶性低的,如苯巴比妥钠,进入脑组织速度甚慢。

(二)中毒机制

阻断脑干网状结构上行激活系统,首先出现中枢神经系统受抑制,较大剂量能直接抑制延脑呼吸中枢和血管运动中枢,且可直接损害毛细血管,导致以中枢神经系统和呼吸、循环系统为主要表现的中毒症状和体征,对肝、肾功能的损害是脂肪变性和功能不全。

(三)临床表现

(1)轻度中毒:嗜睡,言语不清,反应迟钝,判断力和定向力障碍,反射存在,生命体征正常,对外界有一定反应。

(2)中度中毒:昏睡,失去答问,腱反射和咽喉反射减弱,唇、手指和眼球震颤,体温低,尿少,呼吸浅慢,血压偏低。

(3)重度中毒:昏迷,早期四肢强直,反射亢进,有踝阵挛,后期全身弛缓,反射消失,瞳孔散大,呼吸不规则,脉搏细弱,血压下降,最后呼吸循环衰竭。

(4)胃内容物、血液和尿液检测巴比妥类药有助于确立诊断。

(四)治疗

(1)支持疗法:维护呼吸功能和循环血容量最重要,深昏迷和呼吸抑制者立即气管插管机械通气,急性中毒后血压降低时,要加强心血管功能监测,扩充血容量,纠正酸中毒,必要时应用多巴胺。

(2)迅速清除药物:可选用催吐、洗胃、导泻和活性炭吸附等方法清除胃肠道内残余药物,洗胃用 1:5 000 高锰酸钾液,活性炭可反复由胃管灌入,洗胃后可注入硫酸钠导泻,对昏迷患者洗胃时要严防误吸。

(3)加速体内药物消除:常用强制性利尿、碱化尿液和透析疗法、血液灌流。①利尿:可加速药物经肾排泄,以长效类增加最显著,短效类排泄量增加不明显。②碱化尿液:能使肾小管内游离型药物增加,重吸收减少,加速肾脏排泄。③血液透析:适用于常规治疗无效、病情恶化、血药浓度高和肝肾功能受损者,该法能加快体内药物清除,对长效类效果最明显,中效类次之,短效类几乎无效,后者脂溶性高,与血浆蛋白结合率高,血浆浓度与组织浓度比值较小,透析效果差。④活性炭血液灌流可使中毒者苯巴比妥血浆浓度下降71%。树脂血液灌流对长、短类急性中毒均有效。

(4)防治并发症:应针对不同情况予以恰当处理。本类药物急性中毒无特异性解毒剂,中枢兴奋剂对抗急性中毒的中枢抑制并不能缩短患者的昏迷时间,且增加机体氧耗量易导致惊厥、高热和心律失常的危险,应从严掌握。

重要知识点五 一氧化碳(CO)中毒

(一)中毒机制

(1)CO 吸入后与机体血红蛋白有极强的亲和力(比氧与血红蛋白亲和力大 240 倍),形成碳氧血红蛋白 (HbCO),HbCO 不能携带氧且解离速度极慢 (是氧合血红蛋白离解速度的 1/3 600),导致低氧血症,引起组织缺氧。

(2)高浓度 CO 还可与肌球蛋白结合,影响细胞内氧弥散,损害线粒体功能。

(3)CO 也可与还原型细胞色素氧化酶的二价铁结合,抑制该酶活性,影响组织细胞呼吸与氧化过程,阻碍对氧利用。由于中枢神经系统对缺氧耐受性最差,首先受累,严重者发生缺氧窒息死亡或造成永久性神经系统损害。

(二)临床表现

(1)轻度中毒:头晕、头痛,心悸,恶心呕吐,乏力,口唇黏膜呈樱桃红色,可有轻度意识障碍,血液 HbCO 浓度为 10%~20%。

(2)中度中毒:除上述症状加重外,颜面、口唇樱桃红色,浅、中度昏迷,呼吸困难,各种反射减弱或迟钝,血液 HbCO 浓度为 30%~40%。

(3)重度中毒:深昏迷,各种反射消失或呈去皮质状态,可发生严重并发症,如脑水肿、肺水肿、心肌损害、休克等,血液 HbCO 浓度大于 50%。

(4)急性一氧化碳中毒迟发脑病:急性中毒意识障碍恢复后,间隔数天、数周甚至达几个月的"假愈期",又发生神经系统严重受损的迟发性脑病症状,常见有痴呆状态、谵妄状态或去皮质状态、帕金森病、大脑皮质局灶性功能障碍和锥体系神经损害等。

(三)治疗

积极纠正缺氧,防治脑水肿,维护呼吸循环功能稳定。

(1)急救措施:立即脱离现场,呼吸新鲜空气,保持呼吸道通畅,纠正缺氧,呼吸停止者行气管插管人工呼吸,呼吸心跳停止者立即行心肺复苏,如有烦躁不安时静脉注射安定,高热抽搐者行物理降温和(或)人工冬眠。

(2)高压氧疗法:一种重要的治疗方法,其机制是加速 HbCO 解离,加快 CO 排出,增加血中溶解氧量,纠正组织缺氧,具有清醒快、恢复早、治愈率高、降低并发症和病死率等优点,早期治疗有效率在95%以上。

(3)防治并发症:急性中毒患者常并发脑水肿,应及时降低颅内压和脱水治疗,常用药物有20%甘露醇、地塞米松和呋塞米等。改善脑细胞代谢应用胞磷胆碱、能量合剂等治疗。同时要密切观察,注意防治肺水肿,积极预防迟发性脑病,定期翻身以防发生褥疮和肺炎,加强营养,必要时鼻饲。

考点五 严重创伤

重要知识点一 基本概念

(1)多发伤:由单一致伤因素同时或相继所造成的两个或两个以上解剖部位或多脏器的较严重损伤,至少有一处损伤危及生命。

(2)多处伤:同一解剖部位或脏器的两处或两处以上的创伤,如一个肢体有两处或两处以上的创伤,一个脏器有两处以上的裂伤。

(3)多系统伤:两个或两个以上重要生命系统同时发生损伤。严重创伤,特别是多发伤,常表现为多系统伤,如严重肺损伤合并大血管损伤。

(4)合并伤:两处以上损伤时,除主要较重损伤外其他较轻的损伤。

(5)复合伤:两种或两种以上致伤因素同时或相继作用于人体所造成的创伤,如原子弹爆炸产生的物理、化学、高温、放射等因子所引起的损伤就是典型的复合伤。

(6)混合伤:两种或两种以上机械致伤因素,如弹片、枪弹、刀器等所引起的损伤。

(7)联合伤:从狭义上讲是胸腹联合伤,指胸腔及腹腔器官因致伤物同时受到损伤且涉及膈肌破裂者。临床上分为开放性胸腹联合伤和闭合性胸腹联合伤。

重要知识点二 严重创伤的分类

(一)按致伤原因分类

(1)刺伤:因锐器所致的组织损伤,此伤的特点是伤口小而深,可刺到深部体腔,而只有很小的皮肤损伤。

(2)火器伤:由枪、炮、火箭等用火药作动力的武器发射的投掷物所致的损伤,包括弹丸伤和弹片伤。

(3)挤压伤:肌肉丰富的肢体受重物长时间挤压(1~6小时)造成以肌肉为主的软组织创伤。严重挤压的伤员还可发生挤压综合征。挤压伤和挤压综合征是致伤因素严重程度不同的表现。

(4)玻璃碎片伤:因飞散的碎玻璃片击中人体而造成的损伤。其特点:①受伤范围大;②暴露部位多;②伤口小而多;④伤情多较轻。

(5)钝挫伤:因钝性暴力作用而引起的软组织损伤。当钝器作用于体表面积较大时,其力的强度不足以造成皮肤破裂,但可能造成皮下组织、肌肉和小血管甚至内脏损伤,严重者可发生肌纤维撕裂和深部血肿。

(二)按创伤有无伤口分类

(1)闭合伤:皮肤保持完整而无伤口,但伤情并不一定轻,其难点在于确定有无实质性或空腔性脏器的损伤。

(2)开放伤:皮肤完整性遭到破坏,甚至可引起深部器官损伤,有外出血,受伤使细菌侵入,感染机会增多。按有无穿透体腔可分为以下几种。①非穿透伤:投掷物穿入体壁而未穿透体腔的损伤。②穿透伤:投掷物穿透体腔(颅腔、胸腔、腹腔、盆腔、脊髓腔、关节腔等)而造成的脏器和组织损伤,多为重伤。

(三)其他分类

(1)按受伤部位分类:根据损伤的解剖部位,可分为头部伤、颌面伤、颈部伤、胸部伤、腹部伤、骨盆伤、上肢伤和下肢伤。

(2)按伤情轻重和需要紧急救治先后分为以下几类。①重伤:严重休克、内脏伤而有生命危险者。②中等伤:四肢长骨骨折,广泛软组织伤。③轻伤:一般轻微的撕裂伤和扭伤,不影响生命,无须住院治疗者。

💡 **易错警示**

【例题】挤压综合征引起的脏器损害主要是(　　)。

A.急性呼吸衰竭　　　　　　B.急性肾衰竭

C.急性心力衰竭　　　　　　D.肝功能衰竭

E.出血性休克

挤压综合征是指四肢或躯干肌肉丰富部位,遭受重物长时间挤压,在解除压迫后,出现以肢体肿胀、肌红蛋白尿、高血钾为特点的急性肾功能衰竭。

【答案】B。解析:挤压综合征可引起的脏器损害主要是急性肾衰竭。

重要知识点三 创伤严重程度的评估

(一)院前评分系统

(1)创伤指数(TI):以解剖部位和创伤伤员生理变化为主,加上创伤类型估计测算的分值相加。9分以下门诊治疗即可,为轻伤;10~16分为中度伤;17分以上为重伤,应住院治疗。

(2)CRAMS评分:根据循环、呼吸、运动、语言4项生理变化加解剖部位来评分,是一种简易快速评估、初步判断伤情的方法。C,即circulation(循环);R,即respiration(呼吸);A,即abdomen(腹部,包括胸部);M,即motor(运动);S,即speech(语言)。每项正常记2分,轻度异常记1分,严重异常记0分,分值相加,总分>9分为轻伤,7~8分为重伤,<7分为极重伤。

(二)院内评分系统

(1)简明创伤分级(AIS):AIS 是以解剖评分法为基础,按人体分区进行诊断编码,按损伤程度进行伤情分级。

(2)损伤严重度评分(ISS):ISS 评分将人体分为六区,即头部、颈部、胸部、腹部、四肢和体表,损伤程度分为 5 个等级。计算出的总分越高,损伤越重,预后越差,总分大于 10 分即应住院治疗。

(3)综合评分方案:近年来国内外院内评分趋势是采用 TRISS 法和 ASCOT 法评分。TRISS 法方便,较简单;ASCOT 法精细,但较复杂。

重要知识点四 多发伤的病理生理特点

(1)致病因素与临床特征:创伤部位多,伤情严重,组织破坏广泛,生理干扰大,尤其是钝性伤有时比贯穿伤更严重而复杂。

(2)机体应激反应剧烈:多发伤失血失液早期通过交感-肾上腺髓质系统、肾素-血管紧张素-醛固酮系统及下丘脑-垂体系统等可维持血容量与血压,保证心脑血流灌注。但如果失血量大,持续时间长,失血得不到及时纠正,则可造成严重容量丢失,外周循环灌注低下,使血流动力学受损。

(3)免疫功能抑制,易继发感染:机体遭受严重创伤后,破坏的组织激活血管活性介质及活性裂解产物,导致异常炎性反应,抑制免疫反应,尤其是细胞免疫功能。严重创伤后可引起肠道内细菌和(或)毒素易位进入淋巴、血流并扩散至全身。

(4)高代谢状态:创伤后高代谢是机体在遭受烧伤、创伤、大手术和大出血等情况下发生的一种应激性反应。经过充分复苏抗休克治疗后,循环相对稳定,但器官内微循环可因循环血液的重新分配而存在灌注不足;若病情继续发展,在伤后第 3 日出现高代谢反应并持续 14~21 日。

(5)易发生 MODS:多发伤患者在严重创伤休克基础上合并感染易发生多器官功能障碍综合征(MODS)。

重要知识点五 多发伤的临床特点

(1)各部位的创伤具有不同表现和危险性:①头部创伤主要是神志的变化,严重者出现昏迷;面、颈部创伤则应注意气道;②胸部创伤 85%以上是肋骨骨折引起的血气胸和肺挫伤;③腹部创伤常见实质性脏器破裂引起的出血和休克,以及空腔脏器破裂引起的腹膜炎;④长骨骨折和骨盆骨折可引起严重失血性休克。

(2)休克发生率高:早期休克的发生与失血、失液量成正比,但临床估计的失血失液量往往少于实际血容量丢失量。

(3)严重低氧血症:多发伤早期低氧血症发生率很高,尤其是颅脑伤、胸部伤伴有休克或昏迷者。

(4)感染发生率高:多发伤的感染多为混合感染,包括革兰阳性菌、革兰阴性菌及厌氧菌,且易发生耐药菌和真菌感染。

(5)易发生 MODS:严重多发伤于伤后 3~7 日可发生 MODS。创伤打击所致的免疫炎症为发生 MODS 的根本原因,"两次打击"为其主要机制。

(6)容易漏诊:多发伤损伤两个部位以上,开放伤与闭合伤、明显外伤和隐蔽外伤并存,在同一解剖部位又可发生多脏器伤,加之外伤史不明,时间紧迫,临床医师经验有限,所以容易发生漏诊。

重要知识点六 多发伤的早期诊断

(1)迅速判断有无威胁生命的征象:首先对患者进行快速全面的粗略检查,注意患者的神志、面色、呼吸、血压、脉搏、瞳孔等情况,明确患者有否呼吸道梗阻、休克、大出血等致命的征象。心跳呼吸骤停者,应立即进行心肺复苏;神志昏迷者应保持呼吸道通畅,观察并记录神志、瞳孔、呼吸、脉搏和血压的变化。

(2)进一步检查:在患者的致命征象得到初步控制后,就必须行进一步检查,包括病史采集、体格检查、实验室检查及特殊检查,以获得尽可能准确的诊断,以进行有效的治疗。

(3)多发伤的再估计:多发伤是伤情多变的动态损伤,初期的全身检查得出的结论并不全面,必须进行动态观察。再估计的重点包括腹膜后脏器的损伤、隐性或继发性大出血等。

重要知识点七 复合伤的特点

(一)复合伤的分类

(1)放射复合伤:复合伤伤员中有放射损伤,如放射损伤复合烧伤。

(2)非放射复合伤:无放射损伤者,如烧伤复合冲击伤。

复合伤的命名,将主要伤列于前,次要伤列于后,如放射损伤放烧复合伤,表明放射损伤是主要损伤,烧伤是次要损伤。

(二)复合伤的伤情分度

各类复合伤按伤情的严重程度可分为轻度、中度、重度和极重度四级。复合伤的分度是以各单一伤的伤情为基础,以中等以上损伤复合后常出现复合效应(主要是相互加重)为依据而划分的。

(三)复合伤的基本特点

复合伤的基本特点是"一伤为主""复合效应"。

(1)"一伤为主"是指复合伤中主要致伤因素在疾病的发生、发展中起着主导作用。

(2)"复合效应"是指机体遭受两种或两种以上致伤因素的作用后所发生的损伤效应。单一伤之间可相互影响,使原单一伤的表现不完全相同于单独发生的损伤,整体伤情也变得更为复杂。"相互加重"是复合伤效应的重要表现。复合效应可表现在整体效应、组织脏器和细胞效应上或分子水平效应上;复合效应也可表现在重要的病理过程中,不同病程、不同脏器表现可不一致。

重要知识点八 严重创伤的处理要点

1.创伤救治系统

现代创伤救治系统的主要构成:院前急救、院内救治和康复医疗,并通过通信联络系统、患者转运系统和救治治疗系统三个重要环节,相互密切地连接成为完整体系。现代创伤救治系统的建立是确保创伤患者早期接受确定性救治的关键因素。

2.创伤救治程序

创伤救治程序是对创伤患者进行评估和优先处理的方案,在快速、简洁判断伤情的基础上,进行及时、合理、有效的确定性抢救。创伤救治程序可分为三个不同阶段的优先方案,即第一优先、第二优先和第三优先。

第一优先:维持和恢复患者生命系统的功能,包括一系列基本的创伤复苏措施和生命系统功能检查。第一优先的重点:①判断循环和呼吸系统的稳定性,及时发现组织器官缺氧并给予处理;②判断颅脑外伤的严重程度并及时给予处理;③预防脊髓进一步损伤。

第二优先:迅速明确并控制生命支持系统的一系列病理生理性改变,包括实施各种确定性救治措施和有针对性的检查。

第三优先:及时确定并处理一些隐匿的病理生理性变化。

在多发伤的院内救治过程中,早期是抢救生命,中期是防治感染和多器官功能障碍综合征,后期是矫正和治疗各种后遗症和畸形。

3.救治措施

(1)生命支持:在急诊抢救室对多发伤员首先进行生命支持。①呼吸道管理:急救时应迅速除去堵塞气道的各种因素,保持气道通畅。②心肺复苏:对多发伤患者,如伴有胸骨骨折、多发肋骨骨折、血气胸、心脏压塞、心肌破裂,可开胸心脏按压。③抗休克治疗:多发伤患者大多伴有低血容量性休克。应根据患者的血压、脉搏、皮温、面色判断休克程度,并控制外出血。

ARDS的突出临床表现是肺水肿和呼吸困难,因此必须与以此为主征的疾病进行鉴别。

(2)进一步处理:患者生命体征稳定或基本稳定后,应进一步处理各系统脏器的损伤。

(3)多发伤的手术治疗。①多发伤手术治疗的特点:患者伤情危重,发病机制错综复杂,如果及时手术,可以阻断恶性循环,使患者脱离危重状态。如处理不当,手术本身也是一个创伤,可加重恶性循环,加重病情。所以要严格选择手术适应证,及时把握手术时机,合理安排手术先后的顺序。②多发伤手术分类:紧急手术、急性手术和择期手术。③创伤手术顺序:一般是按紧急、急性、择期的顺序。如果同时都属紧急或急性手术时,可按下列顺序进行:严重的颅脑外伤需要紧急处理,伴有胸腹内脏器损伤,可分组同时进行;胸腹联合伤可同台分组行剖胸及剖腹探查术;四肢开放性骨折需急诊手术处理,但须在剖腹剖胸术结束时进行,闭合性骨折可择期处理。同时开放伤和闭合伤,如时间未超过8小时,应先行闭合伤手术,再行污染手术。④骨折早期内固定和多发伤一期手术治疗。

(4)营养支持:一般来讲,消化道功能正常者,以口服为主;昏迷患者或不愿进食的患者,可用鼻饲或造瘘;不能从消化道进食可采用全胃肠外营养。

(5)防止感染:早期局部创口处理要彻底,适当选用抗生素。

(6)并发症的防治:早期进行抗休克及防止感染可预防MODS的发生;一旦发生,应积极支持相关脏器,阻断炎症介质,尽量减少衰竭脏器的数目和程度。

考点六　脓毒症

重要知识点一　基本概念

(1)全身炎性反应综合征(SIRS)是指机体对各种损伤所产生的全身性反应。患者有以下2项或2项以上的表现:①体温>38 ℃或<36 ℃;②心率>90 bpm;③呼吸频率>20 bpm或$PaCO_2$<32 mmHg;④白细胞计数>12 000 /mm³,<4 000 /mm³或幼稚细胞>10%。

(2)脓毒症是指由感染引起的全身性炎性反应综合征。

(3)脓毒性休克(又称感染性休克)是指脓毒症伴有低血压,即在充分补充体液及排除其原因后,收缩压<90 mmHg,或较基础值降低≥40 mmHg,并伴有组织灌流不足的表现,如乳酸酸中毒、少尿、神志的急剧变化等。

重要知识点二 病理生理

(一)微生物外源性介质在脓毒症触发中的作用

位于感染灶的病原微生物,或在感染局部,或侵入血液,进行增殖、播散,并释放外源性介质(内毒素、外毒素),其中革兰氏阴性菌内毒素的作用较为典型。外源性介质激活机体的防御系统,包括血浆成分、单核细胞/巨噬细胞、中性粒细胞和内皮细胞,导致内源性介质的释放,包括细胞因子和炎性介质。

(二)机体内源性介质在脓毒症发生、发展中的作用

单核细胞和巨噬细胞在机体对感染或内毒素的反应中发挥重要作用。

(三)抗炎反应在脓毒症病理生理中的作用

机体内源性抗炎反应(CARS)的介质包括白介素、转化生长因子-β(TGF-β)、TNF 受体拮抗剂和 IL-1 受体拮抗剂等。正常情况下机体保持着炎性反应和抗炎性反应的平衡。如果炎性反应过强可导致一系列的病理生理改变,而抗炎反应过强可使机体的反应性降低和抵抗力下降。

重要知识点三 临床表现

(一)原发感染灶的症状和体征

视感染的部位或脏器的不同而不同。应仔细询问病史,详细的体检、影像学和实验室检查,尽早确诊感染部位,有利于治疗。

(二)全身炎性反应的症状

脓毒症一般都会表现出 SIRS 的一种或多种症状(见本章"基本概念"),最常见的有发热、心动过速、呼吸急促和白细胞增加等。

(三)各器官功能障碍或衰竭的表现

该表现一般都是脓毒症较晚期的临床表现(见"休克"和"多器官功能障碍综合征")。

重要知识点四 诊断标准

(一)全身情况

体温>38 ℃ 或<36 ℃;心率>90 bpm;呼吸频率>20 bpm 或 $PaCO_2$<32 mmHg;明显的水肿或体液正平衡。

(二)炎性反应参数

参数:白细胞计数>12 000 /mm³,<4 000 /mm³ 或幼稚细胞>10%;血浆 C 反应蛋白(CPR)、原降钙素(PCT)、IL6 增加。

(三)血流动力学参数

参数:低血压;高动力状态:CI>3.5 L/(min·m²),SvO_2>70%;毛细血管再充盈减慢或皮肤出现斑纹;高乳酸血症。

(四)器官功能障碍参数

参数:低氧血症;血肌酐增高或急性少尿;脑功能改变;血小板减少症或凝血异常;高胆红素血症;非糖尿病者出现高血糖症;麻痹性肠梗阻。

重要知识点五 治疗原则

(1)病因治疗:及时消除感染,包括感染灶的清除和抗微生物治疗。

(2)循环支持治疗:充分补充血容量,改善心脏功能,维持适当的组织灌注压和改善微循环的灌注。

(3)呼吸支持治疗:及时纠正低氧血症,尽早进行呼吸支持治疗,包括氧治疗、胸部物理治疗和机械通气治疗。

(4)其他器官功能的监测与维护:肝肾功能、消化功能、凝血功能等。

(5)特异性治疗方法和基因治疗:主要针对病因治疗,如中和细菌毒素、拮抗炎性介质、重组人体活化蛋白C等。从目前研究结果来看,有些内毒素抗体、皮质激素、TNF单克隆抗体、IL-1受体拮抗剂、NO合成酶抑制剂、环氧化酶抑制剂等,在治疗脓毒症方法有一定作用,但其临床效果仍有待于进一步研究。

易错警示

【例题】烧伤患者最主要的死亡原因是(   )。

A.低血容量休克　　　　　　　B.神经性休克

C.脓毒症　　　　　　　　　　D.疼痛

E.消化道出血

在烧伤早期多为低血容量性休克,是烧伤后48小时内导致患者死亡的主要原因。烧伤后期多为感染性休克,主要的死亡原因是脓毒症。

【答案】C。解析:引起大面积烧伤患者死亡的主要原因是由感染引发的脓毒症和多器官功能障碍综合征(MODS)。

考点七　急性肺水肿

重要知识点一 发病机制

(一)肺组织结构正常时肺水肿发生机制

(1)肺毛细血管静水压增加(>35 mmHg)可发生肺泡性肺水肿。

(2)肺毛细血管通透性增加(见于继发性损害)。

(3)血浆胶体渗透压降低。

(4)肺淋巴液循环障碍。

(5)肺组织间隙负压增高。

(二)肺组织结构破坏后肺水肿发生机制

其机制主要与肺泡毛细血管膜损害有关,常见于原发性损害,如肺挫伤;继发性损害,如ARDS。

易错警示

【例题】与急性肺水肿形成机制无关的是(   )。

A.右心室功能　　　　　　　　B.肺毛细血管胶体渗透压

C.肺毛细血管静水压　　　　　D.肺间质胶体渗透压

E.肺毛细血管通透性

肺水肿形成机制：①肺毛细血管静水压；②肺毛细血管胶体渗透压；③肺间质胶体渗透压；④毛细血管通透性。右心室功能与肺水肿形成无关，但易混淆。

【答案】A。解析：右心室功能障碍会引起体循环淤血，产生水肿。

重要知识点二 血流动力性肺水肿

1.概念

血流动力性肺水肿是指因毛细血管内静水压升高，使流入肺间质液体增多所形成的肺水肿，而毛细血管的渗透性或液体的传递方面均无任何变化。

2.心源性急性肺水肿

当心肌严重受损和左心负荷过重而引起心排出量降低和肺淤血，过多的液体从肺泡毛细血管进入肺间质甚至肺泡内，则产生急性肺水肿。它是左心力衰竭最严重的表现，多见于急性左心力衰竭和二尖瓣狭窄患者。

3.神经性肺水肿

继发于急性中枢神经系统损伤后发生的肺水肿，称为神经性肺水肿或称为"脑源性肺水肿"。下丘脑受损引起功能紊乱是主要原因。

4.液体负荷过重

围手术期输血补液过快或输液过量时，使右心负荷增加。大量输注晶体液，使血管内胶体渗透压下降，增加液体从血管滤出，聚集到肺组织间隙中，在心、肾功能不全、静脉压增高或淋巴循环障碍患者，易致肺水肿。

5.复张性肺水肿

(1)概念：各种原因所致肺萎陷后在肺复张时或复张后24小时内发生的急性肺水肿。

(2)病因：多见于气胸或胸腔积液3个月后出现进行性快速肺复张，1小时后可表现肺水肿的临床症状，50%肺水肿发生在50岁以上老年人。

6.高原性肺水肿的概念

高原性肺水肿是一种由低地急速进入海拔3 000米以上地区的常见病，主要表现为发绀、心率增快、心排血量增多或减少、体循环阻力增加和心肌受损。

重要知识点三 通透性肺水肿

(一)感染性肺水肿

感染性肺水肿指继发于全身感染和(或)肺部感染的肺水肿，主要因为肺毛细血管壁通透性增加。

(二)毒素吸入性肺水肿

毒素吸入性肺水肿指吸入有害性气体或毒物所致的肺水肿。有害性气体包括二氧化氮、氯、光气、氨、氟化物、二氧化硫等，毒物以有机磷农药最为常见。

(三)淹溺性肺水肿

淹溺性肺水肿指淡水和海水淹溺所致的肺水肿。淡水为低渗性，大量吸入后很快通过肺泡-毛细血管膜进入血循环，产生肺组织的组织学损伤和全身血容量增加，肺泡-毛细血管膜损伤较重或左心代偿功能障碍时，诱发急性肺水肿。高渗性海水进入肺泡后，使血管内大量水分进入肺泡引起肺水肿。

(四)尿毒症性肺水肿

肾衰竭患者常伴肺水肿和纤维蛋白性胸膜炎,主要发病因素:①高血压所致左心力衰竭竭;②少尿患者循环血容量增多;③血浆蛋白减少,血管内胶体渗透压降低,肺毛细血管静水压与胶体渗透压的差距增大,促进肺水肿形成。

(五)氧中毒性肺水肿

氧中毒性肺水肿指长时间吸入高浓度(>60%)氧引起肺组织损害所致的肺水肿。一般在常压下吸入纯氧12~24小时、高压下3~4小时即可发生氧中毒。氧中毒的损害以肺组织为主,表现为上皮细胞损害、肺泡表面活性物质减少、肺泡透明膜形成,引起肺泡、间质水肿以及肺不张。

重要知识点四 与麻醉相关的肺水肿

(一)药物中毒引起的肺水肿

本病可见于吗啡、美沙酮、急性巴比妥酸盐和二醋吗啡中毒,机制不明。

(二)呼吸道梗阻

围手术期喉痉挛常见于麻醉诱导期插管强烈刺激,亦见于术中神经牵拉反应,以及甲状腺手术因神经阻滞不全对气道的刺激。上呼吸道梗阻时,患者处于挣扎状态,缺氧和交感神经活性极度亢进,可导致肺小动脉痉挛性收缩,肺小静脉收缩,肺毛细血管通透性增加。酸中毒又可增加对心脏做功的抑制,除非呼吸道梗阻解除,否则将形成恶性循环,加速肺水肿的发展。

(三)误吸

围手术期呕吐或胃内容物反流,可引起吸入性肺炎和支气管痉挛,肺表面活性物质灭活和肺毛细血管内皮细胞受损,从而使液体渗出至肺组织间隙内,发生肺水肿。肺组织损害的程度与胃内容的pH直接相关,pH>2.5的胃液所致的损害要比pH<2.5者轻微得多。

(四)肺过度膨胀

一侧肺不张或单肺通气时,全部潮气量进入一侧肺内,导致肺过度充气膨胀,随之出现肺水肿,其机制可能与肺容量增加导致的肺损伤有关。

重要知识点五 肺水肿临床表现

(一)症状

先有肺间质性水肿,表现为呼吸浅快,夜间阵发性呼吸困难,患者常主诉胸闷、咳嗽,有呼吸困难,颈静脉怒张,听诊可闻及哮鸣音和少量湿啰音。继发为肺泡性肺水肿,出现典型的粉红色泡沫痰,通气/血流比值下降,引起低氧血症。插管患者可表现呼吸道阻力增大和发绀,经气管导管喷出或涌出大量的粉红色泡沫痰。

(二)X线和实验室检查

(1)X线表现:早期肺上部血管扩张和淤血,肺纹理显著增加。间质性肺水肿时,肺血管纹理模糊,肺门阴影不清楚,肺小叶间隔加宽,形成KerleyA线和B线。KerleyA线较少见,在肺野中央区,呈弧形斜向肺门,较B线为长。KerleyB线常见于二尖瓣狭窄患者,在两侧下肺野肋膈角区最清楚,呈横行走向,而在膈上部呈纵行走向,与胸膜垂直。肺泡性肺水肿时,出现肺泡状增密阴影,形状大小不一,可融合成片状,弥漫分布或局限于一叶,肺门两侧由内向外逐渐变淡,形成"蝴蝶状"典型表现。

(2)实验室检查:肺间质水肿时,$PaCO_2$下降,pH增高,呈呼吸性碱中毒;肺泡性肺水肿时,

$PaCO_2$升高和(或)PaO_2下降,pH下降,表现为低氧血症和呼吸性酸中毒。

重要知识点六 肺水肿诊断和鉴别诊断

肺水肿的诊断主要根据症状、体征和X线表现。同时测定PCWP和肺毛细血管静水(PMV)更有助于诊断。PMV-PCWP正常值为9.7 mmHg±1.7 mmHg,当≤4 mmHg时,提示肺内肺水增多,有助于早期诊断。复张性肺水肿常伴有复张性低血压。

重要知识点七 肺水肿的治疗原则

(1)病因治疗,是缓解和根本消除肺水肿的基本措施。

(2)维持气道通畅,吸氧或机械通气治疗,纠正低氧血症。

(3)降低肺血管静水压,提高血浆胶渗压,改善肺毛细血管通渗性。

(4)保持患者镇静,预防和控制感染。

重要知识点八 肺水肿的治疗

(一)氧治疗和机械通气治疗

(1)维持气道通畅:采用去泡沫剂能提高水肿液清除效果,常用的去泡沫剂有95%乙醇或1%硅酮溶液置于湿化器内,通过吸氧吹入。

(2)氧治疗:轻度缺氧患者可用鼻导管给氧,每分钟6~8 L。

(3)机械通气:重度低氧血症患者,行气管内插管,进行机械通气,给予间歇正压通气(IPPV)减低右心房充盈压和肺内血容量,缓解呼吸肌疲劳,降低组织氧耗量。

(二)降低肺毛细血管静水压

(1)增强心肌收缩力:应用适当的正性肌力药物使左心室能在较低的充盈压下维持或增加心排出量,包括速效强心苷、拟肾上腺素药和能量合剂等。

(2)利尿:降低心脏前、后负荷。当CVP高于1.5 kPa(15 cmH₂O)、PCWP高于1.5 kPa(15 mmHg)时,应限制输液,同时静脉注射利尿药如呋塞米、依他尼酸钠等。使用利尿药时应注意补充氯化钾,并避免血容量过低。

(3)镇静:吗啡可解除焦虑、松弛呼吸道平滑肌,有利于改善通气,同时具有降低外周静脉张力、扩张小动脉作用,可减少回心血量,降低肺毛细血管静水压。一般静脉注射吗啡5 mg,起效迅速,对高血压、二尖瓣狭窄等引起的肺水肿效果良好,应早期使用。注意呼吸功能变化,休克患者禁用吗啡。

(4)α受体阻滞药:可使全身及内脏血管扩张,回心血量减少,改善肺水肿,可用酚妥拉明10 mg加入5%葡萄糖溶液100~200 ml静脉滴注。硝普钠通过减低心脏后负荷改善肺水肿,但对二尖瓣狭窄引起者要慎用。

(5)患者体位取坐位或头高位,有助于减少静脉回心血量,减轻肺淤血,增加肺活量,降低呼吸做功,但低血压和休克患者应取平卧位。

(6)东莨菪碱、654-2及阿托品具有较强的解除阻力血管及容量血管痉挛的作用,降低心脏前、后负荷,增加肺组织的灌注量及冠脉血流,增加动脉血氧分压,同时还具有解除支气管痉挛、抑制支气管分泌过多液体、兴奋呼吸中枢及抑制大脑皮质活动的作用。

(三)镇静及感染的防治

(1)咪达唑仑、丙泊酚具有较强的镇静作用,可减少患者的惊恐和焦虑,减轻呼吸急促,将急促而无效的呼吸调整为均匀有效的呼吸,减少呼吸做功,在机械通气治疗患者中有利于与呼吸机同步,以改善通气。

(2)感染性肺水肿为继发于全身感染和(或)肺部感染所致的肺水肿,革兰氏阴性杆菌所致的败血症是引起肺水肿的主要原因。各种原因引起的肺水肿均应预防肺部感染,除加强护理外,应常规给予抗生素以预防肺部感染。

在用抗生素的同时应用肾上腺皮质激素,可以预防毛细血管通透性增加,减轻炎症反应,促使水肿的消退,并能刺激细胞代谢,促进肺泡表面活性物产生,增强心肌收缩,降低外周血管阻力。但用药不宜超过 72 小时,以免引起并发症。

(四)复张性肺水肿的防治

(1)防止跨肺泡压的急剧增大是预防肺复张性肺水肿的关键。

(2)行胸腔穿刺或引流复张时,应逐步减少胸内液气量,复张过程应在数小时以上,胸腔内负压吸引不应超过 10 cmH$_2$O,每次抽液量不应超过 1 000 ml,若患者出现持续性咳嗽应立即停止抽吸或钳闭引流管。

(3)术中膨胀肺时应注意潮气量和压力适中,主张采用双腔插管分别通气,以免健侧肺过度扩张,肺复张后应用适当 PEEP,以保证复张过程中跨肺泡压差不致过大,防止复张后肺毛细血管渗漏的增加。

复张性肺水肿治疗的目的在于维持患者足够的氧合和血流动力学的稳定。

考点八　急性呼吸衰竭

重要知识点一　急性呼吸衰竭的概念

急性呼吸衰竭(ARF)是指各种原因引起的严重肺通气和(或)换气功能障碍,以致在静息状态下亦不能维持足够的气体交换,导致低氧伴(或不伴)二氧化碳潴留,从而产生一系列生理功能和代谢紊乱的临床综合征。

重要知识点二　急性呼吸衰竭的病因

(一)呼吸道阻塞性病变

(1)感染、烧伤等因素可造成上呼吸道急性梗阻。

(2)各种原因所致的支气管哮喘、阻塞性肺气肿等可致急性下呼吸道梗阻。

(3)异物阻塞、肿瘤、声带麻痹、气道痉挛也是常见原因。

(二)肺实质病变

(1)重症肺炎、重度肺结核、肺气肿、弥漫性肺纤维化、急性呼吸窘迫综合征是此类病因中的主要疾病。

(2)不同原因所致的肺不张、尘肺、放射性肺炎、侵及肺的结缔组织病、吸入性肺损伤、氧中毒和广泛肺切除等。

(3)各种严重心脏病、心力衰竭引起的心源性肺水肿。

(4)肺静脉阻塞或狭窄、过量输液、体循环血液转移到肺循环、复张性肺水肿等血流动力性肺水肿;淡水,海水淹溺等通透性肺水肿。

（三）肺血管疾病

肺血管栓塞、弥散性血管内凝血、肺动脉炎、肺血管收缩或肺部病变破坏肺泡毛细血管床等。

（四）胸廓胸膜及横膈病变

胸廓畸形、各种胸部创伤、自发性气胸或创伤性气胸、大量胸腔积液；大量腹腔积液、膈神经麻痹、病态肥胖导致横膈抬高等。

（五）神经中枢及其传导系统和呼吸肌疾患

呼吸中枢、神经肌肉系统等疾病造成胸廓运动受限或肌肉麻痹，也可引起呼吸衰竭。全麻后药物对中枢的残余抑制、肌松药残余作用等。

重要知识点三 急性呼吸衰竭的分类

（1）急性低氧血症型呼吸衰竭（Ⅰ型）：主要表现为氧合功能障碍。
（2）急性高碳酸血症型呼吸衰竭（Ⅱ型）：主要表现为通气功能障碍。

重要知识点四 病理生理

（一）肺泡通气障碍

通气功能障碍根据原因不同又分为限制性通气功能障碍和阻塞性通气功能障碍。限制性通气障碍是指吸气时肺泡的扩张受到限制而引起的肺泡通气量不足。阻塞性通气障碍指由于气道狭窄或阻塞所引起的通气功能障碍。无论哪种通气功能障碍，最终均导致肺泡总通气量不足。

（二）通气／血流比例失调

肺的总通气量虽正常，但肺通气和（或）血流不均匀，造成肺泡通气与血流比例（V/Q）失调，也可引起气体交换障碍，导致呼吸衰竭。这不仅是引起低氧血症最常见的病理生理改变，也是肺部疾患引起呼吸衰竭最常见、最主要的机制。通气/血流比例失调可由支气管哮喘、慢性支气管炎、阻塞性肺气肿等引起的气道阻塞，以及肺纤维化、肺水肿等引起的限制性通气功能障碍，导致肺泡气体分布严重不均所致；也可由肺动脉栓塞、弥散性血管内凝血、肺血管收缩或肺的病变破坏了毛细血管床，使部分肺泡有通气无血流或血流不足所致。

（三）肺内分流

肺内分流是 V/Q 比例失调的极端情况。当肺部发生严重病变，如肺水肿、肺实变和肺不张等时，该部分肺泡完全无通气但仍有血流，这部分的血流未进行气体交换就掺入动脉血，致分流率明显增加。

（四）弥散功能障碍

弥散速度取决于肺泡毛细血管膜两侧的气体分压差；肺泡膜的面积、厚度和通透性；气体与血液接触的时间；气体弥散常数；其他因素，如心排血量、血红蛋白含量、V/Q 比值等。当肺实变、肺不张、肺叶切除等致肺泡膜面积减少，或因肺水肿、肺泡透明膜形成、肺纤维化等致肺泡膜厚度增加时，均可引起弥散速度减慢。

重要知识点五 临床表现

（一）低氧血症

（1）呼吸系统：患者常感呼吸窘迫、兴奋、烦躁、不安，出现喘息性呼吸困难、端坐呼吸，同时呼吸频率明显增快，每分钟可达 30 次以上，鼻翼扇动，辅助呼吸肌运动增强，还可出现明显的"三凹"现象，即吸气时胸骨上窝、锁骨上窝和肋间隙下陷。与此同时，患者呼吸节律紊乱，失去正常规则的节律。严重低氧可引起中枢神经和心血管系统功能障碍,患者出现呼吸变浅、变慢,甚至呼吸停止。

(2)心血管系统:低氧常引起心率增快、血压升高。严重低氧时患者可出现各种类型的心律失常如窦性心动过缓、期前收缩等。如进一步加重,可发展为周围循环衰竭、心室纤颤甚至心脏停搏。

(3)神经系统:急性低氧可引起头痛、情绪激动、思维障碍、记忆力和判断力降低或丧失以及运动不协调等症状。严重低氧可导致烦躁不安、谵妄、癫痫样抽搐、意识丧失以致昏迷、死亡。

(4)皮肤黏膜:当 PaO_2 低于 50 mmHg 时,患者口唇黏膜、甲床部位可出现发绀,但受血红蛋白含量、皮肤色素、心功能状态以及观察者鉴定能力等因素的影响。

(5)血液系统:慢性低氧血症可刺激造血功能,而急性低氧常来不及产生这种代偿,反而引起凝血功能障碍、造血功能衰竭和弥散性血管内凝血。

(6)消化系统:呼吸衰竭引起的低氧可造成微血管痉挛,后者可加重肠道组织的缺血缺氧,引起急性胃肠黏膜应激性溃疡出血及肝细胞功能损害。

(7)泌尿系统:低氧使肾血管收缩,血流量减少,再加上低氧所致的心力衰竭、弥散性血管内凝血等因素,易产生肾功能障碍、尿素氮及血肌酐增高、代谢性酸中毒等。个别患者可出现尿蛋白、红细胞和管型。

(8)代谢:低氧时线粒体代谢转为缺氧代谢,呈现能量供应不足,并产生大量乳酸,导致代谢性酸中毒,继而钠泵功能受损,K^+ 向细胞外溢,Na^+、H^+ 进入细胞内,从而产生高钾血症和细胞内酸中毒。

(二)高碳酸血症

急性 CO_2 潴留可使脑血管扩张,血流量增加,颅内压升高,临床表现为头痛、头晕、烦躁不安、言语不清、精神错乱、嗜睡、昏迷、抽搐、呼吸抑制等。扑翼样震颤是二氧化碳蓄积的一项重要体征。

二氧化碳蓄积对心血管的影响与低氧血症相似,两者具有协同作用。其临床表现因血管扩张或收缩程度而异,如多汗、球结膜充血水肿、颈静脉充盈、血压下降等。

二氧化碳潴留可引起呼吸性酸中毒。

💡 **易错警示**

【例题】呼吸衰竭时最常发生的酸碱平衡紊乱是( )。

    A.代谢性酸中毒   B.呼吸性酸中毒

    C.呼吸性碱中毒   D.代谢性碱中毒

    E.混合性酸碱紊乱

呼吸衰竭时 CO_2 潴留可产生呼吸性酸中毒,在急性呼吸性酸中毒时,若通气功能未获改善,而又过量补充碱性药物,可加重呼酸;若同时应用激素和(或)利尿,可导致电解质失衡,产生多重酸碱平衡失常。本题容易片面考虑,而选择呼吸性酸中毒。

【答案】E。解析:呼吸衰竭时最常发生混合性酸碱紊乱。

重要知识点六 诊断

(一)病史

患者有发生呼吸衰竭的病因,如气道阻塞性疾病、肺实质浸润、肺水肿、肺血管病、胸廓及胸膜疾病、麻醉药残余作用、神经肌肉疾病或睡眠性呼吸暂停综合征等。患者有可能诱发急性呼吸衰竭的病因,如严重感染、腹膜炎、胰腺炎等,以及重度创伤、败血症、大面积烧伤、过多输入液体、大量输入库血、大手术等。

(二)临床表现

患者有低氧或伴有二氧化碳蓄积的临床表现,如呼吸困难、发绀、精神神经症状、心血管系统表现等。

(三)血气分析

呼吸衰竭诊断很大程度上依靠血气分析的结果。

(四)胸部 X 线

胸部 X 线是明确呼吸衰竭的发生原因和病变范围、程度的重要辅助检查。

(五)其他检查

胸部 CT 较普通 X 线摄片更为灵敏,能够发现相当微细的病理改变,同时也是急性呼吸衰竭的诊断方法之一。纤维支气管镜既可对气道灼伤、支气管阻塞或肺不张以及气管内出血等进行诊断,也可兼为治疗手段。

重要知识点七 治疗

急性呼吸衰竭治疗原则是在保持呼吸道通畅条件下,改善通气和氧合功能,纠正代谢性功能紊乱,防止多器官功能障碍的发生。

(一)病因治疗

急性呼吸功能衰竭原发病的治疗是至关重要的, 必须充分重视治疗和去除诱发急性呼吸衰竭的基础病因。

(二)呼吸支持疗法

1.建立通畅的气道

无论何种原因引起的呼吸衰竭,保持气道通畅是最基本、最首要的治疗措施,是进行各种呼吸支持治疗的必要条件。

2.氧疗

通过吸入高于空气中的氧来提高 PaO_2,改善 PaO_2 和血氧饱和度(SaO_2)。合理的氧疗还能减轻呼吸做功和降低低氧性肺动脉高压,减轻右心后负荷。

3.机械通气

机械通气是治疗急性呼吸衰竭的最有效方法,但必须掌握机械通气的适应证。机械通气包括有创和无创两种方式。

4.体外膜肺氧合(ECMO)

ECMO 主要用于治疗用以上方法难以纠正但又潜在可逆的肺部疾患的患者。

(三)控制感染

控制感染是急性呼吸衰竭治疗的一个重要方面。感染时需合理选用抗生素。原则上抗生素选择应根据病原菌的性质,患者的血、尿、便、痰、分泌物、脑脊液等标本的细菌培养结果及抗生素药物敏感试验结果。但临床上,首先根据病情,经验性选用抗生素,以免延误治疗。

(四)维持循环稳定

这不仅是急性呼吸衰竭治疗的一个重要环节,也是一切治疗的基础。对血流动力学不稳定者,除及时纠正低血容量,维持体液平衡及强心、利尿外,必要时应用心血管活性药物如多巴胺、多巴酚丁胺,以改善循环功能并维持其相对稳定。

(五)营养支持

能量供给不足是产生或加重呼吸肌疲劳的重要原因之一,因而急性呼吸衰竭患者应补充足够的营养及热量。

(六)预防并发症

急性呼吸衰竭时,肾血流量的维持、应激性消化道出血的防治、脑水肿的防治及各种电解质、酸碱平衡的维持都是不可忽视的环节。

考点九 急性肺损伤和急性呼吸窘迫综合征

重要知识点一 概念

急性肺损伤(ALI)和急性呼吸窘迫综合征(ARDS)是指由心源性以外的各种肺内外致病因素导致肺毛细血管内皮和肺泡上皮细胞损伤,而发生的急性进行性低氧性呼吸功能衰竭。轻或中度 ALI 的肺功能改变较轻,重度 ALI 即为 ARDS。

重要知识点二 病因

(1)直接肺损伤:严重肺感染、胃内容物的吸入、肺挫伤、吸入有毒气体、溺水、氧中毒等。
(2)间接肺损伤:脓毒症、严重非胸部创伤、休克、重症胰腺炎、大量输血(TRALI)、DIC、体外循环等。

重要知识点三 发病机制

ALI 和 ARDS 的发病机制至今仍不十分清楚,但两者的发生都伴随着全身性炎症反应。目前倾向于认为 ARDS 是全身性炎症反应综合征(SIRS)与代偿性抗炎反应综合征(CARS)两者失衡所致。ARDS 是全身性炎症反应综合征在肺部的表现。其发病可分为三个阶段:最初为局部炎症反应阶段;当少量炎症介质入血,演变为第二阶段,即有限全身炎症反应阶段,SIRS/CARS 处于平衡状态;当大量炎症介质入血(瀑布样释放),而内源性抗炎介质又不足以对抗时,进入第三阶段,即 SIRS/CARS 失衡阶段,表现为炎症反应的扩散与失控,导致 ARDS 的发生。

重要知识点四 临床表现

1.症状与体征
早期出现呼吸加快,轻度呼吸性碱中毒,肺部无明显异常体征。随着病情的发展,呼吸频数和呼吸窘迫,肺部可听到湿啰音或少数干啰音,出现顽固性低氧血症。

2.影像学与实验室检查
(1)X 线胸片:早期胸片可无明显的改变,24~48 小时后出现大小不等边缘模糊的斑片状阴影,最后可发展至典型的弥漫性雾状浸润阴影,肺实变时,胸片呈现大片均匀致密的"磨砂玻璃"状阴影。
(2)血气分析:早期表现为 $PaCO_2$ 下降、呼吸性碱中毒和不同程度的低氧血症,PaO_2 呈进行性下降。晚期 $PaCO_2$ 升高。

(3)肺力学监测:主要改变为顺应性下降、气道阻力增加和无效腔通气比例增加等。

重要知识点五　临床分期

第一期:本期有原发病,如创伤、感染、休克等临床症状。呼吸困难表现不明显,但呼吸频率开始快,出现过度通气,并发展为低碳酸血症。

第二期:在原发病发生 24~48 小时以后,此期呼吸增快、浅速而有轻度困难,肺部可听到湿啰音或少数干啰音。PaO_2 下降,$A-aDO_2$ 与 Qs/Qt 增加,胸部 X 线显示细网状浸润阴影。

第三期:呼吸困难加重,表现呼吸窘迫,肺部听诊啰音增多。PaO_2 进一步下降,即使给氧也难以纠正,X 线胸片因间质肺泡水肿而出现典型的弥漫性雾状浸润阴影。

第四期:严重呼吸窘迫,患者严重高碳酸血症,最后导致心力衰竭、休克、昏迷,X 线表现为"白肺"(磨砂玻璃状)。

重要知识点六　诊断

(一)诊断标准

(1)ALI 的诊断标准:①急性发作。②$PaO_2/FiO_2 \leqslant 300$ mmHg。③胸部 X 片示两肺野浸润阴影。④$PAWP \leqslant 18$ mmHg 或无左房高压的临床证据。

(2)ARDS 的诊断标准:与 ALI 诊断标准唯一不同的是 $PaO_2/FiO_2 \leqslant 200$ mmHg。

(二)鉴别诊断

1.心源性肺水肿

本病见于各种原因引起的急性左心功能不全,如瓣膜病、冠心病、高血压性心脏病、心肌炎和心肌病等。其病理基础是由于左心功能衰竭,致肺循环流体静压升高,液体漏出肺毛细血管,故水肿液蛋白含量不高。ARDS 时则因肺泡毛细血管膜通透性增加,水肿液蛋白含量较高。根据病史、病理基础、临床表现,结合 X 线胸片和血气分析等,鉴别诊断多不困难。值得注意的是,ARDS 也可并发心血管功能异常。ARDS 急性期,约 20% 可出现心功能异常。因此,心源性肺水肿在常规强心、利尿和扩血管治疗后,如增加吸氧浓度后仍不能纠正低氧血症,需考虑 ARDS 的可能。

2.非心源性肺水肿

本病见于输液过量、肝硬化和肾病综合征等引起的血浆胶体渗透压降低,还可见于胸腔抽液或抽气过多过快,或抽吸负压过大,使胸膜腔负压瞬间增大而形成复张后肺水肿。此类患者的特点:病史明确、肺水肿的症状、体征及 X 线征象出现较快,治疗后消失也快;低氧血症一般不严重,吸氧后容易纠正。

3.急性肺栓塞

各种原因导致的急性肺栓塞患者也可突然发病,呼吸急促、烦躁不安、咯血、胸痛和发绀。血气分析示 PaO_2 和 $PaCO_2$ 均降低,与 ARDS 相似。临床上突然出现脉搏血氧饱和度和呼气末二氧化碳分压的急速下降,并有发生肺栓塞的可能因素,对肺栓塞的诊断特别有帮助。急性肺栓塞患者,多有深静脉血栓史或肿瘤、羊水栓塞和心脏病史等,临床出现剧烈的胸痛、发热等症状。胸部 X 线或 CT 可发现典型的楔形或圆形阴影。

本病典型的心电图表现为 I 导联 S 波加深、Ⅲ 导联 Q 波变大、T 波倒置。核素肺扫描、选择性肺动脉造影可诊断肺栓塞。

4.特发性肺间质纤维化

本病原因不明,临床突出表现为干咳,进行性呼吸困难,持续性低氧血症,可与 ARDS 相混淆。但本病多属慢性经过,少数成亚急性;临床上杵状指多见;肺脏听诊可闻及连续高调的爆裂性细、湿罗音,是本病的一个特征。由于本病与免疫功能有关,免疫指标检查如 IgG 和 IgM 等常有异常;X 线胸片可见双肺网状结节影由下向上发展;病理上以广泛的间质性肺炎和肺间质纤维化为特点;肺功能检查为限制性通气障碍和弥散功能降低。据此可与 ARDS 相鉴别。

💡 **易错警示**

【例题】急性呼吸窘迫综合征时形成肺水肿的主要机制是(　　)。

A.微血管内静水压升高　　　　　　B.肺血管收缩致肺动脉压升高

C.血液胶体渗透压降低　　　　　　D.肺淋巴回流障碍

E.肺泡–毛细血管膜损伤致通透性增高

微血管内静水压升高、肺血管收缩致肺动脉压升高、肺淋巴回流障碍、血液胶体渗透压降低、肺泡–毛细血管膜损伤致通透性均能形成肺水肿,但急性呼吸窘迫综合征时,主要机制是肺泡–毛细血管膜损伤致通透性增高。

【答案】E。解析:急性呼吸窘迫综合征(ARDS)时发生肺水肿主要是由于肺泡毛细血管膜损害,内皮细胞的间隙增加或扩大,液体和蛋白质通过损伤的内皮细胞膜的速度加快而引起肺水肿。

重要知识点七 治疗

(一)积极治疗原发病

去除诱发病因,治疗基础疾病。

(二)控制感染

尽早开始抗感染治疗。

(三)呼吸支持

呼吸支持是最重要的治疗方法。多种机械通气模式可用于 ALI 和 ARDS 的患者,但必须遵循"肺保护性通气策略",即小潮气量(4~8 ml/kg)、适度的 PEEP(5~15 cmH$_2$O)和允许性高碳酸血症(PaCO$_2$ 60~80 mmHg,pH 7.25~7.30)。此外,反比通气、容量支持、高频震荡通气、俯卧位通气及液体通气都可以根据患者的不同病情选择性使用。

(四)降低肺血管阻力

降低肺血管阻力,可改善肺循环功能,常用一氧化氮、血管扩张剂和前列环素等。

(五)体外膜肺氧合

通过体外转流的技术,用人工膜肺替代肺脏,使肺组织的功能和结构得以复原,并减少肺的损伤。

(六)肺表面活性物质替代疗法

肺表面活性物质替代疗法目前主要用于新生儿的治疗。

(七)肾上腺皮质激素的应用

肾上腺皮质激素的应用有争议,目前不主张在 ARDS 的急性期使用,后期应用有利于减轻肺纤维化。

（八）免疫疗法的应用

免疫疗法具有广阔的前景,但大多数尚处于试验研究阶段。

（九）其他治疗

循环功能支持、营养代谢支持和防止并发症。

考点十 急性心力衰竭

重要知识点一 概念

急性心力衰竭是由于多种致病因素使心肌收缩和(或)舒张功能迅速发生障碍,心排血量突然明显减少,以致不能满足机体代谢需求而出现的一种临床综合征。

重要知识点二 急性心力衰竭的病因

(1)心脏性病因,如瓣膜病变、心肌病变、冠状血管病变、先天性心脏病、严重心律失常、心包病变等。

(2)非心脏性病因,如高血压、肺部疾病、输血输液过量、严重贫血、甲状腺功能亢进等。

(3)心脏手术后常见原因:心肌缺血或心肌梗死,因低氧血症、贫血、电解质紊乱引起的心肌收缩力降低,心肌顺应性降低,移植的血管或瓣膜功能丧失,心肌休眠或顿抑等。

重要知识点三 急性心力衰竭分类

(1)根据受累心脏部位可分为左心力衰竭、右心力衰竭和全心力衰竭。

(2)根据发生心力衰竭的时相可分为收缩性心力衰竭(常见)和舒张性心力衰竭。

(3)根据心脏排血功能可分为低排血量心力衰竭(常见)和高排血量心力衰竭。

重要知识点四 病理生理改变

由于心肌收缩和(或)舒张功能障碍,引起心排出量降低,导致全身组织及心肌本身的氧供需平衡失调;组织和心肌缺氧引起无氧代谢增加;无氧代谢产物在组织及心肌的蓄积,导致心血管系统对儿茶酚胺的反应性降低和心肌收缩无力,最终引起一系列血流动力学改变。

（一）急性左心力衰竭

容量负荷升高、心肌收缩力下降→后负荷升高→每搏量(SV)下降、输出量(CO)下降、心率升高、射血分数(EF)下降→心室舒张末期容积升高→左室舒张压升高→肺毛细血管床压力升高→肺血管内静水压升高→肺动脉楔压升高→液体向肺间质转移→肺循环充盈压力→液体进入肺泡(肺水肿)。

（二）急性右心力衰竭

本病病理机制:严重肺部疾患、肺栓塞→广泛肺细小动脉痉挛→肺循环阻力升高→肺动脉压升高→右心室扩张→中心静脉压升高→体循环淤血。

💡 **易错警示**

【例题】左心力衰竭时,( )。

A.射血分数降低,心脏指数降低,肺动脉楔压升高

B.射血分数降低,心脏指数降低,肺动脉楔压降低

C.射血分数升高,心脏指数降低,肺动脉楔压升高

D.射血分数降低,心脏指数升高,肺动脉楔压正常

E.射血分数降低,心脏指数升高,肺动脉楔压降低

左心力衰竭的病理生理基础为心脏收缩力突然严重减弱,心排血量急剧减少,或左心室瓣膜性急性反流,舒张末压迅速升高,肺静脉回流不畅,由于肺静脉压快速升高,肺毛细血管楔压随之升高,使血管内液体渗透到肺间质和肺泡内形成急性肺水肿。

【答案】A。解析:左心力衰竭时,心排血量急剧减少,引起射血分数降低,心脏指数降低,肺动脉楔压升高。

重要知识点五 临床表现与诊断

(一)急性左心力衰竭

1.临床表现

本病表现:焦虑不安、失眠;外周肢端湿冷、花斑;呼吸困难(劳力性、夜间阵发性、端坐呼吸),发绀,严重者出现急性肺水肿(两肺湿啰音、粉红色泡沫样痰);心动过速、奔马律,甚至出现心源性休克、室性心律失常等。

2.诊断

本病根据病因、临床症状和体征,一般诊断不困难。必要时可检查 X 线胸片(肺水增加或肺水肿)、超声心动图(心脏扩大、EF 值降低)。如果放置了 Swan-Ganz 漂浮导管,可发现肺毛细血管楔压(PCWP)增高、心脏指数(CI)下降。PCWP 正常值为 6~12 mmHg,CI 为 2.5~4.2 L/(min/m²)。当 PCWP>18 mmHg,CI 正常,提示肺淤血;PCWP>18 mmHg,CI<2.2 L/(min/m²),提示已发生心源性休克。

(二)急性右心力衰竭

1.临床表现

因各种病因,如 COPD、肺栓塞、呼吸衰竭等,使肺小动脉痉挛,肺血管阻力增加。右心室因后负荷增加,导致右心室扩张,体循环淤血。临床表现为突发的呼吸困难、窒息感;剧烈咳嗽或咳粉红色痰;颈静脉怒张;心率增快,血压降低,CVP↑,肺动脉压↑,肺动脉楔压↓;肺动脉瓣区第二心音亢进,三尖瓣听诊区有收缩期杂音和舒张期奔马律。

2.诊断

(1)有明显的病因,如急性广泛前壁心肌梗死,感染性心内膜炎引起的瓣膜穿孔,血压急剧升高,严重心律失常或输液过多过快等。

(2)典型的外周淤血症状和体征。

(3)血流动力学异常:心率增快,血压降低,CVP↑,PAP↑,PAWP↓。超声心动图显示右心室腔扩大,右侧壁节段性运动异常和室间隔反常运动。

重要知识点六 鉴别诊断

(1)左心力衰竭常与以下疾病鉴别:①非心源性肺水肿;②慢性阻塞性肺疾患;③支气管哮喘;④急性肺部感染;⑤肺栓塞反复发作;⑥肥胖症等。

(2)右心力衰竭需与下列情况鉴别:①心包疾患;②肾疾患;③肝硬化;④周期性水肿;⑤周围静脉疾患等。

重要知识点七 治疗原则

(一)一般治疗原则

(1)病因治疗。

(2)调整心脏负荷。

(3)增强心肌收缩力。

(4)改善冠状循环功能。

(5)维持心肌正常代谢所必需的内环境。

(二)急性左心力衰竭的治疗原则

1.病因治疗

积极治疗原发病和诱发因素,如为二尖瓣狭窄所致,经上述措施无效,可考虑急症二尖瓣分离术。

2.休息

患者取坐位,双腿下垂,以减少静脉回流。

3.呼吸治疗

保持呼吸道通畅,吸氧,必要时行机械辅助通气治疗。

4.镇静

吗啡 5~10 mg 静脉缓慢注射,不仅可以使患者镇静,减少躁动所带来的额外心脏负担,还可扩张外周血管,减少回心血量,减轻呼吸困难。但已有呼吸抑制、神志不清、休克或肺内感染者禁用。

5.降低前后负荷

(1)快速利尿:呋塞米 20~40 mg 静脉注射,于 2 分钟内推完,以减少血容量,减轻心脏负担,扩张静脉,有利于肺水肿缓解。

(2)血管扩张剂:以硝普钠、硝酸甘油或酚妥拉明静脉滴注,以扩张小动、静脉,减轻心脏前、后负荷。

6.增强心肌收缩力

(1)洋地黄药物:毛花苷 C 0.4~0.8 mg 静脉注射。

(2)氨茶碱:0.25 加入 10% 葡萄糖 10~20 ml 缓慢静脉注射,可减轻支气管痉挛,扩张冠状动脉,并有一定的正性肌力和利尿作用,但并发休克时不宜使用。

7.其他

(1)应用四肢轮流结扎法减少静脉回心血量,每 15 分钟轮流将止血带放松。

(2)有条件者可应用心脏机械辅助装置。

(三)急性右心力衰竭的治疗原则

(1)提供足够静脉容量使中心静脉压维持较高水平。

(2)急性肺栓塞引起的右心力衰竭,在充分给氧的前提下进行抗凝、溶栓治疗,心排血量低量可给予强心治疗。

(3)肺动脉高压引起的急性右心力衰竭,应用血管扩张药物,如前列腺素 E_1(PGE$_1$)或一氧化氮(NO)降低肺血管阻力。在应用扩血管药物的同时,使用正性肌力药物支持治疗,如氨力农、米力农等。经肺动脉输注前列腺素 E 可以降低肺动脉压,通过左心房给去甲肾上腺素可以提高动脉压。

(4)有条件者可以右心辅助装置治疗。

考点十一　休克

重要知识点一　休克的概念

休克是指机体遭受到各种病因的侵袭后,引起的以有效循环血容量减少、组织血流灌注不足、细胞代谢异常和器官功能改变为主要特征的一种临床综合征。

重要知识点二　休克的分类

(一)病因学分类

(1)低血容量性休克:循环血容量的减少使有效循环血容量绝对不足,致机体组织灌注不足和弥漫性缺血性缺氧。机体遭受严重创伤而导致低血容量称为创伤性休克。因烧伤引起大量血浆和体液丢失,亦称为烧伤性休克。

(2)感染性休克:机体遭受到病原体的侵袭后发生全身性感染,引起血流动力学和全身代谢的紊乱而导致组织器官的灌流不足和缺氧等症状。

(3)心源性休克:因心脏疾病本身或因机械因素造成心泵功能损害,而导致全身组织器官的血流灌注不足,不能满足机体代谢的需求。

(4)过敏性休克:已致敏的机体对抗原物质产生急性、全身性、强烈的变态反应,造成呼吸、循环急性衰竭,称为过敏性休克。

(5)神经源性休克:由于神经损伤或麻痹,使由该神经支配区域的血管失去神经控制,导致血管阻力降低和血管舒张,心排血量降低和低血压。

(二)血流动力学分类

低血容量性休克、心源性休克、分布性休克(血管舒缩调节异常,包括感染性休克、神经源性休克、药物性休克等)和梗阻性休克(血流主要通路受阻,包括肺动脉栓塞、心包压塞或缩窄、心瓣膜狭窄、腔静脉梗阻)。

重要知识点三　休克的病理生理

(一)病理生理改变的基础

(1)有效循环血容量减少。

(2)组织血流灌注不足。

(3)机体的氧供需平衡失调。

(二)微循环变化

(1)缺血缺氧期(早期):特点为小动脉、微动脉、后微动脉、毛细血管括约肌和微静脉、小静脉均处于明显收缩状态,微循环内血流只出不进。

(2)淤血缺氧期(休克期):由于微静脉端血流缓慢、红细胞发生聚集、白细胞滚动和黏附贴壁、血小板聚集、血黏度增加等改变,导致毛细血管后阻力大于前阻力,使毛细血管静水压增高,微循环内血流只进不出。

(3)微循环衰竭期(失代偿期):可发生弥散性血管内凝血(DIC)或重要器官功能障碍,甚至发生多器官功能障碍或衰竭。微循环内血流不进不出。

(三)代谢变化

(1)蛋白质分解和糖异生增加;骨骼肌和肝糖原分解加速;无氧代谢增加,乳酸产生增加,肝脏对乳酸的代谢障碍,结果使乳酸积聚,导致代谢性酸中毒。

(2)组织缺氧、能量合成不足、代谢产物的堆积,都可引起细胞膜的离子泵功能障碍,导致细胞的严重损伤和死亡。

(四)对主要器官功能的影响

(1)心脏:有效循环血容量不足,交感神经系统的兴奋增加,可使心率增快,心肌收缩力增加,心排血量增加。如果休克继续发展,可导致冠状动脉灌流不足,心肌抑制,心肌缺血或梗死。

(2)肺:肺泡无效腔通气增加,气体交换受损,导致低氧血症和 CO_2 蓄积。肺循环低灌流和缺氧,引起肺毛细血管通透性增加和肺间质水肿,肺泡表面活性物质的生成减少,甚至发生急性呼吸窘迫综合征(ARDS)。

(3)肾:肾血流量下降,肾小球滤过率降低;醛固酮和抗利尿激素分泌增加引起肾脏对钠和水的再吸收增加,尿量减少。长时间的肾血流灌注不足可导致肾小管坏死,严重者可引起肾皮质坏死和不可逆性急性肾功能衰竭。

(4)脑:随着脑血流的降低,脑功能可呈进行性损害,最终可因脑细胞缺血导致局部的乳酸增加,大量钠和水进入到细胞内引起脑水肿、细胞膜的结构被破坏、神经传递功能丧失和不可逆性脑损害。

(5)胃肠道:有效血容量不足和组织灌注压明显降低时,为了保证重要生命器官的血流灌注,胃肠道、皮肤及骨骼肌的血管首先发生代偿性收缩,血管阻力显著增加,使胃肠道处于缺血缺氧状态。结果损害黏膜上皮细胞的屏障功能、胃肠蠕动功能,甚至发生缺血性溃疡。

(6)肝:肝血流量减少引起肝细胞缺血、缺氧,导致肝脏的代谢功能障碍。早期为血糖升高,晚期可导致低血糖和代谢性酸中毒。

重要知识点四 休克的诊断

(1)有诱发休克的原因。

(2)收缩压≤90 mmHg,或 MAP<65 mmHg。

(3)脉压≤30 mmHg。

(4)CI<2.1 L/(min·m²)。

(5)周围循环衰竭征象毛细血管充血时间>3 秒;中心温度–趾温之温差>3 ℃;四肢湿冷。

(6)尿量≤25 ml/h(成人)或<0.5 ml/kg·h。

(7)血乳酸>3 mmol/L。

休克的诊断标准为第 1 项和第 2~7 项中的任两项。

重要知识点五 休克的治疗原则

(1)原发病的治疗,尽早去除病因及诱因。

(2)恢复有效循环血容量,维持循环稳定和组织器官的灌注:①通过适当的体液治疗,迅速恢复有效循环血容量。②改善心、肺功能,增加氧供量。③调整血管张力,维持适当的组织灌注压。④纠正微循环障碍,增加组织的氧供和氧耗量。

(3)调整组织器官的代谢状态,纠正酸碱平衡失调。

(4)防治继发性器官功能障碍。

重要知识点六 低血容量性休克

(一)病因

急性或亚急性的循环容量的丢失。外源性丢失：外出血、呕吐、腹泻、过度利尿等。内源性丢失：内出血，腹水，腹膜炎，急性胰腺炎等引起的第三间隙形成。

(二)病理生理改变

在急性体液丢失时，机体动用代偿机制，交感-肾上腺髓质系统兴奋使心率增快，心肌收缩力增强，外周血管阻力增加，结果心排血量增加，血压回升。肾素-血管紧张素-醛固酮系统兴奋和垂体后叶抗利尿激素(ADH)分泌增加，引起血管紧张素Ⅱ和醛固酮分泌增加，导致水、钠潴留，尿量减少，回心血量增加，使心排血量和血压恢复。标准：①维持适当的组织灌注压；②保存体液；③体液重新分布，保证心、脑重要器官的血液灌流。如果低血容量状态仍得不到纠正，组织及器官长时间灌流不足可导致微循环痉挛、淤血、衰竭；随着时间推移，各种有害代谢物质堆积使毛细血管通透性发生改变，血浆成分渗漏到间质，可使有效循环血容量锐减。这使组织低灌注和缺氧进一步加重，患者往往因一个或多个器官功能障碍或衰竭而死亡。

(三)诊断

(1)病因：大量出血、严重腹泻等。

(2)心室充盈压降低的证据：CVP 或 PAWP<正常。

(3)心排血量减少的证据：低血压、CO 降低等。

(4)组织灌注不足的证据：成人尿量<30 ml/h；直肠温度与趾温之温差>3 ℃；代谢性酸中毒等。

(四)监测

(1)一般监测：神志状态，皮肤温度，皮肤和黏膜的色泽，尿量和比重。

(2)血流动力学监测：动脉血压、CVP、PAWP、CO 等，并可计算氧供和氧耗及其他参数。

(3)实验室检查：血浆电解质、动脉血气分析、血乳酸含量及凝血状态等。

(五)治疗原则

(1)保证呼吸道通畅和氧合功能。

(2)治疗原发病，终止体液的继续丢失。

(3)尽快恢复有效循环功能。低血容量是引起组织低灌流的最普遍的原因，输液首先也是最重要的治疗方法。液体选择的关键在于如何最安全和最有效地达到适当的血管内容量，以维持组织灌注。

(4)维持器官、组织的灌注压。

(5)纠正电解质紊乱和酸碱平衡失调。

重要知识点七 感染性休克

(一)病因

病原菌产生的内外毒素引起血流动力学和全身代谢的紊乱而导致组织器官的灌流不足和缺氧等症状。病原菌有细菌、真菌、病毒、立克次体、原虫等，在外科最常见的病原菌是能释放内毒素的革兰阴性杆菌，如大肠杆菌、绿脓杆菌等。

(二)病理生理

(1)全身炎性反应综合征(SIRS)和组织灌注不足：感染性休克的基本病理生理改变是组织灌注不足引起的全身性缺氧。因 SIRS 可导致心血管系统的一系列改变。①低血容量：相对血容量不足和绝对血容量不足。②血管扩张:可能与肾上腺能受体与递质的亲和力下降及血管舒张因子的释放有关,如磷脂酶、肿瘤坏死因子(TNF)、NO 等。③心肌抑制:可能与心肌抑制因子或 NO 的心肌负性肌力作用有关,表现为心室扩张、射血分数降低。

(2)组织对氧的摄取能力严重受损:感染性休克时,即使心排血量(CO)和氧供(DO_2)增加,而氧耗(VO_2)却未必增加,仍可发生组织缺氧和血乳酸含量增加,可能与血管对肾上腺能递质的反应性发生改变、血管内凝聚及内皮细胞损伤等因素有关。感染时需氧量增加,而氧供和氧摄取又不足,结果无氧代谢增加导致血乳酸含量增加。组织灌注不足引起细胞缺氧和坏死,最终导致多器官功能衰竭和死亡。

(三)临床表现

根据感染性休克的血流动力学特点,一般可分为高动力型和低动力型两类。但这两相的分界线并不是非常明显或固定不变的,而是动态地变化,并随着体液的补充和心功能的改善而改变。

(四)诊断

严重全身性感染的证据是组织灌注不足。

(1)临床上有明确的感染灶。

(2)存在 SIRS。

(3)SBP<90 mmHg 或较基础值下降>40 mmHg 至少 1 小时。

(4)有组织灌注不足表现,如尿量<30 ml/h 持续 1 小时,或有急性神志障碍。

(5)可能发现血培养有致病微生物生长。

(五)治疗原则

治疗的目的是提高组织的氧供,即心排血量增加和血液氧合充分($SaO_2>90\%$),纠正氧债,改善氧耗。

(1)控制感染和原发病的治疗:去除感染灶,抗生素的应用,增强机体的免疫力。

(2)补充血容量:在感染期间,由于外周血管扩张和毛细血管通透性增加而使大量体液转移到血管外间隙,结果导致严重的低血容量。因此,体液治疗对感染休克是很有效的。

(3)改善心肌收缩力:感染性休克早期即可发生心肌抑制,在灌注压正常而组织低灌注状态仍未改善时(如血乳酸高,尿量少),可能与 CO 降低有关。

(4)血管活性药物的应用:合理应用血管活性药物以维持血流动力学稳定和组织器官的灌注压。

(5)加强呼吸管理和呼吸治疗:避免发生低氧血症,提高氧供,发生 ARDS 者应尽早进行机械通气。

(6)纠正电解质紊乱和酸碱平衡失调:在感染性休克时,酸中毒发生较早,且严重,在补充血容量的同时,从另一通道滴注 5%碳酸氢钠溶液 200 ml,以后根据 CO_2 结合力和血氧分析的结果再补充。

💡 **易错警示**

【例题】感染性休克的治疗中最重要的治疗是(   )。

A.补充血容量

B.补充血容量同时抗感染

C.肾上腺皮质激素

D.合理使用血管活性药物

E.其他治疗包括营养支持,纠正酸碱失衡等

休克的治疗包括补充血容量、合理使用血管活性药物、肾上腺皮质激素、营养支持、纠正酸碱失衡等。感染性休克是由于感染而引发,最重要的治疗是抗休克、抗感染。

【答案】B。解析:治疗原则是抗休克、抗感染同时进行;休克控制后,仍需抗感染。

重要知识点八 过敏性休克

(一)病因

本病致敏原很多,临床上应注意药物引起过敏的患者情况。

(二)发病机制

过敏性休克系Ⅰ型变态反应所引起。致敏原刺激肥大细胞和嗜碱性粒细胞,释放大量组胺等血管活性物质,导致微动脉和毛细血管前括约肌扩张,并使某些器官的微静脉收缩;致微循环淤血,回心血量减少;毛细血管的通透性增高,使血浆外渗,有效循环血量减少。

(三)临床表现

本病临床表现很不一致,一般可分为四组症状。

(1)喉头或气管水肿与痉挛引起的呼吸道症状:胸闷气短、呼吸困难、窒息感、发绀,伴有头晕、口干、眼花等。

(2)循环衰竭:心悸、面色苍白、出冷汗、四肢厥冷、脉细弱、血压下降与休克等。

(3)神经系统症状:头晕、乏力、眼花、神志淡漠或烦躁不安、大小便失禁、晕厥、昏迷,甚至抽搐等。

(4)皮肤过敏反应:荨麻疹,其他皮疹等。

(四)治疗

(1)立即吸氧,并使患者脱离变应原,如停止使用可疑的药物和溶液。

(2)肾上腺素常为首选药物,必要时可静脉内使用。

(3)补充血容量。

(4)肾上腺皮质激素等抗过敏药的使用。

(5)血管活性药物支持循环,如多巴胺。

(6)防治并发症等。

第五部分
临床疼痛学

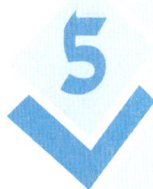

5

真题自测

【单项选择题】

1.下列哪项不属于术后镇痛的方法？（　　）

A.外周神经　　　　　　　　　　B.肌肉注射

C.静脉注射　　　　　　　　　　D.心理疗法

E.硬膜外腔注药镇痛

2.下列关于三阶梯止痛治疗中第一阶梯用药特点,叙述不正确的是（　　）。

A.主要为非甾体类镇痛药

B.对中度疼痛亦可能有效

C.具有封顶效应(天花板效应),不能无限增加剂量

D.治疗中,一种非甾体类镇痛药无效应更换另一种非甾体类镇痛药

E.药物副作用以胃肠道反应最多见

3.下列哪一条不是椎管内给药分娩镇痛的适应证？（　　）

A.宫缩较强和分娩过程疼痛剧烈者

B.产妇的要求

C.痛阈较低的初产妇

D.产程进展缓慢者

E.正接受抗凝药物治疗

4.偏头痛的临床特点不包括（　　）。

A.大多数在儿童和青年期发病,女性多于男性

B.反复发作的一侧性搏动性头痛,可扩展至全头部

C.头痛发作频率每周至每年1次至数次不等,偶见持续发作病例

D.发作前都有视觉先兆

E.头痛常伴有恶心呕吐,畏光怕声,活动加重,睡眠后减轻

5.下列哪项表述不符合原发性三叉神经痛的特点？（　　）

A.发作性疼痛

B.呈闪电样、针刺样或刀割样剧痛

C.存在扳机点(触发点)

D.患侧角膜反射消失

E.严格限于三叉神经分布区域内

6.神经根型颈椎病的最主要临床表现为（　　）。

A.颈肩活动受限

B.闪电样锐痛和手指麻木

C.头晕头痛

D.持物不稳

E.肱二头肌肌腱反射消失

7.下列不属于肩周炎典型症状、体征的是（　　）。

A.肩关节活动时疼痛

B.肩关节活动受限

C.手指麻木、无力

D.肩关节周围有压痛点

E.受寒和劳累后疼痛加重,并可向颈项及上肢扩散

8.肱骨外上髁炎最常见于( )。

A.反复做前臂旋后用力伸腕的成年人

B.反复做前臂旋前用力屈腕的成年人

C.肘关节外侧受风热侵袭

D.肘关节脱位后遗症

E.下桡尺关节分离固定后

9.腕管由屈肌支持带与腕骨沟共同围成。管内有指浅、深屈肌腱与屈肌总腱鞘、拇长屈肌腱及其腱鞘和( )通过。腕骨骨折时可压迫该神经而导致腕管综合征。

A.桡神经　　　　　　　　　　B.尺神经

C.正中神经　　　　　　　　　D.桡动脉

E.韧带

10.患者,女性,25岁。自述无明显原因出现右腕部疼痛,握力减弱,右腕部活动时疼痛加重。医师按压其右侧桡骨茎突时有明显压痛。该患者可能的诊断为( )。

A.右桡骨茎突狭窄性腱鞘炎

B.腕部扭挫伤

C.腱鞘囊肿

D.腕管综合征

E.舟状骨骨折

11.关于屈指肌腱狭窄性腱鞘炎的说法,下列叙述错误的是( )。

A.做伸屈手指检查时可听到肌腱弹响声

B.掌骨水平位局部可触及皮下有硬结节

C.局部压痛明显

D.多发生于长期从事单调活动的人群中

E.做伸屈手指检查时可听到关节弹响声

12.关于肋间神经痛的治疗,下列说法错误的是( )。

A.经皮肋间神经冷凝术

B.肋间神经阻滞疗法

C.痛点阻滞疗法

D.药物疗法

E.经皮电刺激治疗

13.下列哪一项是椎间盘突出症最重要的体征? ( )

A.椎间隙压痛

B.腰椎侧弯畸形

C.腰椎前后屈运动受限

D.直腿抬高试验阳性,加强试验阳性

E.腰椎左右侧屈运动受限

14.下列关于腰椎管狭窄的主要临床特征,叙述错误的是(   )。

A.间歇性跛行

B.行走或腰过伸时疼痛减轻或消失

C.慢性反复的腰痛

D.休息或腰前屈时腰痛减轻或消失

E.许多患者可长时间地骑自行车而不觉疼痛

15.下列哪一项不是坐骨神经盆腔出口狭窄综合征的表现?(   )

A.主要表现为坐骨神经干症状,沿坐骨神经走形的放射痛

B.站立时患侧臀部翘起,行走困难

C.下肢内旋试验阳性

D.腰部有压痛点

E.屈颈试验阳性

16.拇趾跖趾关节突起处红、肿、热、痛、无外伤、无感染史,最可能的疾病是(   )。

A.风湿热

B.痛风性关节炎

C.腱鞘炎

D.滑囊炎

E.骨关节炎

17.下列哪项不是类风湿关节炎的关节表现特点?(   )

A.关节晨僵

B.不对称关节肿

C.关节痛

D.关节压痛

E.关节畸形

18.非甾体药物治疗类风湿关节炎的主要作用机制是(   )。

A.控制关节炎进展

B.促进软骨修复

C.降低 RF 滴度

D.抑制前列腺素的合成

E.预防关节变形

19.关于骨质疏松的说法,下列叙述错误的是(   )。

A.反映骨量的主要指标是骨矿物质含量

B.骨量减少是骨质疏松的诊断标准

C.峰值骨量是原发性骨质疏松的主要决定因素

D.原发性骨质疏松不可逆转

E.临床上主要针对病因及临床症状进行治疗

测评分析

题号	答案	考点分析
1	D	考查 PCA 的概念、分类
2	B	考查癌痛的三阶梯控制疗法
3	E	考查分娩镇痛法的麻醉镇痛法
4	D	考查偏头痛分型及其疼痛特征
5	D	考查三叉神经痛的疼痛特征
6	B	考查颈椎病的分型与诊治
7	C	考查肩关节周围炎诊断依据
8	A	考查肱骨外上髁炎相关知识
9	C	考查腕管综合征的病因
10	A	考查桡骨茎突狭窄性腱鞘炎临床特征及诊断
11	E	考查屈指肌腱狭窄性腱鞘炎临床诊断及特征
12	A	考查肋间神经痛的治疗
13	D	考查腰椎间盘突出症的诊断依据
14	B	考查腰椎椎管狭窄的临床特征
15	D	考查坐骨神经盆腔出口狭窄综合征的表现
16	B	考查痛风性关节炎的临床特征
17	B	考查类风湿性关节炎的诊断依据
18	D	考查类风湿性关节炎的药物治疗
19	C	考查骨质疏松的临床表现

考点一　患者自控镇痛

重要知识点一　PCA 的概念、分类

（1）PCA：患者自控镇痛，即在患者感觉疼痛时按压启动键，通过由计算机控制的微量泵向体内注射设定量的药物，其特点是在医生设置的范围内，患者自己按需要调控注射止痛药的时机和剂量，达到不同患者、不同时刻、不同疼痛程度下的不同镇痛要求。

（2）PCA 根据给药途径分类：静脉 PCA（PCIA），硬膜外 PCA（PCEA），皮下 PCA（PCSA）和外周神经 PCA（PCNA）。

重要知识点二　PCA 的临床应用范围

（1）术后急性疼痛的治疗。

（2）癌痛的治疗。

（3）内科疼痛患者，如心绞痛、镰状细胞危象的治疗。

（4）分娩痛和剖宫产后的疼痛治疗。

（5）某些神经痛和骨关节病变。

重要知识点三　PCA 有关的临床问题及处理

（一）恶心呕吐

阿片类药物作用于中枢化学感受器及作用于胃肠道均可引起，手术患者的术前用药、禁食时间、手术部位和术中用药均可影响恶心呕吐的严重程度，采用小剂量的氟哌利多或 5-羟色胺受体拮抗剂进行预防，可取得较好效果。

（二）呼吸抑制

阿片类药物降低正常人的呼吸频率和幅度，术后患者体内仍残存镇静药、肌松药的作用，故再合用阿片药对呼吸的影响较为明显。

如果患者很清醒，呼吸规则，一般不会有呼吸抑制。如果怀疑患者在睡眠中有呼吸暂停或呼吸模式的改变而致缺氧，应叫醒患者鼓励其深呼吸。一旦发生呼吸抑制，应立即终止阿片类用药，及时给氧，必要时应用纳洛酮拮抗。需要指出的是，应用拮抗药后，疼痛也会明显加重，给进一步的处理造成困难。

（三）皮肤瘙痒

本症为皮下肥大细胞和巨噬细胞非特异性组胺释放所致，且为剂量依赖性，剂量越大，发生率越高。轻度瘙痒者，可通过减少阿片类药单次给药量和冷压法治疗；中度瘙痒可用抗组胺药物治疗，严重的需要减量或停药，更换其他药物或改变镇痛方式。

（四）内脏活动抑制

阿片药能减弱内脏运动，引起便秘、胃潴留、尿潴留等。胃潴留进一步会引起胃内容物的反流和误吸，也曾有报道 PCA 患者因为应用吗啡引起 Oddi 括约肌痉挛而诱发胰腺炎。尿潴留好发于老年男性患者，腰骶部 PCEA 也会引起。上述症状出现后可予以对症处理，应用通便药物或必要时予以导尿；甲氧氯普胺能促进胃肠运动，因此恶心呕吐减轻的同时也可减轻胃潴留，或可行按摩针灸处理。

(五)镇静

镇静也是阿片类药物的副作用之一。但临床上接受 PCA 治疗的患者由于应用了最佳用药量,反而减轻了患者的焦虑,且能在一定程度上改善患者的睡眠状况。

(六)与硬膜外穿刺和局麻药相关的并发症

PCEA 可能会引起运动神经阻滞,使患者出现下肢无力,活动受限,影响术后早期活动,严重者有可能会引起下肢静脉血栓形成。但有研究表明,硬膜外联合应用局麻药和阿片类药物能提高硬膜外镇痛效果,减少两类药物各自剂量,因此 PCEA 多为两种药物联合应用。近来新型局麻药罗哌卡因因其感觉和运动阻滞分离的特点已经在临床上逐渐推广,在 PCEA 和分娩镇痛方面取得了良好效果。

💡 易错警示

【例题】在行硬膜外患者自控镇痛治疗中,目前临床上最常用的局麻药是(　　)。

A.丁哌卡因　　　　　　　　　B.利多卡因

C.罗哌卡因　　　　　　　　　D.丁卡因

E.普鲁卡因

局麻药的选择,应把握其半衰期,尽量选择长效药物。

【答案】C。解析:罗哌卡因是目前临床上能够单独用于硬膜外自控镇痛的新型长效局麻药,但其配药浓度和剂量的选择较为关键,在术后镇痛中的起到重要的作用。

考点二　癌性疼痛的治疗

重要知识点一　癌痛的治疗原则

(1)镇痛药剂应因人而异及个体化用药:每个患者的有效止痛剂量存在很大差异。镇痛药的合适剂量应保证在一定时间内达到止痛效果,最好能维持 4 小时以上。根据首次剂量的效果,可增减剂量进行剂量滴定。吗啡等强效阿片类药的剂量可以不受限制地增加。多数患者每 4 小时只需 30 mg 吗啡或更少,而少数患者需要 200 mg 以上。

(2)最好口服给药:患者服用口服药不需要别人帮助,比较方便。当非阿片类或弱阿片类镇痛药不能止痛时,有规律地口服吗啡、羟考酮是治疗慢性癌症疼痛的有效手段。

(3)积极治疗失眠:疼痛经常在夜间加重,干扰患者的睡眠。这种情况可导致患者身心力衰竭。夜间应用较大剂量的吗啡,可延长镇痛时间并使患者安睡。

(4)必须系统处理副作用,防止出现不良反应及并发症。

(5)仔细观察效果,及时调整药物剂量,目的是使患者获得最佳效果。

重要知识点二　癌痛的三阶梯控制疗法

(一)首选药第一阶梯,非阿片类止痛药

1.常用药物

常用药物:阿司匹林、对乙酰氨基酚、酮洛芬、布洛芬、酮咯酸、吲哚美辛。

2.使用此类药物的注意事项

(1)询问有无该药过敏现象或既往服此药有无不良反应。

(2)按时有规律服药,防止疼痛复发。

(3)掌握适宜剂量,该种药物剂量超过一定限度只增加副作用,止痛效果并不加强。

(4)必要时可与其他药物如阿片类药或精神系统药物并用。

(5)注意药物副作用:胃肠道反应最多见。过敏反应为少见的副作用。非甾体抗炎药对肾脏也有损害,一方面可致间质性肾炎;另一方面当患者为高龄、低血容量、心功能不良、肾功能障碍时,非甾体抗炎药使前列腺素水平下降,从而肾血流、肾小球滤过率、肾素、醛固酮等均降低,形成高血钾症和水钠潴留,最终导致急性肾功能衰竭。

(二)弱阿片类止痛药(第二阶梯)

本药适用于当非阿片类药物不能满意止痛患者。临床主要应用可待因和右旋丙氧酚,前者效果更好。近年来我国提供癌痛第二阶梯的用药还有以下几种。

(1)氨酚待因片1号片(可待因+对乙酰氨基酚),2号片(安度芬+可待因+对乙酰氨基酚)。

(2)泰诺因1、2、3号片(可待因+对乙酰氨基酚)。

(3)二氢可待因控释片。

(4)路盖克(二氢可待因+对乙酰氨基酚)。

(5)氯芬待因片(二氯芬酸+舒尔芬+可待因)。

(6)萘普待因片(萘普生+可待因)。

(7)丙氧氨芬片(右丙氧芬+达宁+对乙酰氨基酚)。

(8)曲马朵(片剂、针剂、控释剂)。

(三)强阿片类止痛药(第三阶梯)

(1)口服吗啡。

(2)盐酸羟考酮控释片。

(3)美沙酮。

(4)哌替啶。

(5)盐酸双氢埃托啡。

(6)芬太尼透皮贴剂。

应用芬太尼透皮贴剂注意问题:①中、重度癌痛的首选药或替换吗啡;②使用单胺氧化酶制剂者、重症肌无力症的患者禁忌;③建议贴于前胸、后背或上肢;④贴后用手掌紧压30秒;⑤注意观察意识、呼吸和止痛作用;⑥注意观察副作用情况。

(7)丁丙诺啡。

💡 **易错警示**

【例题】癌痛量化评估通常使用哪些方法?( )

A.数字分级法(NRS)和面部表情评估量表法

B.面部表情评估量表法及主诉疼痛程度分级法(VRS)

C.数字分级法(NRS)、面部表情评估量表法及主诉疼痛程度分级法(VRS)

D.数字分级法(NRS)和主诉疼痛程度分级法(VRS)

E.以上都不对

癌痛量化评估通常使用3种方法,需全部选择。

【答案】C。解析:癌痛量化评估通常使用数字分级法(NRS)、面部表情评估量表法及主诉疼痛程度分级法(VRS)三种方法。

考点三 分娩镇痛法

重要知识点一 精神预防性无痛法

在临床实践中发现,分娩镇痛与产妇的精神、心理状态密切相关,如恐惧、焦虑、疲惫、缺乏自信及周围环境的不良刺激等因素都能降低产妇的痛阈。

(1)产前教育:纠正"分娩必痛"的错误观念。

(2)锻炼助产动作:腹式呼吸、按摩。

(3)照顾与支持:家庭式分娩、陪待产等。

(4)"导乐"分娩法:由一名有过自然分娩经历的女性陪伴正在分娩的产妇。

重要知识点二 针刺镇痛法

(1)针刺麻醉镇痛法又称为"针刺经络穴位麻醉",简称为"针麻"。它根据针灸学经络理论,循经取穴,以针刺产妇的双侧合谷、足三里、三阴交等穴位,促进乙酰胆碱的大量分泌,阻碍痛觉的传导,从而达到减痛或镇痛的目的。

(2)经皮神经电刺激法是利用一种低频率脉冲镇痛仪,对产妇背部脊柱两侧进行电流刺激,分散了疼痛的感觉,使疼痛减轻。

(3)耳针镇痛法是将耳穴电脑无痛分娩仪的耳膜固定在产妇的耳蜗口,通过耳膜自动选穴,仪器发放脉冲阻滞传导镇痛。但是由于不是神经阻滞,所以存在镇痛不全的问题,只是把疼痛级别降低,达到产妇能够耐受的程度。

(4)水下分娩,即产妇于第一产程及第二产程的前期坐于热水的浴盆中,靠热水和水的浮力缓解产痛,但镇痛效果不确切。

(5)HANS镇痛法是通过皮肤上的电极向表皮神经发出间歇性刺激,从而阻断疼痛信号向大脑的传递,达到镇痛效果。这种方法很方便,从分娩一开始就可以使用,没有副作用,但镇痛效果相对较差。

重要知识点三 药物镇痛法

1.笑气(N_2O)吸入法

用麻醉机以 $N_2O:O_2=5:5$ 混合后,产妇自持麻醉面罩放置口鼻部,在宫缩前 20~30 秒经面罩做深呼吸数次,待产痛消失时,面罩即可移去。间歇吸入于第一产程、第二产程。

(1)优点:①效果较可靠,大约 50%的产妇镇痛有效;②显效迅速,失效也快;③不刺激呼吸道。

(2)缺点:①N_2O 有 30~45 秒的潜伏期,而宫缩又先于产痛出现,因此间断吸入至少在宫缩前 50 秒使用,若感觉疼痛时吸入,不但起不到止痛效果,反而在宫缩间歇进入浅睡状态并伴有不同程度的头晕、恶心;②若吸入过深,产生全麻效果,有误吸的可能性;③笑气为吸入性气体,可造成室内空气污染。

2.哌替啶

本品常用量为 50~150 mg,肌内注射,给药后 15~20 分钟起效,1~1.5 小时达高峰,2 小时后逐渐消退。

（1）优点：①给药简便；②40%~60%的产妇镇痛有效。

（2）缺点：①注药后能迅速通过胎盘屏障，母体静脉注射后数秒钟即在胎血内出现，6分钟达到母血与胎血之间的药物平衡。肌肉注射后2小时在胎血内浓度达高峰，对新生儿呼吸中枢产生抑制。②头晕、恶心、呕吐、烦躁不安，大部分表现为表情淡漠、反应迟钝，在宫缩间歇往往嗜睡。

3.安定

本品常用量为0.2~0.3 mg/kg静滴。

（1）优点：给药简便，用于精神紧张的产妇。

（2）缺点：①无镇痛作用；②可造成新生儿严重低血压和长时间的低体温，尤以早产儿明显。

【例题】关于分娩镇痛的非药物镇痛方法，下列叙述错误的是（ ）。

A.产前教育 　　　　　　　　　　　B.笑气吸入

C.心理辅导 　　　　　　　　　　　D.呼吸镇痛

E.陪伴分娩

笑气是一种吸入性麻醉剂，通过抑制中枢神经系统兴奋性神经递质的释放和神经冲动的传导及改变离子通道的通透性而产生药理作用，是毒性最小的吸入性镇痛麻醉药，对呼吸道无刺激，孕妇吸入30~50秒即产生镇痛作用，停止吸入后数分钟作用消失，产妇始终保持清醒，能主动配合至完全分娩。该法属于药物镇痛方法。

【答案】B。解析：笑气吸入属于药物镇痛方法。

重要知识点四　麻醉镇痛法

（一）局部麻醉

（1）外阴及会阴局部浸润：适用于会阴痛及会阴侧切缝合术。

（2）阴部神经组织麻醉：主要用于第二产程减轻分娩过程中由于产道和盆底扩张及外阴部手术所致的疼痛，使阴道、会阴松弛，缩短第二产程。适应证：会阴切开术、阴道手术助产术、头位异常经阴道胎头旋转术、产后检查软产道裂伤等。

（3）宫颈旁阻滞麻醉：适用于第一产程，方法为在宫颈的3、6、9、12点处注射局麻药，但镇痛效果不肯定，且易出现表现为胎心率缓慢的胎儿窘迫，故目前已较少应用。

（二）椎管内阻滞麻醉

1.蛛网膜下隙阻滞麻醉

蛛网膜下隙阻滞是分娩镇痛比较常用的方法，在分娩前5分钟，宫口已充分扩张时，以"鞍状"麻醉的方式消除自然分娩或阴道器械分娩时的会阴疼痛。

2.硬膜外神经阻滞麻醉

（1）麻醉前准备及注意事项：①应用硬膜外阻滞进行分娩的产妇，一般不用麻醉前给药。②穿刺时，产妇取左侧卧位，避免下腔静脉受压。③穿刺部位应选择在腰2以下。严格控制局麻药的浓度和剂量，阻滞平面不超过胸10。④孕妇的硬膜外隙静脉丛扩张，腔隙变小，穿刺或插管时均应轻柔，避免暴力，以免损伤血管，同时，局麻药的用量应较其他患者减少1/2或1/3。⑤注药时间应在宫缩间歇期和产妇屏气停歇期，以免造成局麻药在硬膜外隙扩散范围过广。⑥严格无菌技术操作，防止感染。⑦局麻药不能与催产素同时应用，否则容易引起胎儿并发症。

必要时,须待末次局麻药注射后 15 分钟才能继续滴注催产素。⑧注射局麻药前、后 30 分钟,不能进行人工破膜。⑨镇痛过程中,须严密观察产妇的呼吸、血压、脉搏、胎心及宫缩情况,如出现异常情况,立即对症处理。

(2)适应证:痛阈较低,疼痛剧烈,产妇的要求,且无禁忌证者为分娩镇痛的相对适应证。

(3)禁忌证:①产妇拒绝。②穿刺部位感染。③子宫出血或先兆子宫破裂。④正接受抗凝血药物治疗。⑤特别肥胖或脊柱畸形。⑥血容量减低、休克或贫血。⑦宫缩异常、头盆不称及骨盆异常。⑧产妇合并颅内占位病变或颅内压增高、脊髓疾患等。

3.硬膜外患者自控镇痛(PCEA)

PCEA 是一种安全有效的镇痛方法,能满足不同患者、不同时刻、不同疼痛强度下的镇痛要求,基本解决了个体差异的问题,且对产程、剖宫产和新生儿 Apgar 评分无明显影响。值得注意的是,PCEA 的给药速度需要产妇的理解和控制。为了防止并发症的发生,除向产妇做好必要的解释工作、正确应用 PCA 外,操作者合理的设计与调整 PCA 的有关指标至关重要,同时要重视并发症的预防措施,加强 PCEA 过程中的监测和管理,发现问题,及时处理。

4.蛛网膜下隙–硬膜外联合阻滞

蛛网膜下隙–硬膜外联合阻滞用于分娩镇痛起效快,疼痛阻滞完善,副反应较少。应用本法应严格控制给药量,阻滞平面不能高于 T_{10},镇痛过程中应注意监护。

5.骶管阻滞麻醉

骶管阻滞用分娩镇痛有单次法和连续法两种。单次骶管阻滞不影响产妇的循环和呼吸,但因其麻醉范围有限,不能解除宫缩痛。因此临床上本法主要用于第二产程以消除会阴痛。

考点四 偏头痛

重要知识点一 偏头痛的病因

(1)遗传因素:约 60%的偏头痛患者有家庭史,患者的父母、子女及亲属发生偏头痛的风险是一般人的 2~3 倍。

(2)内分泌因素:内分泌因素对偏头痛发病机制的影响也被普遍承认。

(3)生化改变因素:许多学者对生化改变与偏头痛的关系做过研究,认为偏头痛与 5–HT、去甲肾上腺素(NE)、缓激肽、前列腺素 E 及内源性阿片样物质(OLS)有关,其中以 5–HT 和 OLS 最重要。

(4)血管机能因素:本病发生过程与颅内、外血管的收缩和舒张有关。

(5)其他因素:心理因素;对某些物质的过敏;药物、食品等也可能与本病发作有关。

重要知识点二 分型及其疼痛特征

(一)无先兆性偏头痛

本病发作前没有诱因,呈自发性而无先兆症状,疼痛多位于一侧,性质为搏动性,程度可为中度或重度,疼痛可因类似上楼梯的日常体力活动而加重,如不经治疗,每次发作时疼痛可持续 4~72 小时。伴随症状有恶心、呕吐、出汗及(或)畏光或怕声,此种症状反复发作至少 5 次才可确立诊断。

(二)有先兆性偏头痛

(1)典型偏头痛又称为有先兆型的偏头痛,占偏头痛患者的 10%,多在青春期发病,有家族史的较多。典型偏头痛的最显著的特点就是头痛发作之前有先兆症状。①视觉先兆症状:患者双侧视野可出现闪光幻觉,闪光的形状不定,如星状、环状等。有些患者眼前出现黑蒙,常见为单眼黑蒙,多呈一过性,或见视物变形、视物变大或变小,或形状改变等。②感觉异常:最常见的是手和前臂的刺痛和麻木感,两手、四肢、半侧面部及口唇周围的麻木感及偏身感觉减退,症状多持续几秒到 20 分钟,偶可持续几小时,极个别可达几天到几周。③其他先兆症状:偏头痛患者的先兆症状除上述以外,尚可出现运动性先兆,表现为单瘫或偏瘫,也可表现一过性失语或精神症状。

(2)有迁延性先兆的偏头痛:至少为一周,经神经影像学检查无异常的偏头痛。

(3)家族性偏瘫型偏头痛:偏头痛伴有较长时间的轻度偏瘫,至少有一次最轻度的偏瘫与偏头痛伴发。有家族史。

(4)基底型偏头痛(又名基底动脉型偏头痛):须具备下列先兆症状中两项方成立。①双侧视觉障碍。②发音困难。③眩晕。④耳鸣。⑤听力下降。⑥复视。⑦共济失调。⑧双侧肢体或口周感觉异常。⑨双侧轻瘫。⑩意识不清。此型多见于青少年。

(5)偏头痛性先兆:只有偏头痛先兆症状出现而不伴发头痛。

(6)有先兆急性发作的偏头痛:偏头痛先兆症状发展时间小于 5 分钟,且已排除 TIA。

(三)其他类型偏头痛

(1)眼肌麻痹型偏头痛:反复发生的并且伴有 Ⅲ、Ⅳ、Ⅵ 对颅神经中一支或几支不全麻痹,时间可持续一周以上。

(2)视网膜型偏头痛:反复发作的头痛伴有单侧眼暗点或视觉缺失,持续时间至少 1 小时。

(3)偏头痛并发症有以下两种。①偏头痛状态:经治疗的偏头痛发作期超过 72 小时(中间可有不包括睡眠的小于 4 小时的间歇期)。②偏头痛型梗死:偏头痛先兆在 7 天内未完成恢复和/或合并有缺血性梗死的神经影像学证据。

💡 **易错警示**

【例题】偏头痛的临床表现不包括(   )。

A.颞、枕部

B.好发生于年轻女性

C.发作时间不固定,但以晨起时为多

D.发病期间或疼痛停止后发际处多有触痛

E.无呕吐

偏头痛的临床表现可伴有呕吐,需掌握偏头痛的临床表现。

【答案】E。解析:偏头痛表现为发作性中度到重度搏动性头痛,伴恶心、呕吐或畏光。

重要知识点三 诊断和鉴别诊断

没有特异的实验室检查支持偏头痛诊断的确立,临床上本病的诊断主要靠详细的病史,头痛反复发作、病程迁延且符合偏头痛的疼痛特征、有家族史等有助于本病的诊断,脑电图可排除癫痫的存在,疑有占位性病变时,可行 CT 或 MRI 检查。

重要知识点四　偏头痛的治疗

(1)一般治疗:生活要有规律,尽量保持稳定的心理状态,适当进行体育锻炼,对偏头痛发作与饮食有关的患者,则须停止饮用有关的饮食。

(2)药物治疗:对于急性发作期的患者,可使用阿司匹林,如与可待因合用,效果更好。麦角胺在头痛前期也很有效,与咖啡因合用可增加其缩血管作用和防止呕吐的副作用。

(3)穴位颅骨骨膜下阻滞:治疗那些常规方法疗效差的病例的最有效的方法。大多数患者1~2次后有明显好转,一个疗程可痊愈。方法是选用发际、印堂、百会、头逢等穴位,注射针头斜面向下与头皮呈45°角刺入,直达颅骨骨膜下。将配制好的药液注入,每穴位1mL左右。每周1次,4次为一疗程。

(4)星状神经节阻滞(SGB):主要通过调节头面部自主神经功能紊乱,使头面部血管扩张、肌肉挛缩缓解,调节脑血管运动神经的功能、解除血管痉挛、改善脑的血流量来消除头痛。

(5)其他:针刺镇痛、经皮电刺激镇痛、生物反馈疗法及中药治疗等。

考点五　三叉神经痛

重要知识点一　病因

(1)继发性三叉神经痛:由于三叉神经本身或邻近组织病变所引起的疼痛症状。

(2)原发性三叉神经痛:原意是指不表现有神经系统体征,且用各种检查并无明显和发病有关的器质性或功能性病变者。之所以称为原发性,是因为人们对本病的病变部位和发病机理不了解。由于外科手术,特别是显微外科手术及电子显微镜在手术后组织学中的应用,其病因也逐渐被人们认识。有研究证实所谓"原发性"三叉神经痛的患者中,约60%有受压迫的病因,最常见的是动脉分支或静脉,但听神经瘤、脂肪瘤等也有报道。逐渐增多的后颅窝探查已证明绝大多数本病患者的三叉神经根被变曲或异常的微血管压迫。其病理变化包括神经节内细胞消失、炎性浸润、动脉粥样硬化及脱髓鞘变等。

因此人们更趋向于认为所谓原发性三叉神经痛其实并不存在,它不过是多种原因引起的一种局限于三叉神经分布区的疼痛综合征。

重要知识点二　疼痛特征

(1)疼痛发作前无先兆症状,突然起病,迅速停止,间歇期完全正常。多数患者发作日趋频繁,也可有数周到数年的缓解期。但很少有自愈者。

(2)疼痛的部位:严格地限于三叉神经的一支或几支分布区的额或面部。右侧为多,占60%左右。绝对不会串到对侧,双侧发病者不足5%。疼痛多以第二支为中心,单独第二支患病及累及第二支者约占25%,其中第三支同时发病者最多,占32%~42%,其次为第二支或第三支,第一支患病不超过5%。

(3)疼痛的性质:呈闪电式、浅表而尖锐剧痛,常被描述为刀剜样、电灼样、火烧样或撕裂样痛。

(4)疼痛的程度:极为剧烈,疼痛发作时表情异常痛苦,表现为患者用物猛搓面部,致皮肤肿胀、破损,眉毛胡子搓光;有的患者频频呼喊;也有的患者用头部猛烈撞墙或在地上打滚;还有的患者表现为目瞪口呆,似乎遇到某种意外打击而震惊保持原来姿势,不敢动弹。

(5)疼痛持续时间:数秒钟到 2 分钟。

(6)伴随症状:可有面部潮红、流泪、流涎、流涕等。

(7)触发点:约有 1/3 以上的患者,面部三叉神经分布区某一区域特别敏感,稍加触碰就可引起疼痛发作,此区域称为"触发点"或"扳机点",触发点常位于疼痛受累支别所支配的范围内,如唇、鼻旁、齿龈及舌部等。

(8)诱因:本病发作可因说话、洗脸、进食、刷牙、震动、冷刺激、情绪变化等因素诱发。

重要知识点三 三叉神经痛的治疗

(一)药物疗法

(1)卡马西平:首选药,开始使用 0.1 g,每日 2 次,以后每天增加 0.1 g,直至疼痛停止,剂量范围为 0.8~1.2 g。后再逐渐减量,找出最小有效量维持,一般为 0.6~0.8 g/d。有效率 70%左右。其副反应有过敏性皮炎,血白细胞减少,肝功能损害等。

(2)苯妥英钠:开始用 0.1 g,每日 3 次,数日后效果不佳可增加至 0.6 g/d,有效率 50%左右。

(3)其他:Mephenesin(咪酚生、甲苯丙醇)和 Chlormephenesin 在西方已有 30 多年的应用历史,虽然也有效,但远不及苯妥英钠和卡马西平。

(二)经皮电神经刺激镇痛(TENS)

TENS 在西方被广泛用于慢性疼痛的治疗,但对三叉神经痛治疗的报告少见。

(三)神经阻滞疗法

本法是治疗三叉神经最有效的方法,具备经济、简单、创伤相对较小等优点。

(1)三叉神经分支阻滞。

(2)半月神经节阻滞术。

(3)三叉神经池(Mechel 氏腔)阻滞术。

(四)电凝治疗及射频治疗

用特制的穿刺针行半月神经节穿刺,然后通以小量电流,以达到凝固半月神经节内神经细胞的目的,该治疗称为电凝治疗。其复发率高且有失明、死亡等严重并发症,故后来有人不断加以改进,主要是降低电流以减少并发症。

射频疗法是在 X 线监视或 CT 导向下,用针干绝缘而尖端不绝缘的穿刺针,行半月神经节穿刺,穿刺成功后,用射频发生器通上电流慢慢加热,每 2 分钟增加 5 ℃,通常 50 ℃可造成较重的感觉减退,70 ℃时痛觉消失,其机理是加温到 70~75 ℃时,传导痛觉相对较细的 A 纤维和 C 纤维因变性而丧失传导功能,但传导触觉的粗纤维仍可保留,因而可达到无痛而保留触觉的效果,还可避免角膜溃疡等合并症。本法选择性破坏三叉神经的痛觉纤维,而不损害触觉纤维。而且安全、简便,并发症少,复发率低,对老年患者不宜接受手术者尤为适宜。

(五)手术治疗

三叉神经感觉根部分切断术,止痛效果确切。三叉神经显微血管减压术,止痛同时不产生感觉及运动障碍,是目前广泛应用的手术方法,但可出现听力减退、气栓及滑车、展、面神经暂时性麻痹等并发症。其他可供选择的手术方法有周围支切断术、三叉神经感觉根部分切断术、三叉神经脊髓束切断术等。

💡 易错警示

【例题】关于三叉神经痛的说法,叙述错误的是(　　)。

A.局限于三叉神经分布区

B.又称为痛性抽搐

C.短暂阵发性,反复发作的电击样剧痛

D.中老年女性多见

E.检查均可发现有器质性病变

原发性三叉神经痛辅助检查不会发现器质性病变。

【答案】E。解析:三叉神经痛可分为原发性和继发性两种类型。原发性神经痛是指临床上未发现有神经系统体征,继发性三叉神经痛是指临床上有神经系统体征,检查发现有器质性病变。

考点六　带状疱疹与疱疹后神经痛

重要知识点一　病因

本病是亲神经的带状疱疹病毒侵犯脊或脑神经节所致。

💡 易错警示

【例题】引起带状疱疹的病原体是(　　)。

A.单纯疱疹病毒　　　　　　　　B.脊髓灰质炎病毒

C.麻疹病毒　　　　　　　　　　D.乙脑病毒

E.水痘–带状疱疹病毒

带状疱疹是由水痘–带状疱疹病毒引起的急性感染性皮肤病。

【答案】E。解析:水痘–带状疱疹病毒(VZV)主要经呼吸道和破损皮肤侵入,靶组织主要为皮肤。儿童原发感染引起水痘,病毒潜伏于脊髓后根神经节和颅神经感觉神经节,成人复发感染为带状疱疹。孕妇感染可殃及胎儿。

重要知识点二　临床特征

疼痛和皮肤疱疹是本病的两大特征,在发病过程中约有70%患者疼痛先于疱疹出现,疱疹通常在疼痛发生后数天到一周内出现;约有15%患者,疼痛与疱疹同时发生。

重要知识点三　诊断

根据以上疼痛和皮肤疱疹以及与神经分布的相关性等特征,本病急性期的诊断很容易。急性期过后,疱疹消失而受累脑神经或其分支分布区疼痛依旧持续六个月以上者,诊断为慢性疱疹后神经痛,通常发生于老年患者,60岁以上者约有50%有此后遗症,而20岁以下者从未有过。

重要知识点四 治疗

(1)急性带状疱疹性疼痛的治疗:治疗目的是止痛、缩短病程和减少PHN发生率。①局部治疗:对于局部皮肤激惹症状明显的患者,即激惹触痛型带状疱疹后遗神经痛,可局部使用利多卡因、阿司匹林、辣椒素和NSAIDs类乳剂或膏剂,均能取得一定的治疗效果。②药物治疗:包括抗病毒药、糖皮质激素、镇痛药、抗抑郁药等。③针刺和经皮神经电刺激(TENS):不同程度地成功用于缓解PHN疼痛。④神经毁损治疗:根据疼痛部位选择性地毁损传导疼痛的神经,如椎旁体神经和交感神经,可达到长期缓解疼痛的目的。

(2)慢性疱疹后神经痛的治疗(PHN):①局部治疗;②药物疗法;③TENS;④针刺;⑤激光;⑥冷冻止痛;⑦神经阻滞疗法;⑧脑刺激镇痛;⑨外科手术疗法。

考点七 颈椎病

重要知识点一 病因

颈椎具有活动频繁、负重较大、结构薄弱、椎管发育性狭窄等特殊性,其下段的胸椎又相对固定。故而颈椎是脊椎受损的好发部位,尤其是下部颈椎(C_{4-5}和C_{5-6})。长期劳损和年龄增长等病理生理变化会造成颈椎间盘进行性的退行性改变。随着椎间盘的髓核逐渐失去弹性、萎缩;纤维环膨出、椎间隙变窄,后关节囊、韧带开始松弛,造成椎间关系不稳,椎体和椎间关节发生病理性活动(半脱位)及创伤。久之,则在椎体后缘、后关节、钩状突(钩椎关节)等部位出现反应性的骨质增生及黄韧带钙化、增厚,使椎间孔和椎管狭窄,进而压迫相应的脊神经根和椎动脉,尤以C_5、C_6椎体钩突离椎间孔较近,其肥大时易造成颈神经根受压发生根性症状,颈神经,根感觉神经纤维在上、运动神经纤维在下,故临床常出现上肢感觉障碍、运动神经损伤的体征较少。

由于肩部肌肉(斜方肌、菱形肌及肩胛提肌)附着于颅骨和颈、胸椎之间,其不仅能保持头、颈、胸椎平衡并将整个上肢的重量悬吊于颈、胸椎,上肢活动时应力通过以上肌肉群作用于头、颈、肩背部,并在一定条件下发生损伤。因而,临床检查时常发现颈、肩、背部有痛点出现。如椎体后缘的骨赘突入椎管内,则可压迫脊髓,而出现一系列临床症状和体征。如属发育性颈椎管狭窄,前后径<12~14 mm者,则更易引起较重的临床症状。

💡 易错警示

【例题】颈椎病发生的基本原因是(　　)。

A.颈椎间盘退行性变　　　　　　B.发育性颈椎管狭窄

C.急性颈部损伤　　　　　　　　D.颈椎不稳

E.颈部肌肉痉挛

颈椎病的病因包括颈椎退行性改变、外伤因素、慢性劳损、寒冷、潮湿等。其基本原因是颈椎间盘退行性变。

【答案】A。解析:椎间盘退化在30岁以后纤维环弹力降低可产生裂隙,整个椎间盘的退化,导致椎间盘变薄,X光片上可见到椎间隙狭窄,小关节黄韧带在中年以后多有肥厚改变,显著肥厚时可使椎管变小,脊髓后方可受压迫关系改变。

重要知识点二 颈椎病的分型与诊治

(一)分型

(1)颈型颈椎病:颈后部疼痛不适,放射到枕顶部或肩部,头颈活动因疼痛而部分受限,一侧严重者头偏向一侧,患者常用手托住下颌以缓解疼痛。

颈项肌紧张,一侧或双侧有压痛点,头颅活动部分受限,X线片上颈椎生理弧度在病变节段中断,此节段小关节分开,有时称之为半脱位。因肌痉挛头偏歪,侧位X线片上出现椎体后缘一部分有重影,小关节也有一部分有重影,称为双边双突。

(2)神经根型颈椎病:颈部、枕部及肩部疼痛,并按神经根分布向下放射到前臂和手指。轻者为持续性酸痛、胀痛,重者可如刀割样、针刺样,表现为与受累神经一致的神经干性痛或神经丛性痛,同时有感觉过敏、感觉减弱和感觉障碍。

颈椎活动受限,颈项肌肉紧张,在斜方肌、冈上肌、冈下肌、菱形肌或胸大肌上找到压痛点;Eaton征、Spurling征阳性;腱反射减弱;肌萎缩。

(3)脊髓型颈椎病:好发于40~60岁,常是多节段病变,因为无神经根型痛苦,故早期很少就诊,常见侵犯椎体束,患者常诉手足无力,下肢发紧,步态不稳,不能快步,手握力差,持物易坠落,有时感四肢麻木,脚落地似踩棉感,有的胸或腰部有束带感或负重感。重症者可出现行走困难,二便失禁后尿潴留,甚至四肢瘫痪卧床不起。四肢腱反射活跃或亢进,而腹壁反射、提睾反射和肛门反射减弱或消失,Hoffmann征、膑阵挛及Babinski征等阳性。

本病通常可分为3型:①中央型,以上肢症状为主;②周围型,以下肢症状为主;③前中央血管型,上下肢同时出现症状。

(4)椎动脉型颈椎病:主要是椎-基底动脉供血不足的表现,常见是头痛、头晕、耳鸣、眼花、记忆力减退,较少见的症状有声音嘶哑、吞咽困难、眼肌瘫痪、复视、视物不清、瞳孔缩小、眼睑下垂,Horner征、听力减退,还可有心脏症状,如心动过速或心动过缓、多汗或少汗,若伴有神经根压迫则症状更复杂。头颅旋转引起眩晕甚至猝倒是本病的特点。

(5)交感神经型颈椎病:中年妇女为多,可与神经根型颈椎病合并发生,有交感神经兴奋或抑制的症状,如眼睑无力、视力模糊、瞳孔扩大、眼窝胀痛、流泪、头痛、偏头痛、头晕、枕颈部痛、心动过速或缓慢、心前区痛、血压增高、四肢冰凉、局部温度下降、肢体遇冷出现针刺感,继而红肿疼痛,也可有血管扩张现象,出现手指发红、发热、疼痛、感觉过敏等。

(6)混合型颈椎病:两种以上压迫因素同时存在,临床表现重叠存在。

(二)治疗

(1)一般治疗:应注意卧床休息,配合局部湿热敷能有效地缓解颈部肌肉痉挛和减轻疼痛。采用颈领固定,不但有明显止痛作用,而且可以最大限度地限制头颈部活动,又可以使身体躯干运动而不引起颈项部疼痛。

(2)物理治疗:应用自然界和人工的各种物理因子,如声、光、电、热、磁等作用于人体,以达到治疗和预防疾病的目的。但其作用也较微弱,不能从根本上治疗,且经常理疗易对皮肤产生烫伤,甚至导致癌变。

(3)针灸或HANS、SPP、TEHNS:根据中医基础理论,颈椎病的发生多由于风寒侵袭、气血不和、经络不通所致,因此针灸治疗颈椎病的主要作用是通过针灸达到舒筋活血。针灸对患者来说有一定痛苦,甚至有的患者有晕针、惧怕扎针的情况;且针灸会导致一些并发症,HANS、SPP、TEHNS对颈椎病的治疗也有一定的疗效。

(4)药物治疗:主要有以下几种药物。

神经营养药物:对损伤炎性变的神经可起到营养、修复作用。常用的药物有 B 族维生素,可长期应用,如维生素 $B_1$20 mg 日 3 次、弥可保 0.5 mg 日 3 次、腺苷辅酶 B_{12} 0.5 mg 日 3 次等。神经妥乐平是一种较新型的神经营养药,既可对损伤神经有营养作用,又有止痛作用,适用于神经源性慢性损伤疼痛和有异样感觉者。神经妥乐平既可口服,又可静脉注射。

镇痛药物:临床最常用的一类药物,主要有消炎镇痛类和中枢性镇痛药物。消炎镇痛类主要通过抑制前列腺素的合成,达到止痛作用。

扩血管、活血药物:通过促进全身血液循环来达到营养神经、减轻或消除神经根水肿和修复作用,如丹参、烟酸、颈复康等。

(5)局部注射(阻滞)疗法:把治疗性药物直接注射到病变组织局部,调节神经和扩张病变部位微血管、改善病组织血液循环的作用。同时阻断病变部位的疼痛感受和不良刺激的传入,达到阻断恶性循环的目的。

(6)枝川疗法:应用低浓度糖皮质激素生理盐水溶液,选取患者体壁痛性肌硬结注射,达到止痛作用。

(7)神经阻滞疗法:颈椎病保守治疗中最有效的方法。其作用机制为通过消除神经或病灶局部的炎症、水肿,解除肌肉痉挛,打断疼痛恶性循环机制,增加局部血液循环,达到止痛目的。

(8)手术治疗:原理主要是减轻压迫,消除刺激、增进稳定,防止进行性损害。但手术并发症与禁忌证较多,危险高,痛苦大,全身或局部的情况不适宜手术的患者,如年龄偏大、身体欠佳者,合并心脑血管病变或糖尿病,或者有麻醉禁忌证的患者不宜手术治疗。

重要知识点三 颈椎病的特殊症状

(1)吞咽困难:又称为颈性吞咽困难,是由于颈椎病直接压迫食管后壁,致食管痉挛,或引起自主神经功能紊乱致食管痉挛而引起。这类吞咽困难时轻时重,非进行性,常与颈部位置有关,可以经常发作,但可以自行缓解。

(2)视力障碍:又称为颈性视力障碍,主要是与颈椎病致自主神经功能紊乱,或椎基底动脉供血不足继发大脑视中枢缺血性病损有关。其早期多呈间歇性视力模糊,一眼或双眼胀痛,继之出现眼部其他症状,按眼病治疗无效,而按颈椎病治疗,视力可显著缓解。

(3)颈心综合征:由于颈脊神经后根受颈椎骨赘刺激或压迫所致,临床表现有心前区疼痛、胸闷、心律改变及心电图异常,易误诊为冠心病。所不同的是心前区疼痛多为针刺样痛或胀痛,持续可在 15 分钟以上,硝酸酯类药物不能缓解,但可随颈椎病的好转而改善或消失。

(4)高血压:老年颈椎病患者合并高血压比例偏高,可能是因椎基底动脉供血失常及交感神经受刺激引起,也可能是颈椎病与高血压并存之故,如以颈椎病为主,一般常伴椎基底供血不足或颈心综合征,使用降压药治疗无效,而在治疗颈椎病后,血压可随之下降。

(5)下肢感觉及运动障碍:椎体侧束受骨刺压迫或刺激的缘故,早期多为下肢麻木、疼痛、无力、跛行,而后期可能引起下肢单侧或双侧瘫痪。有的患者是以下肢症状为首发症状,且颈部症状很轻,故极易误诊,需注意辨别。

(6)猝倒:为椎基底动脉供血不足的严重表现,多在突然扭头时身体失去支持力而猝倒在地。倒地后由于颈部位置改变,可很快清醒站起,不伴意识障碍,亦无后遗症。猝倒前后可伴头痛、恶心、呕吐、出汗等自主神经紊乱症状。有的患者会出现反复发作的眩晕,其发作与颈部位置改变有关。

考点八 颈椎间盘脱(突)出症

重要知识点一 病因

大部分患者无明显外伤史,其原因主要是在慢性劳损和椎间盘退行性病变的基础上发病。正常的椎间盘极少发生破裂,偶尔发生于颈椎暴力受压与过度屈曲时。由于 C_{5-6}、C_{6-7} 椎间盘活动最多、而最易劳损,加之此处椎管内正是颈髓膨大之所在,椎管内腔相对狭窄使颈髓无游动余地,一旦椎间盘突出,轻微的压迫即可出现症状。

重要知识点二 疼痛特征

其特征为出现典型的根性症状,即沿受累颈神经的支配区域引起放射痛和麻木感,当咳嗽、喷嚏、用力时疼痛加剧,变动体位、颈部活动也使疼痛加重,且伴有该神经所支配之肌肉运动障碍,腱反射减弱。但神经受压部位未必与临床所见体征相一致。

重要知识点三 诊断依据

(1)应注意询问患者既往有无外伤史和反复发作史。

(2)临床物理检查时可见患者头偏向健侧,颈椎活动受限,特别是向患侧的活动限制尤甚。颈肌痉挛,头顶部加压时可诱发根性痛。

(3)神经障碍:①C_{5-6} 椎间盘脱出则引起拇指、前臂桡侧疼痛,肱二头肌无力,二头肌腱反射减弱。②C_{6-7} 椎间盘脱出则引起 C_7 脊神经障碍,表现为中指、正中神经支配区麻木、疼痛及知觉过敏,肱三头肌无力,三头肌腱反射减弱。③$C_7 \sim T_1$ 椎间盘脱出时引起 C_8 脊神经障碍,表现为上肢尺侧知觉过敏,疼痛、麻木、伸腕、屈腕无力,并可出现骨间肌萎缩,尤其是第一骨间背侧肌。④如合并单侧脊髓受压时,可出现同侧下肢肌肉张力增强,腱反射亢进,Babinski 征阳性,对侧则有自下而上的感觉异常,温、痛、触觉减弱或消失。⑤后中间型椎间盘脱出时,则以脊髓受压症状为主,表现为椎体束受压症状:两下肢肌肉紧张,腱反射亢进、双侧 Babinski 征阳性,严重者发生下肢瘫痪、大小便失禁。X 线、CT 对诊断及鉴别诊断都具有重要的意义。

重要知识点四 治疗

(1)一般疗法:首先要强调临床休息的重要性,为使炎症、水肿尽早消退,应使用颈枕或沙袋固定头颈部。症状严重者施行缓慢地牵引,效果较好。待疼痛缓解、症状消失后改用颈托固定6周。

(2)物理治疗和温湿敷:有助于缓解急性期时颈肌的紧张,促进血液循环,有利于炎症消肿。

(3)药物治疗法:初期可服用强力镇痛、消炎药、肌肉弛缓药,并可加用激素制剂。对慢性患者也可配合服用镇痛、镇静药及维生素 B_1、B_{12} 等药物。上述药物只作为辅助治疗,目前尚无特效药物。

(4)针灸、TENS、SPP、HANS、TEHNS 疗法:对颈椎病的治疗也有一定的疗效。

(5)按摩治疗:中医学的重要组成部分。其作用是松解颈项肌群的紧张,调整颈椎空间排列位置,减轻颈髓和神经根受压状态。

(6)神经阻滞治疗:神经阻滞治疗是将药物以注射方式注射到神经根、椎管内(骶管内)等。将药物按照不同比例,注射到神经根部位,起到消除神经根水肿和炎症作用,对于疼痛剧烈的急性期患者,止痛效果相当好。但神经阻滞疗法应有专业的医师操作,在无菌治疗室内进行,应具有供氧、监护仪等相关设备。

(7)手术治疗:神经根症状严重,非手术治疗无效,或出现脊髓受压表现的颈椎间盘脱出,应行手术治疗。

考点九　肩关节周围炎

重要知识点一　病因

(1)局部原因为关节周围结缔组织、肌筋膜的退行性病变引起。
(2)因颈椎椎间盘的变性及不稳定而致。
(3)因肺结核及胃肠障碍或颜面疾患而引起的关联痛,涉及肩关节周围组织发生病变。
(4)高血压症及代谢性疾患,引起肩关节周围的肌肉充血和异常紧张。
(5)交感神经过度紧张。

重要知识点二　临床特征

肩周炎的特点是发病缓慢逐渐出现肩关节疼痛与关节的活动限制,表现为一种特殊的临床过程,即病情进展到一定程度后即不再发展,继而疼痛逐渐减轻乃至消失,关节活动也逐渐恢复。本病整个病程较长,常需数月数年之久,但也有不少病例不经治疗则能自愈。

根据临床症状的变化,该病可分为冻结开始期、冻结期和解冻期。大部分肩周炎患者预后良好。

💡 **易错警示**

【例题】肩周炎的临床特点为(　　)。
A.活动时疼痛、功能受限
B.静息时疼痛、功能受限
C.活动时无痛、功能受限
D.静息时无痛、功能受限
E.活动时疼痛、功能无受限

肩关节周围炎临床表现:①有自限性,病程 1~2 年;②多见于中老年女性(50 岁左右易发生肩周炎);③肩部活运动性疼痛,功能受限(不能梳头洗脸、扣腰带);④体检:肩关节以外展、外旋、后伸受限,没有前臂和手的根性疼痛。

【答案】A。解析:肩周炎多表现为肩部活运动性疼痛,功能受限。

重要知识点三　诊断依据

肩关节疼痛、僵硬,主动、被动活动受限,(但上肢前后摆动在 45°以上并不引起疼痛)。压痛点被认为是有触发机制的肌筋膜症。该病的压痛点分布有一定的规律性,多集中在肩峰下、喙突下方胸大肌止点,大圆肌、小圆肌、冈上肌、冈下肌、三角肌腱止点和肱二头肌长头肌腱处。

X 线检查无明显阳性所见。根据上述症状、体征,对该症不难做出诊断。

重要知识点四 鉴别诊断

(1)颈椎病:神经根型颈椎病可因颈 5 神经根受到刺激出现肩部疼痛,而长时间疼痛、肌痉挛又可导致慢性损伤性炎症。故颈椎病可有肩部症状,也可继发肩周炎。二者主要鉴别点是颈椎病时单根神经损害少,往往有前臂及手的根性疼痛,且有神经定位体征。此外,头颈部体征多于肩周炎。

(2)潘考斯特综合征:肺癌中一种特殊的恶性肿瘤,但无明显的肺部症状。其发病缓慢,多发生于男性,45 岁以上,嗜烟(≥400 支/年)。

影像学检查具有重要的诊断价值,胸部及颈椎、第 1~3 肋骨 X 线和(或)CT 检查常显示阳性,但在初期可能无异常所见,或仅有肺尖部外侧模糊之阴影,待病变发展至一定阶段时,影像检查明显可见肺尖团块阴影及第 1~3 肋骨或椎骨溶骨性破坏。

在临床鉴别此征有以下三个特征。①持续性、顽固性臂丛神经痛:一侧颈、肩、臂、手剧烈的烧灼样疼痛,尤以腋窝部为重,致使患者上臂不敢靠拢胸壁,不能触摸表皮,影响睡眠及日常生活。②肌肉萎缩:病程稍长者,很快就会出现肩胛部、臂、手部明显的肌肉萎缩。③Honer 征:一旦星状神经节被侵及,则出现同侧面部、上肢皮温升高、发汗异常、眼睑下垂等现象。

重要知识点五 治疗

(1)一般治疗:早期可对肩关节局部进行一般治疗,把改善局部血运和解除肌肉紧张作为目标,常采用全身、局部休息、保温。

(2)按摩治疗:早期应以舒筋通络,祛瘀止痛,加强肌肉功能为主;晚期则以剥离粘连,滑利关节,恢复关节活动功能为主。

(3)物理治疗:应用自然界和人工的各种物理因子,如声、光、电、热、磁等作用于人体,以达到治疗和预防疾病的目的。肩周炎的理疗方法对肩周炎的治疗有一定的效果,但是仅依靠理疗而不配合用药,很难达到治疗效果,往往只能一时缓解,得不到根治。

(4)药物治疗:可以将外用膏药敷在患肩或者是将正红花油、按摩乳等药物涂在患肩上并辅以按摩;如果是疼痛严重时,可以使用吲哚美辛、吡罗昔康等西药,以减轻疼痛,为按摩和功能锻炼创造条件。

(5)针灸治疗:通经活血,祛风止痛,以局部阿是穴及手阳明、手少阳、手太阳经穴为主。

(6)小针刀疗法:选定进针位置后,行针刀疏通剥离手法或肌纤维切有效剥离粘连组织,疏通经络,活血止痛,改割法,术后予以手法舒筋。

(7)枝川疗法:利用望诊、问诊和切诊,检查患者体表的硬结,用低浓度的糖皮质激素加生理盐水溶液注射到体表硬结及相应的穴位上,解除或减轻患者的肩周炎症状。

(8)神经阻滞疗法:常用腋神经阻滞、肩胛上神经阻滞,也可选用肩关节周围通点注射,星状神经节阻滞。

(9)麻醉下手法松解术:麻醉下用外力手法松解,可消除粘连,恢复肩关节的正常功能。麻醉下手法松解术有较好的效果。

(10)功能恢复锻炼:多数学者认为,服用止痛药物只能治标,暂时缓解症状,停药后多数会复发。若患者能坚持功能锻炼,预后良好。

考点十　肱骨外上髁炎(网球肘)

重要知识点一　病因

伸肌总腱共同起自肱骨外上髁,由于过度活动,久之引起伸肌总腱的劳损、撕裂、疤痕形成。其病理改变有伸肌总腱下滑囊炎、肱骨外上髁骨膜炎、骨炎、肱桡关节滑膜皱襞增生、肥厚、血管、神经束被筋膜嵌顿及环状韧带变性等原因卡压尺神经纤维。

重要知识点二　疼痛特征

疼痛源于肘部后外侧,当旋后肌运动时,如用力握物、拧物(手巾)等动作,疼痛则加剧。因此,使患者的握力下降。严重时疼痛可向前臂放散或涉及肩、臂部。

重要知识点三　诊断依据

病程较长,且常反复发作。检查时,骨外上髁外或肱桡关节处有局限性明显压痛点。抗阻力伸腕(Mills 试验)时疼痛加剧(即肘部由屈曲位伸展时,增加前臂的抵抗力,并使前臂内旋或手背屈)。

X 线检查,平片可见肱骨外上髁局部密度增加和变形,或显示钙化。但多数病例无异常所见。

💡 **易错警示**

【例题】肱骨外上髁炎的主要体征为(　　)。

A."4"字试验阳性　　　　　　　　B.伸肌腱牵拉试验(Mills 征)阳性

C.杜加(Dugas)征阳性　　　　　D.压头试验阳性

E.直腿抬高试验(Lasegue)阳性

伸肌腱牵拉试验(Mills 征)是伸肘,握拳,屈腕,然后前臂旋前,此时肘外侧出现疼痛为阳性(打羽毛球、网球的动作),是肱骨外上髁炎的典型特点。

【答案】B。解析:肱骨外上髁炎主要体征为伸肌腱牵拉试验(Mills 征)阳性。

重要知识点四　治疗

(1)对早期或病程短者,应告知注意休息,可用夹板制动,以避免患侧腕部用力。

(2)局部湿热敷或外敷伤湿膏之类的止痛、消炎药物,均可减轻症状或促进治愈。

(3)激光治疗、针灸、经皮电刺激疗法及小针刀疗法,均有一定的效果。可酌情根据适应证选用,也可配合使用。

(4)推拿疗法:针推拿通过穴位产生刺激,活动肘部的肌肉,是现今治疗网球肘的有效疗法。缺点是治疗周期较长,优点是对身体无副作用。

(5)小针刀疗法:对一些顽固性肱骨外上髁炎患者,可试用小针刀疗法松解治疗。

(6)神经阻滞疗法:常用臂丛神经阻滞法。

(7)手术疗法:一些严重病例,局部骨质增生明显,也可考虑行手术治疗。手术采取肱骨外上髁切口。患者取仰卧位,切口从肱骨外上髁开始,沿外上髁嵴向上延伸至肱骨中下 1/3 交界处。术中注意避开和保护桡神经。

(8)功能锻炼:为防止肘关节僵硬及周围软组织粘连,每日主动进行握拳、屈肘、旋前、用力伸直出拳等锻炼。

考点十一　腕管综合征

重要知识点一　病因

腕管是由腕骨和腕横韧带构成的骨性纤维管,其间有拇长屈肌腱、指浅屈肌腱、指深屈肌腱及正中神经自腕管内通过。腕横韧带的滑膜炎症,肌腱、腱鞘炎症或腕骨关节炎症等病变会使腕管内压力的增高,引起正中神经受压、缺血,造成正中神经功能障碍。

重要知识点二　临床特征

该症多见于中年人,女性多发,为男性的 3 倍,双侧罹患者占 1/3 ~ 1/2,其中女性与男性之比高达 9:1。

发病初期,常出现正中神经支配区域疼痛、麻木、异感,以中指最显著。疼痛在夜间加剧,因此而影响睡眠,有时疼痛可向前臂放散。

重要知识点三　诊断依据

在开始时,往往表现为拇、示、中指指端的感觉障碍,在腕以上感觉的客观检查无阳性所见。病情严重者可见拇短屈肌、拇对掌肌的肌力减弱或麻痹,进而可出现大鱼际肌萎缩。拇指内收肌力试验、外展试验均为阳性。屈腕试验(Phalen 征)阳性者占 74%(屈肘、前臂上举,腕关节极度屈曲位约 1 分钟,即引起正中神经支配区域麻木)。

神经传导时间测定:对临床诊断有疑问者,肌电检查有一定的诊断意义。其传导时间延迟可长达 20 分钟(正常的延迟或潜伏时间<5 分钟)。

💡 易错警示

【例题】桡侧 3 个半手指麻木、胀痛,拇指对掌无力为(　　)。

A.腕管综合征

B.腕尺管综合征

C.旋后肌综合征

D.梨状肌综合征

E.旋前肌综合征

腕管综合征是正中神经在腕管内受压而表现出的一组症状和体征,是周围神经卡压综合征中最常见的一种。常见体征是正中神经分配区(拇、示、中指)皮肤感觉迟钝或过敏。

【答案】A。解析:桡侧 3 个半手指属于正中神经分配区,考虑为腕管综合征压迫正中神经引起的症状。

重要知识点四　治疗

发病初期,腕管内阻滞疗效十分显著,夜间疼痛严重者,可采用石膏托或支架、固定腕关节于轻度背伸位 1~2 周。

对病程长、呈慢性症状者,可选用小针刀疗法治疗。如果经腕管内阻滞等非手术疗法无明显疗效,症状持续且加重或有进行性知觉障碍,出现肌肉萎缩,则应考虑手术治疗。

考点十二　桡骨茎突狭窄性腱鞘炎

重要知识点一　病因

在腕部拇长展肌腱及指短伸肌腱,经过桡骨茎突部的骨沟,上有韧带覆盖,形成纤维性骨管。肌腱出此管后折成一定角度分别止于拇指及第一掌骨。拇指及腕活动时,折角加大,管壁对肌腱的压迫和摩擦也增加(女性此折角大于男性,故其发病率高于男性)。

重要知识点二　临床特征及诊断

患者起病多较缓慢,也有在过度活动后急性发病。临床以桡骨茎突部局限性疼痛为主要症状,可向手部及前臂乃至肩部放射。腕及拇指活动时疼痛加重,因此,伸指有时受限,拇指无力。

检查时,于桡骨茎突处可见轻度软组织肿胀,并可触及硬结,有明显压痛。Finkelstein征(握拇尺偏试验),桡骨茎突处发生剧痛者为阳性。

💡 易错警示

【例题】患者,女性,35岁,手工业工人,右拇指疼痛,伸屈受限并弹响,最可能的诊断是(　　)。
A.风湿性关节炎
B.类风湿性关节炎
C.狭窄性腱鞘炎
D.骨软骨炎
E.骨性关节炎

手部狭窄性腱鞘炎的临床表现:①弹响指和弹响拇,手指关节逐渐出现弹响伴明显疼痛;②桡骨茎突狭窄性腱鞘炎,Finkelstein试验阳性,即握拳尺偏腕关节时,桡骨茎突处出现疼痛。

【答案】C。解析:患者为手工业工人,长期手指伸屈活动。现右拇指疼痛,伸屈受限并弹响,符合手部狭窄性腱鞘炎的临床表现,考虑诊断为狭窄性腱鞘炎。

重要知识点三　治疗

(1)早期或症状较轻者,可采用一般非手术疗法治疗。

(2)病程较长者或局部鞘管显著增厚是小针刀治疗的适应证,但采用小针刀疗法有复发的可能。

(3)腱鞘内注射局麻药、激素混合液,对早期及腱鞘已增厚的患者均为适应证,且有显著的疗效。

(4)对极少数经上述各种治疗无效的病例,症状顽固不减;影响生活活动、工作,痛苦较大者,可考虑手术治疗。

考点十三　屈指肌腱狭窄性腱鞘炎

重要知识点一　病因

在掌指关节处的纤维鞘管较厚且硬,此处也是指屈肌腱屈曲时力量向远方传达的支点,这一解剖特点构成了在局部发病的内在条件。当手指屈伸活动时,该处的纤维管反复地压迫和摩擦管内的肌腱,使局部鞘管逐渐增厚,形成环状狭窄。同一部位的肌腱也由于磨擦变粗,而形成一个球状的膨大部。因此,当它经过狭窄的腱鞘时,即遇到暂时性的梗阻,一旦强行通过则产生弹响。

重要知识点二　临床特征及诊断

该症多发生于长时间从事写字、编织及手指频繁、重复单调活动的人群中。

在发病初期,腱鞘炎症反应尚未发展到狭窄时,局部有压痛、肿胀及手指放射痛,甚至手指出现麻木感。待发展至狭窄时,疼痛反而减轻或消失,此时当手指屈、伸时如膨大的屈肌腱还能勉强通过鞘管的狭窄环部,则产生扳机样动作及弹响,病情严重时膨大的屈肌腱不能通过狭窄环时,手指常被锁在屈曲位或伸直位。

临床检查时常在掌指关节,掌骨水平位局部可触及皮下有硬结节,压痛明显。当手指屈伸时,可感到该结节随之活动,并有弹响。

重要知识点三　治疗

在早期或症状较轻者,可采用局部固定、制动,使患指休息;病程较长、出现交锁、弹响时,是小针刀治疗的最佳适应证。

腱鞘内注入局麻药、激素混合液,对早期及病程较长者均有一定的疗效。

考点十四　肋间神经痛(末梢性)

重要知识点一　病因

(1)作为贫血、风湿病等全身性疾患中的一个症状。

(2)因上呼吸道感染,病毒、细菌感染而继发者较多。

(3)肾炎、糖尿病:中毒包括酒精中毒等。

(4)寒冷刺激也可导致肋间神经痛。

(5)外伤性,如肋骨骨折、胸部手术后继发顽固性胸痛。

(6)变形性脊椎症等。多为脊椎及其周围组织刺激引起。

(7)肋间部软组织的纤维织炎、肿瘤、脓肿及转移癌的局部刺激。

重要知识点二　疼痛特征

(1)自背部胸椎开始沿被侵及的肋间神经走行至前胸部,呈半环形局限性的剧烈放射性疼痛,为其典型的症状,如病变侵及下节段肋间神经,其疼痛部位可表现为由背部向腹部呈带状区放射。

(2)疼痛性质多为刺痛或灼痛,呈持续性或阵发性发作,且伴有患区肌肉痉挛。深呼吸,咳嗽,喷嚏或躯体活动时,常可使疼痛加剧。因此患者不敢大声说笑,常保持静止防御体位。

(3)疼痛多局限于一侧单支或2~3支肋间神经或受累神经分布区内。

重要知识点三　诊断依据

(1)临床检查时,可见患部的胸椎棘突、棘突旁、肋间、腋下、胸骨旁或腹壁有压痛。受累神经分布区皮肤常有感觉过敏或减退,偶有肌肉萎缩等体征。

(2)根据询问上述病因,并能除外根性、区段性神经痛和内脏神经痛之后,此症不难诊断。

(3)本症需与胸椎病变引起的根性肋间神经痛、带状疱疹发疹前期相鉴别。

(4)X线检查是必要的检查方法之一,可以排除因胸椎病变病而引起的节段性根神经痛。

(5)胸片和 ECG 也属重要的检查项目,以鉴别和排除心、肺部疾患所引起的牵涉痛。另外,行肋间神经阻滞也具有重要的鉴别诊断作用。

重要知识点四　治疗

(1)对该症的治疗,首先应进行病因治疗。

(2)作为症状治疗的一般治疗方法,在疼痛发作期,应令患者卧床休息,同时可服用镇静、止痛非甾体类药物。

(3)针灸患侧能收到较好的疗效:经皮电刺激疗法(TENS、SSP、HANS、TEHNS)及局部理疗均有一定的止痛效果,但对慢性顽固性者效果常不稳定。

(4)神经阻滞疗法:对疼痛剧烈或慢性、顽固性疼痛患者,采用神经阻滞疗法是十分有效的治疗措施之一。其中椎旁阻滞术常被推荐使用,具有确实的止痛效果。对根性肋间神经痛也有明显的疗效。但由于胸椎的部位特殊,疼痛治疗医师常因惧怕发生气胸而不愿选用。因此,可改为从其末梢处,即肋间神经处进行阻滞。尽管肋间神经阻滞较胸椎旁阻滞术操作简便,但并不是绝对安全,仍有可能并发气胸,故决不可因其简便而大意。

另外,在压痛明显处,也可施行局部痛点阻滞。在所用药液中,也可适当混入激素,增强止痛效果。

对施胸部手术后引起的持续性疼痛,常能在肋间切口疤痕中找到压痛点。于此点行局麻药局部浸润注入,配合疼痛区域的肋间神经和(或)椎旁体神经阻滞,可明显地改善疼痛,治疗次数及疗程需因人而定。

硬膜外隙阻滞术也可施行,尤其是当肋间神经痛属根性,或末梢性难以区别;或者即使是末梢性肋间神经痛,然而后支也被累及时,均可采用硬膜外隙阻滞治疗,不但能达到止痛的治疗目的,而且还能明确诊断。慢性顽固性者为避免反复穿刺引起的弊端,有条件时可行硬膜外隙留置导管,连续注药。

对胸椎转移癌所致的顽固性肋间神经痛,也能施行相应神经根酒精阻滞。

考点十五　蒂策综合征(肋软骨炎)

重要知识点一　病因

其病因尚不明了,一般认为与劳损、外伤或上呼吸道病毒性感染有关;疲劳、气候突变可能是发病的诱因;也有人认为这是一种营养障碍的现象。

重要知识点二　疼痛特征

(1)本病多发于 20~30 岁之女性,为男性的 7~9 倍,局限于第二肋(或第三肋)骨与软骨交界处。

(2)发病急剧或缓慢,病程可持续数日至数周,甚至可在几年内反复发作。

(3)疼痛的性质:多为胸部受压或勒紧样感,呈持续性或间断性痛,当深呼吸或平卧位时疼痛加重。有时疼痛可向肩及手部放射。

重要知识点三 诊断依据

根据临床检查第一、第二肋骨与软骨相交处局限性梭形肿胀,可见局部软骨隆起,并有自发痛和明显压痛。本病诊断并不困难。

对症状不典型者应与胸壁结核、老年性肋软骨钙化等症相鉴别。

X线检查对本病无诊断价值,但有鉴别其他疾患的作用。

重要知识点四 治疗

(1)本病预后良好,部分病例虽未经治疗也能自然治愈。故对患者应做好解释工作,使其不必担心。

(2)对症治疗中,应告知患者要注意休息,上肢勿过度活动,避免全身疲劳。

(3)局部可行热敷、理疗能减轻疼痛,并可服用镇静、止痛、消炎药物及维生素类营养药物,如复合维生素 B、鱼肝油等。

(4)神经阻滞疗法:疼痛严重时,可于局部施行浸润阻滞术。为保证疗效,阻滞时应将局麻剂、激素混合液分别注于肋骨病变部的上、下、前三面,每点 1~3 ml。多数病例经 3~5 次治疗常可有显著效果。

> 💡 **易错警示**
>
> 【例题】Tietze 病是指(　　)。
>
> A.肋骨骨髓炎　　　　　　　　B.肋骨结核
>
> C.肋软骨炎　　　　　　　　　D.肋软骨肉瘤
>
> E.肋骨纤维结构不良
>
> Tietze 病又称为肋软骨炎,易与其他疾病混淆。
>
> 【答案】C。解析:Tietze 综合征又称为肋软骨非感染性炎症,多见于成年人。其病因不明,可能与外伤有关。

考点十六　腰椎间盘脱(突)出症

重要知识点一 病因

椎间盘组织本身缺乏血供;修复能力极差,加之负重大、活动多。一般在 20 岁以后,椎间盘就开始发生退行性改变,纤维环的韧性及弹性均逐渐减低。此时如遇外伤尤其是积累性劳损伤,则成为纤维环破裂的诱因。也有少数病例并无外伤史,而是在着凉后,肌肉和韧带的紧张性增强,使椎间盘的内压增加,促进已萎缩的纤维环发生破裂。

重要知识点二 疼痛的发病机制

椎间盘突出引发之疼痛,又称为椎间盘源性疼痛。近年来通过基础和临床研究,对其发生机理有了深入的新的认识。目前,认为椎间盘移位后释放大量化学介质,继发非菌性神经根炎而产生疼痛的炎症学说受到普遍公认,已取代了单纯机械压迫学说。

(1)磷脂酶 A_2 在椎间盘源性疼痛中的作用:磷脂酶 $A_2(PLA_2)$ 是膜磷脂释放花生四烯酸的限速酶,可催化磷脂的二酯键水解产生溶血磷脂与自由脂肪酸,在炎症介质前列腺素(PG),白三烯及血小板活化因子等释放中有重要作用。花生四烯酸是环氧化反应与脂氧化反应的产物,能够改变伤害性刺激感受器的阈值并刺激 C 类纤维。在类风湿性关节炎、胰腺炎及肝炎患者体内 PLA_2 活性增高。在一些情况下,PLA_2 还可直接作为炎症介质产生作用,引起组织充血,增加膜的通透性,促进组胺释放及水肿形成。此外,PLA_2 还可调节细胞介导的炎症反应,限制或激动中性粒细胞、T 淋巴细胞、肥大细胞及单核细胞在膜上受体。对组织中 PLA_2 活性做定量分析有助于评估炎症反应的程度。

椎间盘细胞及基质组成与关节软骨类似。软骨板中,前列腺素与其他花生四烯酸代谢产物在细胞交换中作为信使发挥调节作用。正常椎间盘中,PLA_2 作为前列腺素合成的限速酶发挥相似的作用。

(2)神经肽与椎间盘源性疼痛:神经肽是广泛存在于中枢和外周神经系统的一类多肽物质,参与疼痛信息的传导与调制,同一神经肽可起递质、调质或激素样作用,包括内阿片肽类、P 物质(SP)、降钙素基因相关肽、生长抑素及血管活性肠肽等。传入神经纤维受到电刺激或化学刺激后,这些神经肽从初级传入末梢释放,作用于相应受体,对后角神经元起兴奋或抑制作用。除神经细胞外,胶质细胞、成纤维细胞、内皮细胞及炎症细胞等许多细胞也能分泌释放神经肽并能表达相应的受体。

(3)一氧化氮(NO)在椎间盘源性疼痛中的作用:已有报道 NO 在神经递质、血压调节、免疫与排斥及炎症反应等方面起着广泛作用。近年来,NO 作为一种新型介质,在神经系统中的作用受到相当关注。虽然很少能够证明在外周神经系统中 NO 可直接激动神经元,但它能够间接改变其兴奋性。研究表明,全身或局部给予 NO 合成酶抑制剂硝基左旋精氨酸甲酯(L-NAME)均有显著镇痛作用。NO 作为一种新型的细胞外与细胞内信使,可能与椎间盘源性疼痛的产生及调制有关。

(4)小结:椎间盘内的致炎物质随椎间盘退行性病变漏逸至周围组织产生炎症反应与免疫反应,各种化学物质之间相互作用,并作用于神经末梢伤害感受器引起疼痛,同时神经系统也发生一些相应变化,如释放神经肽等,构成正反馈回路加重炎症反应,形成神经根炎,导致持续性疼痛。对椎间盘源性疼痛的机理进行深入探讨,开发副作用轻微的抗炎药物及有效的非手术疗法将是治疗椎间盘源性腰腿痛的根本方向。

重要知识点三 疼痛特征

(1)本症多见于 30~40 岁男性,男女比为(6~12):1,这与男性的社会劳动频率、强度有关。一般多为突然急性发病,常有外伤、过度劳动史。但反复的轻微外伤也可引起缓慢发病。后者常表现为劳累后出现症状,经休息后自行缓解或自愈,再劳累又复发,如此时轻时重,呈间歇性病程。

(2)其疼痛性质为典型的根性神经痛,初始为腰部酸痛、钝痛;逐渐由臀部放射至大腿后部、小腿外侧、足背、足趾及足底外侧,并伴有麻木或感觉异常。当咳嗽、打喷嚏或活动时疼痛加剧。多数病例在椎间盘脱出的椎间隙旁有明显的压痛点,按压此处可引起或加重放射性疼痛。

💡 易错警示

【例题】腰椎间盘突出症多见于( )。

A.腰 1~2   B.腰 2~3

C.腰 3~4   D.腰 4~5

E.腰 5~6

腰椎间盘突出症是因椎间盘变性,纤维环破裂,髓核突出刺激或压迫神经根、马尾神经所表现的一种综合征,是腰腿痛常见的原因之一。腰椎间盘突出症中以腰 4~5、腰 5~骶 1 间隙发病率最高,占 90%~96%,多个椎间隙同时发病者仅占 5%~22%。

【答案】D。解析:腰椎间盘突出症多见于腰 4~5 椎间盘。

重要知识点四 诊断依据

(1)患者呈强迫体位,直立时多表现为翘臀姿势,脊椎凸向患侧以缓解疼痛。脊椎活动受限,尤以背伸和弯向患侧最明显。

(2)在椎旁找出明显压痛点,局部肌肉防御性紧张,对本症的诊断意义很大。

(3)直腿抬高试验、加强试验和屈颈试验均为阳性。膝、跟腱反射出现异常(亢进或减弱、消失)。$L_{4\sim5}$ 间盘脱出多表现为膝腱反射减弱、消失或亢进,而跟腱反射却正常。$L_5\sim S_1$ 椎间盘脱出时,多表现为跟腱反射减弱、消失或亢进,而膝腱反射正常。

(4)下腰椎中央型椎间盘脱出症,则表现为双侧坐骨神经痛,双足无力、大小便困难、马鞍区感觉减退,交叉直腿抬高试验呈阳性。

(5)X 线检查,平片可显示脊椎侧弯、腰段生理前突减小、消失或后突。患病的椎间隙变窄,前窄后宽;患侧宽健侧窄等有助于诊断。

(6)CT 检查、MRI 检查,对确诊本症有极大的实用价值。但也有人发现 CT 检查常有与临床诊断不符的现象,并认为此时应以临床诊断为准,必要时需做 MRI 检查以确诊和鉴别诊断。临床应注意本病和椎管狭窄、坐骨神经盆腔出口狭窄症相鉴别。

重要知识点五 治疗

本病一般应首先采用非手术综合性治疗,且绝大多数患者能有满意的效果。

(一)一般疗法

发病初期应绝对卧床休息两周,以硬板床、仰卧髋、膝屈曲位最佳,或取侧卧位,以不加重疼痛为宜。

(1)药物治疗:可配合口服镇静、止痛剂、肌肉松弛药,急性期可应用激素或静滴极化液。维生素 B_1、复合维生素 B 可作为常规口服药物。疼痛严重者可选用路盖克(可待因复合剂)、奇曼丁(曲马朵缓释片)或可塞风等镇痛药。

(2)牵引疗法:持续牵引效果较好,每日牵引时间不少于 3 小时,3~4 周为一疗程。即使症状缓解或很快消失者,也不应过早中断牵引,以防复发。一般症状较轻者,可在家庭施行骨盆带牵引,使肌肉松弛、恢复腰椎的正常列线;牵开椎间隙、椎间孔,有利于脱出的间盘减压、消除水肿,从而使症状明显好转或治愈,同时配合神经阻滞治疗,则更能提高疗效。

(3)物理治疗:采用中频电疗立体动态干扰电治疗,对缓解肌肉痉挛,改善局部血液循环,促进水肿、炎症消退,止痛效果较好。此外,推拿、按摩疗法,作为辅助疗法对本症也有一定的效果。

(4)针灸和经皮电刺激疗法:可取养老、昆仑穴针刺或电脉冲刺激。病程的后期可加伏兔穴或阿是穴,有暂时的止痛效果。

(二)神经阻滞疗法

(1)椎间孔阻滞术:特别适用于门诊患者治疗,但必须确诊为侧方突出并确定突出的具体部位后施行,才能保证疗效。确定相应椎间隙之椎间孔,穿刺到位后,注入 0.25%利多卡因或0.15%罗哌卡因 8~10 ml,内含维生素 B_{12} 500 mg。对急性期患者,在第一个疗程内可在上述阻滞液中加地塞米松 5 mg;慢性患者可加神经妥乐平 3 ml。每周 2~3 次,5 次为一疗程,平均需连续治疗 4 个疗程。统计表明有效率为 96.45%;显效率达 43%,远期随访 5 年,复发率为 6%。

在治疗过程中发现如下规律,即在最初 1~2 次阻滞后就有明显的疼痛减轻,此后疼痛逐渐转移至臀及下肢腓神经支配区并渐渐消失,且疼痛早于麻木消失。

如治疗 4 个疗程效果不佳的病例,应进一步检查、定位,并应排除其他疾患。

(2)骶管阻滞术:此术对 L_5~S_1、L_{4-5} 椎间盘脱出症病例最适宜,用 7 号短针头于骶裂孔处垂直刺入骶腔内,快速、加压注入 0.25%~0.5%利多卡因或 0.15%罗哌卡因 15 ml(体格高大者,最多可达 18 ml),内含维生素 B_{12}、地塞米松之混合液。每周 2~3 次,5 次为一疗程,平均 4 个疗程,能收到良好的效果,也可与椎间孔阻滞术,按疗程交替施行。

(3)局部痛点阻滞术:临床常见该症患者除病变椎旁有压痛点之外,而且在同侧梨状肌投影处,臀上皮神经处,腓总神经(相当阳陵泉穴处)、承山穴等下肢屈侧肌群处软组织出现压痛点,可同时对上述痛点,选择性或各点交替(或同时)用上述混合液每点 1 ml 给以阻滞。

(4)硬膜外留置导管连续阻滞术:对病情严重或有条件住院治疗的患者,可采取硬膜外留置导管法。置管前应给予血、尿常规检查及必要的全身检查,并对患者、家属进行谈话、施术志愿书签字等法律性工作。将导管尖端准确地留置于病变部椎间隙,每日注入两次 0.5%利多卡因、地塞米松、维生素 B_{12} 混合液 10 ml,亦可采用 PCEA 持续泵入加单次冲击注药每日二次,必要时患者可自控给药。在急性治疗初期,可在晚 8 时注入的混合液中加入哌替啶 10~20 mg 或曲马朵 50 mg,以达到完善的止痛效果,有利于患者夜间睡眠。

根据病情决定导管留置时间,一般留置时间为 3 周,即达到基本治愈,拔管后对遗留的小腿部疼痛,再采用局部痛点阻滞。

大量临床病例发现,在治疗过程中,疼痛部位逐渐下移,常在下肢出现沿坐骨神经走行软组织局限性痛点,此时可追踪痛点进行局部(痛点)阻滞术。操作中必须使药液注射“到位”,即注药时患者有明显的胀感或向四周放散感,此种情况治疗后效果最佳。

当椎间孔阻滞一疗程/硬膜外留置导管治疗一周后,即辅以针灸刺激下肢相关穴位(如环跳、风市、委中、阳陵泉等),每日一次,每次 20 分钟,能加速治愈,提高疗效,缩短疗程。

(三)输液疗法

对急性期住院患者,在硬膜外阻滞的同时,静脉输入能量合剂或七叶皂苷,或丹参川芎嗪等活血祛风药物,溶入 5%糖盐水 250~500 ml 静脉滴注,每日一次,连续 15 次为一疗程,可加速病变部水肿消退,增强神经阻滞术的疗效。

(四)髓核化学溶解法

本方法是将胶原酶注入椎间盘内或硬脊膜与突出的髓核之间,利用这种酶选择性溶解髓核和纤维环,而基本不损害神经根的特点,使椎间盘内压力降低或突出髓核缩小达到缓解症状的目的。

(五)手术治疗

已确诊的腰椎间盘突出症患者，经严格非手术治疗无效，或马尾神经受压者可考虑行手术治疗，腰椎间盘突出伴腰椎管狭窄或滑脱。

手术方法有经皮腰椎间盘切除术、传统手术疗法。钳取去除突出的髓核组织和纤维环，解除对神经根的压迫，也可通过椎间孔镜等进行微创手术。

手术治疗有可能发生椎间盘感染、血管或神经根损伤，以及术后粘连症状复发等并发症，故应严格掌握手术指征及提高手术技巧。

(六)自我保健疗法

(1)动髋：仰卧，先以右腿向脚的前方猛然一伸，同时髋部向右一摆，再做左腿。动作要协调而有力，两腿交替做 20~30 次。

(2)蹬腿：仰卧，尽量屈曲髋、膝关节，足背勾紧(背屈)。然后足跟用力向斜上方(约 45°)蹬出后，将大小腿肌肉绷紧，放下还原。两腿交替做 20~30 次。

(3)昂胸：俯卧，用双手支撑床上，先从头部后仰开始，同时支撑手渐渐撑起而把胸部向上昂起，最后使劲后仰，力度达到腰部为止。平伏休息，重复 5~10 次。

(4)鱼跃：俯卧，两手放在腰部，把上身和两腿同时后伸抬起，做成弓状。注意膝部不要弯曲。尽量在这一姿势下维持一段时间，时间越长越好。

(5)下腰和后伸：站立，两腿分开约肩宽，足尖向内。弹动性地向前弯腰，使手触地。然后复位再向后伸腰，也要弹动性地后伸到最大量。反复 5~10 次，病情好转后加大动作幅度，注意循序渐进。

考点十七　腰椎椎管狭窄

重要知识点一　病因

根据病因学分类，又可将腰椎椎管狭窄分为原发性(先天性/发育性)和继发性(获得性/退变性)两类。

(1)由于先天性发育异常，椎管呈三角形或三叶草形，造成椎管、根管的矢状径明显减小，致使椎管内的有效间隙相应缩小，使马尾和脊神经处于临界饱和状态。在此基础之上，任何增加椎管内压和缩小椎管容积的生理性因素(如腰部后伸、增加腹压、下肢活动)及病理性因素(椎板、黄韧带增厚；小关节增生、松动；椎体后缘骨刺形成；椎间盘脱出；硬膜外腔脂肪变性、纤维化等退行性改变)均可使椎管进一步狭窄，直接刺激或压迫马尾或脊神经根，引起临床症状；或者通过窦–神经的反射而出现根性症状。

(2)此外，如椎体滑脱、脊椎外伤、脊椎手术及其他骨病，凡能造成椎管矢径<12~14 mm，根管矢径<3 mm 的因素均为该症的发病诱因。

重要知识点二　临床特征

(1)本病多见于中老年男性，一般起病缓慢，多有慢性腰痛史，逐渐出现一侧或双侧下肢麻木感觉异常或无力等。疼痛不是突出的症状，偶尔也可伴有排尿困难现象。

(2)该症特征：①间歇性跛行。患者步行数百米，甚至百米之内，即出现小腿麻木、沉重、发胀、无力等症状，迫使下蹲休息之后，症状方能缓解；若继续再行走，其症状又可复现。这种以休息为特征的步行障碍就称之为间歇性跛行。对本病的诊断十分重要。②主诉多体征少。患者自诉长期站立、步行后出现腰痛,下肢无力,麻木,甚至典型的坐骨神经痛等症状。但因就诊前的短暂休息,使椎管内压恢复至原来的状态,当医生检查时常常无明显的阳性体征。③症状与姿态关系密切。患者虽不能长时间站立、步行,但骑自行车、坐立却不受影响。咳嗽、用力及负重对疼痛影响不大。腰部后伸时出现各种症状,甚至不能仰卧或俯卧,需腰部前屈及躬身屈膝侧卧才能免除疼痛。

重要知识点三 诊断依据

本症的阳性体征不明显,只能依靠上述三大特征,故临床确诊比较困难,需借助 CT,或 X 线检查,并应注意与腰椎间盘脱出症,血栓闭塞性脉管炎,深部动脉硬化栓塞等症鉴别。

(1)X 线检查:腰椎正侧位平片,可测量椎管的矢状径与横径大小,对诊断本症有一定的参考价值(矢状径<15 mm,横径<20 mm)。

(2)CT 检查:不仅能测出椎管的大小,而且能清楚地显示椎管及侧隐窝、椎间孔的横断面形状,对诊断本症极为方便。但因腰椎的解剖有一定的曲度,CT 横断扫描时,有时可能出现误差。

(3)多普勒检查:也可测量椎管矢状径与横径的距离,有一定的参考意义。

重要知识点四 鉴别诊断

(1)腰椎间盘突出症:多为单腿,通常只有某一神经根受压迫的临床表现,当腹压增高时患肢可呈阵发性加剧,无间歇性跛行,棘旁压痛伴患肢放射痛,直腿抬高受限,加强试验阳性等。

(2)马尾部肿瘤:有明显夜痛,马鞍区麻木,二便失禁和马尾神经定位体征。X 线及椎管造影可有助于明显诊断。

(3)下肢动脉硬化闭塞症:动脉硬化闭塞是动脉的一种非炎症性改变,导致动脉壁增厚,动脉管腔变窄、血流减慢,致使其供血部位血流减少乃至缺血。此症可发生于冠状动脉、上下肢等末梢动脉,但最多见于下肢动脉及 50~60 岁男性。该病发病缓慢,有时症状不明显,常被忽略或误诊为椎管狭窄等疾病。其早期的主要体征是间歇跛行和知觉异常,如不能即时诊断和有效治疗,发展严重时可导致肢体缺血、坏死等不良后果。

(4)该症的鉴别要点:①下肢抬高试验阳性,下肢抬高 45°(被动、需医生托扶)数分钟后,出现一个或局部足趾肤色变得苍白。②下肢浅表动脉触诊可发现搏动减弱,依病变部位不同,多发生在足背动脉、胫、腘和股动脉。③光电容积描记和超声波检查具有重要的临床诊断价值。

💡 **易错警示**

【例题】患者,男性,50 岁,间歇性跛行 6 年。下蹲时疼痛减轻,骑自行车正常。直腿抬高试验阴性。X 线片示腰椎骨质增生明显。该患者最可能的诊断是(   )。

A.腰椎管狭窄症

B.腰椎间盘突出症

C.慢性腰肌劳损

D.腰椎结核

E.棘间韧带损伤

腰椎椎管狭窄症临床上以下腰痛、马尾神经或腰神经根受压,以及神经源性间歇性跛行为主要特点。

【答案】A。解析：直腿抬高试验阴性,排除 B 项;间歇性跛行是腰椎管狭窄症的特点。

重要知识点五　治疗

(一)一般疗法

TEHNS、物理治疗、离子透入疗法、按摩、牵引疗法等,对缓解症状有一定的功效。

此症患者多为中年人和老年人,常伴有心血管系统,内分泌系统疾患,应详细询问并做必要的检查(血压、心电图、血尿常规等)及血液流变学检查,对高黏血症者,应辅以液体疗法,静脉注射血栓通或红花黄色素等活血药,每日一次,连续 15 次为一疗程,并口服藻酸双酯钠、水杨酸制剂。中药治疗应辨证论治。

(二)神经阻滞疗法

神经阻滞术可以使脊神经根或马尾神经受压处的病灶局部血管扩张,改善局部血运;促进狭窄部纤维、韧带、软组织的炎症和水肿消退;缓解肌肉痉挛、松解粘连,从而改善症状。据统计,神经阻滞术的临床效果较好,有效率为 90%,效果显著者随访五年内未再复发。在疼痛门诊常用的神经阻滞术有以下几种。

(1)椎间孔阻滞:适用于根管狭窄,一侧腰部、下肢症状明显的病例。治疗前均需确诊并确定狭窄部位,再于相应之椎间孔穿刺到位后,注入 0.25%~0.5%利多卡因 8~10 ml,内含维生素 B_{12}、灯盏细辛 2 ml 的混合液,对脊神经根症状明显者,在第一疗程内,加用激素制剂。每周治疗 2~3 次,每 5 次为一疗程,可视病情变化连续治疗 4~6 个疗程,根据效果以决定终止治疗或休息一月后再继续治疗,或改用其他治疗方法。

阻滞的有效标准为注药后患者即刻感到患侧腰部及下肢温暖、热感、轻快,原有症状有明显改善。

(2)骶管阻滞术:对 L_4 以下的椎管狭窄尤为适合。自骶管裂孔处垂直刺入,证实确在骶管腔内后,加压注入 0.25%~0.5%利多卡因、维生素 B_{12}、灯盏细辛混合液 15~18 ml,能有即刻改善症状的效果。每周 2~3 次,5 次为一疗程,可连续 4~6 个疗程。

(3)连续硬膜外阻滞术:该症多需较长时间、连续治疗,为安全、简便起见,可采用硬膜外隙留置导管的方法,但应收留住院治疗为宜。

按上述药物配方,每日注药 1~2 次,一般经 2~3 天治疗后,症状即有明显改善,此时可酌情减少注药次数为每日或隔日一次,导管留置时为 3 周左右。

(三)自我保健疗法

本病疗法同"腰椎间盘突出症"的疗法。

考点十八　脊椎滑脱症

重要知识点一　概述

脊椎滑脱多发于第 5 腰椎,其他部位则少见。根据病变程度分类:①真性滑脱,即因椎弓根峡部不连所致的前滑脱,此类最多见;②假性滑脱,因脊椎或椎间盘的退行性病变或其他原因引起的椎体轻度前移位,但无峡部不连,此类也较常见;③后滑脱,较少见。

重要知识点二　病因

(1)由于椎间局部解剖的特殊,椎弓根峡部发育薄弱及该处负重力学形成剪力等特点。在此基础上,如有某种程度的外伤和劳损,即可能引起峡部崩裂的椎体移动。

(2)退行性改变也是常见的病因,尤其是椎间盘的退行性变,其使前纵韧带和后纵韧带松弛,无法制约椎体的正常弧形运动,椎体前移。

(3)肥胖体型,重量增加使腰椎前突,引起椎间关节囊与前后纵韧带松弛,以及患有内分泌紊乱,某些代谢疾病、久病长期卧床等均为发生本症的诱因。

重要知识点三　疼痛特征与诊断

(1)下腰部及下肢疼痛。疼痛部位多局限于腰骶部,也可向髋部、骶尾部和下肢放射。

(2)疼痛呈持续性或间歇性,也有的病例仅表现在劳累时出现疼痛,卧床休息后疼痛减轻。病情严重时可出现根性刺激症状。

(3)临床检查时可见患者有明显的腰段前突,腹下垂、臀后突;腰骶部凹陷,菱形窝增大,腰部变短之特殊体型以及行走不便,步态摇摆似"鸭步"。

(4)第5腰椎棘突部,常有明显的局限性压痛。

(5)X线检查:除腰椎正、侧位拍片外,斜位像对诊断有很大的价值,可显示椎弓根峡部有无断裂。

重要知识点四　治疗

(1)一般性对症治疗:只能缓解症状,减轻疼痛。首先是卧床休息,避免或减轻体力劳动强度,尤其是避免腰部负重。可建议患者扎带腰围(硬)及设法减肥,控制体重以防止病情加重,病因性治疗也是重要的环节。

(2)局部理疗:热敷、按摩、针灸、经皮电刺激等疗法,均有缓解疼痛的暂时性效果。

(3)神经阻滞疗法:常用的方法为骶管阻滞术,注入0.25%利多卡因、维生素 B_{12}、地塞米松混合液 13~18 ml。

(4)对一般非手术疗法治疗无效且症状严重,又无手术禁忌之患者,可考虑行植骨固定术。

考点十九　尾骨痛

重要知识点一　病因

(1)尾骨痛不是一种疾病的诊断名称,而是泛指表现为尾骨部疼痛性疾患的统称,多由于身体坠落时臀部直接受伤,或分娩等原因,使尾骨骨折、脱位和韧带损伤或外伤性纤维织炎刺激或压迫尾神经丛而引起尾骨痛。

(2)无外伤史的慢性尾骨痛,多系因长期紧张坐位工作,或习惯性不良坐姿而造成。

本症发病女性多于男性,这是因为女性的骨盆具有解剖特殊性,骶骨后凸,使尾骨容易受到外伤(力)有关。

重要知识点二　疼痛特征与诊断

(1)突出表现:尾骨尖部持续性钝痛、隐痛或灼性痛,有时向臀部及腰骶部扩散。当快速坐下、起立、走路或大便时,疼痛可以加重。患者常因持续不断的疼痛,而影响日常生活。

(2)临床检查:在局部有压痛,尾骨和肛门区皮肤痛觉过敏或轻度减退。肛门指诊时,有时尾骨能触到有摇动感,并可诱发剧烈的疼痛。

(3)X线检查:需拍摄正侧位平片,以判定尾骨有无损伤及其程度。但有些畸形或变位,常是先天性畸形,故仍应以临床症状为主要诊断依据。

(4)本症应与前列腺疾病、妇科盆腔器官的疾病和肛门疾病,以及骶尾骨附近韧带、肌肉的慢性炎症相鉴别。

重要知识点三 治疗

(1)病因治疗:急性尾骨损伤初期,则应令患者休息并积极对症处理,以防继发的尾骨痛。平日的保健和保持良好的生活习惯,也是预防和治疗该症的措施,如日常应保持大便通畅,需久坐姿势工作时,应坐软座位。在疼痛发作期可采用热坐浴、口服止痛剂等对症治疗措施。

(2)物理治疗:局部超短波、微波及高频等电疗,可缓解疼痛。

(3)按摩治疗:宜以轻手法按摩,作为辅助疗法。

(4)神经阻滞疗法:该方法对慢性、顽固性尾骨痛病例,常能收到显著的效果。①尾神经阻滞术:在骶骨角距中线1.5~2 cm尾骨两旁进针,向尾骨背侧皮下浸润注射局麻药、激素混合液5 ml,然后沿尾骨两侧及前面各浸润注入上述混合液共5~10 ml。在操作过程中,左手食指应伸入直肠内,以控制针尖的方向,避免刺破直肠。每周施行2~3次,5次为一疗程。②骶管阻滞术:一般经局麻剂、激素混合液10~15 ml注入骶管,即能有疼痛消失的功效,但常需连续反复阻滞,每隔日一次,5次为一疗程。③局部痛点阻滞术:在尾骨尖端及骶尾部痛点明显处,用0.5%利多卡因或0.25%丁哌卡因行局部浸润,急性期或神经症状明显时也可加用地塞米松,或用枝川注射液行局部浸润注射。每点注药2 ml,每隔2~3日一次,可反复施行,5次为一疗程,直至治愈。④乙醇阻滞术:对长期顽固性尾神经痛患者,经上述治疗只能在药物作用有效时间止痛,或治疗效果不佳或无效时,可采用60%~99%乙醇行尾神经阻滞,可有数年临床治愈或根治的效果。

(5)心理疗法:患者常有精神不安定的重要因素。因而,在采取各种治疗措施的同时,应注意加强心理治疗。

考点二十 腰背肌筋膜炎

重要知识点一 病因

(1)寒冷刺激:多发于寒冷、潮湿地区的野外作业者或腰背部长期超负荷劳动的人群。寒冷、潮湿的气候环境,是最多见的原因。寒冷可使腰背部肌肉血管收缩、缺血、水肿引起局部纤维浆液渗出,最终形成纤维织炎。

(2)慢性劳损:另一重要发病因素,腰背部肌肉,筋膜受损后发生纤维化改变,使软组织处于高张力状态,从而出现微小的撕裂性损伤,最后又使纤维样组织增多、收缩,挤压局部的毛细血管和末梢神经出现症状。

(3)其他:病毒感染、风湿病的肌肉变态反应等都是诱发该症的因素。

重要知识点二 临床特征与诊断

(1)本病主要表现为腰背部(有时包括臀部)弥漫性钝痛,尤以两侧腰肌及髂嵴上方更为明显,疼痛的特点是晨起痛,日间轻,傍晚复重。长时间不活动或活动过度均可诱发疼痛。

(2)本病病程长,且因劳累及气候变化而发作。患者常能在广泛的痛区明确指出最痛点(即末梢神经卡压征)。按压该点时,疼痛向邻近部位扩散,有时可在其深部触及大小不等(0.05~1 cm²)之硬结,或"脂肪瘤"样节结(又称为筋膜脂肪疝),此处加压时常伴有放射痛。

(3)诊断:根据病史、病程、症状及体征,诊断并不困难,一般无须做影像学检查。
因与增生性脊椎炎的症状非常相似,有时两病并存,故应注意鉴别。

重要知识点三 治疗

(1)对症治疗:首先是解除病因,如改善工作、生活环境,采取保暖、防潮等措施,加强户外活动和腰背部肌肉锻炼,更应避免腰肌劳损等防治结合的治疗措施。

(2)一般疗法:中西药物治疗,常用抗炎镇痛药、水杨酸制药,如吲哚美辛、酮洛芬、芬必得、醋氯酚酸等药物。

(3)局部理疗:红外线、超短波直线偏光、混合气体痛点阻滞等局部治疗。按摩疗法及局部热敷、中药熏蒸,多功能治疗中药离子导入均有减轻疼痛、改善症状的效果。

(4)针灸、经皮电刺激疗法:常选用阿是穴或依病变部位循经取穴,如曲池、合谷、肾俞等穴位进行针刺或艾灸。

(5)枝川注射疗法:有效疗法之一,选准肌硬结或压痛点,注入枝川注射液,常能收到满意的效果。

(6)痛点局部阻滞术:选择疼痛最明显之痛点(一处或多处,最多者有30处),行痛点肌筋膜下阻滞,每点注入0.25%~0.5%利多卡因或普鲁卡因、维生素B_{12}混合液1~2 ml,急性期病例或治疗的第一个疗程可加入地塞米松5 mg。痛点阻滞术所使用的穿刺针头稍钝为宜,以便于体会针感,当针尖突破肌筋膜出现轻微之突破感,同时患者诉说胀痛时,即停止进针,在该处注药不仅患者反映针感强,而且也是保证疗效的关键。该阻滞一般每日或隔日一次,5次为一疗程。依据病情的变化可连续3~4个疗程,绝大多数病例均能治愈。

(7)小针刀疗法:对上述疗法(或综合疗法)治疗效果不佳者,且有明确的肌硬结及末梢神经卡压征者,是施行小针刀治疗的最佳适应证。经小针刀局部松解术后,能有明显的效果,常常在短时间内(一周左右)连续施术1~3次即可治愈。但痛点或压痛较多时,需分次治疗。

(8)手术疗法:主要适应证是筋膜脂肪疝。深筋膜的纤维性变,其表面出现裂隙,下方的脂肪组织因张力较大而由此裂隙处疝出。如疝颈较细或粘连严重,或疝出的脂肪较多。经非手术综合疗法治疗无效,且末梢神经卡压症状明显的患者,可行脂肪疝摘除术。但有部分患者术后效果不理想,仍有卡压症状。考虑与手术切除筋膜脂肪疝的疝颈不彻底有关,术中应注意松解疝颈周围已变硬的深筋膜及白色纤维,必要行部分切除。

考点二十一 坐骨神经盆腔出口狭窄综合征

重要知识点一 定义

盆腔出口处因软组织病变,而引起该出口狭窄,致使从其间穿过的坐骨神经受到挤压或刺激,而产生的一系列临床症候群。

重要知识点二 病因

由于臀部外伤、慢性劳损、长期处于寒冷或潮湿的环境以及不正确的手法推拿等刺激,引起中深层的纤维组织发炎、水肿、充血,最后发生纤维粘连、瘢痕形成、脂肪组织堆积或肌肉变性,增加了局部组织的内压,缩小了盆腔出口处的有效空隙,以致嵌顿压迫其间的坐骨神经。

重要知识点三 疼痛特征

(1)主要表现为坐骨神经干性症状,即沿坐骨神经走向的放射性痛,并伴有其支配区的运动、感觉障碍和跟腱反射、跖反射的异常。

(2)起病可急可缓,患者多有外伤史、紧张的体力劳动或着凉、受潮史。病程一般较长且为间歇性、起伏发作。

(3)发病初期为臀部钝痛、刺痛伴有酸胀、沉重感。多为单侧发病,并累及同侧下肢。疼痛向大腿后侧,小腿后外侧及足背、小趾放射(有时有麻木感),或向下腹部及会阴部放射。走路时疼痛加剧,以致患侧下肢不能迈步。

重要知识点四 诊断依据

站立时患侧臀部翘起,行动困难。检查时,在臀部坐骨神经出口部体表投影位置(大粗隆与坐骨结节连线中内 1/3 上方的 2.5~4 cm 处),有明显压痛。压之向大腿后下方放射。直腿抬高试验、屈颈试验、下肢内旋试验均呈阳性(站立位,双足自然分开,令患者双足及下肢向内旋转,可诱发臀部疼痛并向下肢、小腿放射者为阳性),但腰部一般无压痛点及阳性体征。

X 线检查,常无阳性改变,但可排除因脊椎病、转移癌等症而引起的坐骨神经痛。

临床应注意与腰椎间盘突出症、脊椎转移癌、妇科盆腔疾患以及梨状肌损伤综合征相鉴别。

重要知识点五 治疗

(1)对急性发病或病程初期者,应以卧床休息、解除病因和防止局部组织粘连为主,可肌肉注射胎盘组织液,每日一次,每次 2 ml,30 次为一疗程。

(2)药物治疗:口服镇痛剂、安定剂缓解疼痛,松弛肌肉,并可常规辅以维生素 B、C 类制剂。

(3)物理治疗:对病程较短者有良好的镇痛、治疗效果,需每日一次,连续治疗。

(4)按摩、推拿(弹拨)疗法:治疗梨状肌损伤综合征常用的治疗措施,对本症亦有较好的效果,但应以轻手法为主,以患者感到舒适为度,切忌重手法,以免加重局部软组织的水肿和炎性反应。

(5)神经阻滞疗法:最常用而且有效的阻滞术为局部浸润阻滞。在臀部、腘窝、腓总上神经等部位压痛局限、明显处(即压痛点)注入 0.25% 利多卡因、维生素 B_{12}、激素混合液,每一个压痛点 2~3 ml(臀部可注入 10~15 ml)每周 2 次,5 次为一疗程,连续 2~4 个疗程,80% 的患者可以治愈。病程较长或慢性病患者,一般不使用激素。如因软组织纤维化或粘连形成,在皮下深部触及索条状硬物时,可在混合液中加入透明质酸酶 100 U,促进粘连松解吸收,治疗次数与疗程同上。对激素的使用应予以控制,必须应用时,仅在第一疗程中每次阻滞药内加入小量曲安奈德或地塞米松 5 mg 即可。

(6)针灸疗法、TEHNS、HANS、SSP 电刺激疗法:可作为辅助治疗,沿坐骨神经走行,在下肢的痛点进行刺激,有镇痛效果。臀部软组织较厚,病变部位较深的患者刺激效果较差。为取得较长久的效果可采用穴位埋线治疗。

银质针灸疗法是在局麻后,将数根银质针扇形刺向深部软组织病灶处,并施以艾灸,有直接局部热疗作用(据实验证明,针尖温度可达 40 ℃),可产生较好的疗效,并可代替切开手术疗法。

(7)小针刀疗法:对压痛点限局、浅表或可触及皮下组织内硬节者,可采用小针刀治疗,行剥离、切断术。

(8)枝川注射疗法:为该症的有效疗法,选取压痛点,注入枝川液。

(9)手术疗法:最后考虑的治疗措施。经上述综合非手术疗法治疗无效,且症状严重,影响工作及日常生活,诊断明确者,可考虑行坐骨神经盆腔出口扩大减压术。

考点二十二　变形性膝关节炎(症)

重要知识点一　疼痛特征和诊断依据

(1)其主要症状为疼痛、关节交锁、关节胶着和运动受限。

(2)临床检查时,膝关节周围有压痛点,偶尔有关节腔积液,此时浮髌试验呈阳性。关节屈曲范围受限,下蹲困难。

(3)X 线检查,平片显示关节间隙变窄、胫骨棘骨刺形成。在病变初期可无明显 X 线改变。

重要知识点二　治疗

临床治疗该症尚无特效疗法,疗效难以巩固,是较难治疗的慢性关节痛症。多数患者只能达到缓解症状、减轻痛苦、恢复部分关节功能的效果。远期随访发现部分患者常因寒冷、气候变化、外伤、劳累而使症状再现。

(一)药物治疗

(1)非甾体消炎药(NSAIDs):目前 NSAIDs 仍是治疗膝骨关节炎患者疼痛的基础药物。

(2)镇痛剂、阿片类药物:①安必丁(双醋瑞因)可与 NSAIDs 合用,可促进软骨修复。②曲马朵属弱效阿片类镇痛药,不宜使用 NSAIDs 的患者可选择。③盐酸羟考酮控释片(奥施康定)是强效阿片类药物,属纯阿片受体激动剂,镇痛作用无封顶效应。

(3)钙制剂和维生素 D:可预防骨丢失和骨质疏松,延缓骨关节炎的发展,提高患者的生活质量。较常用的有钙尔奇 D、α-维生素 D_3、葡萄糖酸钙等。

(4)精神类药物:可改善患者的抑郁和焦虑等精神改变,长期应用抗抑郁类药物不仅可缓解因慢性疼痛导致的抑郁状态,还可增加对中枢神经下行性疼痛的抑制功能,常用的药物有阿米替林、多塞平、地西泮等。

(二)食疗、体疗

多食含钙量丰富的绿色蔬菜、豆制品和牛奶,正常人每日需钙量为 10 mg,推荐食用鲜牛奶(每 100 ml 含钙 125 mg)和虾类、扇贝等海产品,有预防妇女月经前、后骨组织丧失的作用。增加体育锻炼有助钙的代谢和吸收。

(三)TEHNS 疗法

经皮电脉冲、热能刺激,将电极板置于患肢膝关节两侧,选电流 20~30 mA、温度 40 ℃、疏密电流交替输出,刺激 20 分钟,起到消肿、镇痛的作用,每日一次(或每周四次),20 次为一疗程。

(四)神经阻滞疗法

神经阻滞术不但有治疗作用,也有诊断和鉴别诊断的临床意义。

(1)关节腔内注射:向关节腔内注入局部麻醉药物,可以通过疼痛缓解的程度来判断引起疼痛的原因是关节腔内的,还是关节腔外的。

(2)关节腔冲洗:适用于关节腔内有积液的患者。经关节腔穿刺抽出关节积液后,用温度接近体温的生理盐水 50 ml,反复快速注入和抽吸。每周 1 次,连续 2~5 次即可明显减轻疼痛症状。

(3)局部痛点阻滞:在有自觉痛或压痛的膝关节周围的肌腱、韧带附着处进行逐一阻滞,每一个痛点 2~3 ml。

(4)枝川注射疗法:膝部枝川疗法的操作方法同局部痛点阻滞。

(五)手术治疗

手术适用于长期经保守治疗无效、顽固性疼痛伴失能以及 X 线示有膝关节严重破坏的患者。常见的手术方式有关节置换术、切骨术、关节镜清除游离体、自体软骨细胞种植术(ACI)等。

考点二十三　痛风性关节炎

重要知识点一　概述

痛风是因嘌呤代谢异常或尿酸排泄减少而引起的一种疾病。其临床特征为高尿酸血症、反复发作的急性关节炎、痛风石沉积、痛风石性慢性关节炎。此症常伴有高血脂、高血压、糖尿病和动脉硬化性心脏病等。如未经适当的治疗,最终可导致痛风性肾病,严重时可发展至尿毒症。

由于尿酸代谢障碍,血清中尿酸含量增高(>8 mg/dl),尿酸盐沉积在关节而引起关节炎性病变,称为痛风性关节炎。

重要知识点二　流行病学

痛风是一种代谢性疾病,主要是因体内的嘌呤代谢紊乱所致。老年人容易患此症。据统计,痛风患者中 60 岁以上的老年人约占 1/3,同时发现该年龄段,高尿酸血症者达 15%。

80% 的痛风患者有常食高嘌呤食物(如动物内脏、心、肝、肾、脑,海鲜贝类、沙丁鱼、酵母等)和经常过量饮酒的习惯,特别是肥胖、高血压、冠心病、糖尿病患者尤为多见。

重要知识点三 病因

(1)尿酸是体内嘌呤、核酸和摄入食物中的嘌呤物质分解代谢而成。因此,痛风与高嘌呤饮食、过度饮酒及服用影响尿酸排泄的药物有关。

(2)痛风可分为原发性和继发性两种。原发性痛风的病因尚不清楚,1%~2%是由于酶缺陷而引起, 有家庭发病趋势, 为常染色体显性遗传,10%~20%有阳性家族史在其近亲中发现12%~25%有高尿酸症。继发性痛风则常继发于血液病、肾病、恶性肿瘤、肥胖及牛皮癣等症。

(3)老年人易患病的主要原因是肾脏功能的衰退、排泄尿酸能力下降,并且丧失了调节能力,当血液中的尿酸浓度升高时,尿酸的排泄量不能相应增多,而导致高尿酸血症的发生。

(4)尿酸盐在正常组织中的浓度很低,常呈过饱和状态,当血尿酸浓度超过 8 mg 时,尿酸盐即沉积在关节、滑囊、肌腱、肾脏、皮下和其他组织内,引起局部组织坏死及纤维组织增生。

(5)在关节病变中,首先侵犯骨端,继而引起关节腔内滑膜炎性反应。久之,滑膜增厚,软骨面变薄、消失、骨端破坏吸收,边缘骨质增生,最终形成纤维性强直。

(6)尿酸盐沉积过多的部位,局部即形成痛风石。

重要知识点四 临床特征

(1)痛风的临床表现为反复发作的急性关节炎期、间歇(无症状)期、慢性关节炎期,痛风石沉积和高尿酸血症。

(2)痛风发作多始于手足的指(趾)关节,尤其是第一趾近趾关节在午夜突发的急剧关节痛(其次为踝、腕、髋关节),同时伴有局部红、肿。急性期可持续二周左右,以后症状减轻。但患者一年左右又再次发作,且间隔时间逐渐缩短。

(3)老年人发病部位不典型,常表现为多关节受累,如踝、腕、膝关节、脂(趾)关节均可发病,个别病例可仅表现有肌肉酸痛,而无关节症状,常被误诊为风湿症、类风湿或丹毒等。

(4)病程中常伴有高脂血症、高血压、糖尿病和冠心病等症。

重要知识点五 诊断依据

本症多数发生于男性及绝经后妇女,常见于中年以上者,与体质有密切的关系。

(1)午夜突发性关节痛。

(2)20%~50%的患者可见痛风结节(石)。

(3)高尿酸血症,实验室检查血尿酸增高,具有重要的诊断价值。

(4)X 线所见,早期骨质无明显改变;晚期由于尿酸盐沉积,可见痛风石的圆形阴影。

(5)关节液镜检可发现有吞噬尿酸结石的多核白细胞。

(6)经秋水仙碱治疗后症状明显减轻。

💡 **易错警示**

【例题】下述选项对痛风最有诊断价值的是(　　)。

A.第一跖趾关节急性关节炎　　　　B.尿路结石

C.痛风家族史　　　　　　　　　　D.痛风石

E.高尿酸血症

痛风患者多有痛风家族史,临床表现为尿酸性尿路结石、痛风石及慢性关节炎、痛风肾病、好发于蹈趾关节的急性关节炎等,但痛风石是痛风的特征性损害之一。

【答案】D。解析：高尿酸血症只有一部分会发展为痛风，而痛风石是痛风的特征性损害之一，对诊断最有意义。

重要知识点六 预防

痛风性关节炎是症状表现在关节部的全身代谢障碍。因此，应重在预防和早期全身性治疗。

（1）关键措施是调节、控制饮食：日常膳食的原则是少荤多素，宜碱忌酸，宜清淡忌厚味，尽量不食或少食动物脑和内脏、海鲜和贝类等含嘌呤丰富的食物，以减少血尿酸的生成。不宜嗜酒和少食辣椒、葱、蒜等辛辣食物及浓茶、咖啡等，避免诱发因素。

（2）应多吃含维生素 B、E 较多的谷类、蔬菜、水果，如核桃、海藻类食物和牛奶、鸡蛋、豆类、蘑菇、藕粉等。这些食物含嘌呤较少。

（3）鼓励和养成多饮水的习惯，使每日尿量在 2 000 ml 以上。

（4）合理安排生活起居，避免精神紧张、过度劳累、受寒、湿冷，增强自我保健意识。

如果曾有痛风发作史或家族史者，则更应注意防范。

重要知识点七 治疗

（1）在无症状期，即使未出现关节炎、肾结石或肾功能不全，亦应服用降尿酸药物，如丙磺舒、别嘌呤醇等药物，使血尿酸维持在正常水平。

（2）对局部关节痛的治疗原则：急性期首先应卧床休息，适当固定关节，限制活动；局部冷敷；输液或大量饮水，增加尿酸的排泄、保护肾等。

（3）药物治疗：首选药为秋水仙碱，能迅速减轻症状。口服第一日总量需 4~8 mg，开始每次用量为 0.5 mg，每小时一次或 1.0 mg 每 2 小时一次，直至症状控制或出现恶心、呕吐或腹泻为止。一般服药 12 小时后关节开始消肿，1~2 日后疼痛完全消失，以后改为每日 2~3 次，每次 0.5 mg 的维持量。

该药口服易出现胃肠反应，可改静脉注射 1~3 mg，溶于 20 ml 生理盐水中缓慢推注，每日一次，必要时治疗 6~8 小时后可重复给药。其他消炎镇痛剂也可并用，常用保泰松、吲哚美辛，效果不显著时，加用激素可使疗效明显。

本症在急性期时，关节疼痛相当剧烈，影响日常工作、生活和睡眠，使用病因治疗的药物，常不能在短期内控制疼痛，甚至一般的止痛药也不能缓解。对重度疼痛，又无阿片类药物禁忌证的患者，辅用多瑞吉皮肤贴敷 1~2 贴，可在短时间控制疼痛。治疗本病的目的是尽量使血尿酸维持在较低水平，并持续在 3 个月以上。

（4）神经阻滞疗法：神经阻滞是以剧烈疼痛时镇痛和使发作期尽快终止为目的的对症疗法，可使用局麻药、激素混合液 1~3 ml 行关节内注射或施行阻滞支配患病关节的神经末梢。一般在急性期需每日或隔日一次，必要时可反复施行。

进入慢性期的患者，每周施行 2 次神经阻滞；5 次为一疗程；并应指导患者要像患糖尿病患者那样，注意正确的饮食疗法，限制海鲜、动物内脏和酒类等食物。

考点二十四　类风湿性关节炎

重要知识点一　病因

类风湿性关节炎(RA)是类风湿病在其全身病变中表现在关节损害的症状。尤其是最先发生于膝关节。它是一种多发病、常见病，又是造成关节功能不可逆性后果的破坏性疾病。病因目前尚不明了，多认为与 β 溶血性链球菌感染、内分泌失调、过敏、免疫、家族遗传等因素有关。自主神经功能紊乱、身体某部位的感染病灶也是发病的因素。

重要知识点二　临床症状

(1)本病多见于 16~55 岁的女性，发病可急可缓，但 70% 的患者发病缓慢。

(2)本病常见的局部症状是关节疼痛，肿胀、功能受限，晨僵和胶着现象。受累的关节多为膝、趾、腕、指等小关节，且常为多发。病程较长且慢，时好时犯，发病数月后才出现关节肿胀，活动受限，并逐渐累及其他关节。

重要知识点三　诊断依据

美国风湿病学会制定的诊断标准(临床部分)如下：

(1)晨僵。

(2)至少一个关节活动时疼痛或有自发疼痛。

(3)至少有一个关节肿胀。

(4)至少有另一个关节肿胀、两关节发病所间隔的时间不超过 3 个月。

(5)同时侵犯两侧同一关节，呈对称性肿胀。

(6)骨隆起部或关节伸侧出现皮下结节。

(7)X 线平片显示早期骨质疏松、软组织肿胀；中期为骨端边缘腐蚀、软骨下囊性改变和关节间隙狭窄；晚期为关节严重破坏，骨质吸收、脱位或畸形；末期为关节呈纤维性或骨性强直。

(8)类风湿因子(RF)凝集试验阳性。

(9)滑膜液中黏蛋白凝固不佳。

(10)具有下述滑膜病理学改变中三个或更多：明显的绒毛增生；表层滑膜细胞增生及呈栅栏状；明显的慢性炎细胞(主要为淋巴细胞和浆细胞)浸润及形成淋巴结的趋势；表层或间质内致密的纤维素沉积；灶性坏死。

(11)皮下结节中的组织学改变应显示中心区细胞坏死灶，围绕着栅状增生的巨噬细胞及最外层的慢性炎细胞浸润。

典型类风湿性关节炎：其诊断标准需符合上述项目中的 7 项。在第 1~5 项中，关节症状至少必须持续 6 周。

肯定类风湿性关节炎：其诊断需符合上述项目中的 5 项。在第 1~5 项中，关节症状至少必须持续 6 周。

可能类风湿性关节炎：其诊断需符合上述项目中的 3 项，第 1~5 项中至少有 1 项。其关节症状至少必须持续 6 周。

可疑类风湿性关节炎：其诊断需符合下列各项中的 2 项，而且关节症状的持续时间应不少于 3 周。①晨僵;②压痛及活动时痛(为医生所看到),间歇或持续至少 3 周;③关节肿胀的病史或所见;④皮下结节;⑤血沉增快,C 反应蛋白阳性;⑥虹膜炎(除非在儿童类风湿关节炎,否则价值可疑)。

💡 **易错警示**

【例题】类风湿关节炎的基本病理改变是(　　)。

A.血管炎　　　　　　　　　　　　B.关节周围骨破坏

C.软骨炎　　　　　　　　　　　　D.滑膜炎

E.关节周围软组织炎

类风湿关节炎的基本病理改变是滑膜炎,而血管炎仅见于关节外组织。

【答案】D。解析:类风湿关节炎的基本病理改变是滑膜炎。

重要知识点四　治疗

本症亦是难治性慢性痛症,不但无特效治疗方法,而且治疗后见效慢、易复发。

(1)关节制动,休息与加强营养,主要是在急性期。

(2)物理治疗:当急性期过后,关节遗留慢性疼痛等症状时进行,可采用超短、微波、激光疗法、离子透入等改善局部血运、缓解疼痛和肌肉痉挛。每日治疗一次,15~20 次为一疗程。

(3)按摩疗法:缓解关节周围肌肉痉挛、松解粘连、增加关节活动幅度。

(4)针刺疗法:依受累关节经络或痛点取穴进行针刺,或 TEHNS、SSP、HANS 代替针刺、经皮电刺激,以疏通经络,缓解症状。

(5)神经阻滞疗法:于受累关节内或关节周围痛点进行局麻剂浸润注射,作为辅助治疗,止痛效果较好。常选用长效局麻药,如 0.5%利多卡因、0.25%布匹卡因,维生素 B_{12} 500 mg 合剂,每点注入 1~2 ml,如加入激素则止痛效果可明显提高,每周治疗 2~3 次,5 次为一疗程。

(6)药物治疗:常用药物有以下几种。

雷公藤酊剂:据统计,服用雷公藤酊 2~5 年,止痛效果达 90%,消肿率为 72%,关节活动幅度增大者占 45%。初量每次 5 ml,每日 3 次,饭后半小时服;逐渐增加至每次 10 ml,每日 3 次。3 个月为一疗程。多数病例于服药 3~7 日后产生效果。该药不良反应较多,应注意观察。

一线药物:①水杨酸制剂,阿司匹林,每日 3~5 g,分 3~4 次口服;水杨酸钠,每日 6~8 g,分 3 次口服②吲哚美辛类药物,吲哚美辛,25 mg,每日 3 次;③丙酸类药物,布洛芬;④吡唑酮类药物,保泰松,0.1~0.2 g,每日 3 次(肝、肾功能障碍、高血压禁用);⑤灭酸类药物,吡罗昔康,20 mg,每日 1 次。

二线药物:金制剂,瑞得(金诺芬片)是最新合成药物,专用于治疗类风湿关节炎,成人每日口服 6 mg,早饭后一次服用或早、晚饭后分两次服用。如服用 6 个月后疗效不显著,可增加至每日 9 mg,分 3 次服用。常见的不良反应有腹泻、皮疹、恶心及其他胃肠不适,偶有口腔炎、结膜炎等。肝、肾功能障碍,血液病,对金制剂过敏者禁用此药。孕妇、哺乳期妇女不宜使用此药。

三线药物:免疫抑制剂,多用于其他药物不能控制病情者。如硫唑嘌呤,每日剂量为 1.5~2.5 mg/kg,口服。环磷酰胺,用量用法均与前药相同。因该类药物不良反应更多、更严重,应慎用。

肾上腺皮质类固醇和垂体促肾上腺皮质激素,用药后关节僵硬、酸痛和压痛均能减轻,用药一周后关节肿胀、活动功能受限均有好转。但停药后症状又迅速复发。

(7)手术疗法:手术的目的在于解决关节的功能障碍。近年来由于术式的改进和手术疗效的不断提高,采用手术方法治疗的病例与日俱增。具体术式则根据不同的受累关节及病情而定。

考点二十五　骨质疏松症

重要知识点一　临床表现

(一)症状表现

(1)骨质疏松较轻时常无症状,往往偶由摄骨 X 线片而被发现椎体压缩性骨折,多发生在 $T_{12\sim L_4}$ 之间。有的在椎体压缩性骨折发生后,出现该部位的急剧锐痛。患者常无明显外伤史,骨折可发生于咳嗽或打喷嚏后,不经特殊治疗,3~4 周后症状逐渐缓解直至痊愈,但常遗留驼背畸形。除椎体易发生压缩性骨折外,四肢骨如股骨、桡骨、尺骨等也可发生骨折。

(2)自发性全身痛或骨压痛,以程度不同的腰背痛为主要特征。患者表现为慢性深部广泛性钝痛,长期保持一种姿势(如坐、立)或由一种姿势改变为另一种姿势时均可使疼痛加剧。当出现诱因如双上肢向上用力时,也可使疼痛加剧。疼痛常为脊柱前屈变形,椎体压缩性骨折,椎体后突,腰背肌被伸展,使其代偿过度,加倍收缩导致肌肉疲劳引起。持续的肌肉活动,使肌肉的新陈代谢降低,出现肌肉挛缩,也可导致腰背痛。有时腰痛及臀部可出现放射痛及麻木感,这是因为骨质疏松严重而引起神经根或脊髓的压迫症状。

(二)实验室检查

1.反映骨形成的指标

(1)碱性磷酸酶(ALP):高转换骨质疏松常见 ALP 升高,如治疗有效 ALP 下降,故也可作为疗效评价的指标,但应注意多种疾病如胆道、肝脏疾病等均会导致 ALP 升高,如能测定骨 ALP 则特异性更好。

(2)骨钙素(BGP):主要来源于成骨性细胞谱系,骨转换率增加时,BGP 升高,也可作为抗骨吸收药物的疗效评价指标。

(3)Ⅰ型前胶原羧基端前肽(CTPP):由成骨细胞分泌,反映骨形成的量和速度,高转换型骨质疏松患者 CTPP 明显升高。

2.反映骨吸收的指标

(1)血钙和尿钙:反映骨吸收增加,血钙由于受 PTH、降钙素的影响,往往在正常水平,故尿钙增多意义更大。

(2)羟脯氨酸(HOP):胶原的降解产物,尿羟脯氨酸是骨吸收时破骨细胞分解骨胶原的代谢产物,是反映骨吸收的较好指标,但血液中的 HOP(80%~90%)可被进一步代谢转化为其他产物,加上饮食中羟脯氨酸摄入量的影响,因此,随意尿羟脯氨酸测定的意义不大,测定禁食12小时后的 HOP 对某些疾病诊断有参考价值。

(3)尿胶原吡啶啉(Pyr)和尿胶原脱氧吡啶啉(D-Pyr):Ⅰ型胶原的分解代谢产物,有昼夜分布节律,夜间高,午后低,因此应收集 24 小时标本进行测定,与 HOP 不同,不受饮食中胶原含量影响。

(4)Ⅰ型胶原交联末端肽:骨Ⅰ型胶原中含有两者吡啉形成位点,分别称为 N-末端螺旋形交联肽(NTX)和 C-末端螺旋形交联肽(CTX),NTX 自尿中排出,是骨吸收的良好指标,优于

Pyr、D-Pyr 等,CTX 在绝经后骨质疏松的患者也很敏感,特别有助于对病情和疗效的观察。

(5)抗酒石酸酸性磷酸酶(TRAP):TRAP 是破骨细胞活动的标志物,但血清中含有多种异构体,其中 TRAP-5b 来源于骨骼,故最好测定 TRAP-5b 水平及其所占 TRAP 总量的比值。

(三)骨密度和骨 X 线检查

(1)骨密度测定:诊断骨质疏松症的主要检查方法,可反映单位体积骨量,对早期确定本病最敏感,可预测骨折的危险性。常用的骨密度检查方法有单光子吸收法、双光子吸收法、双能 X 线吸收法等。

(2)X 线片:该法简单易行,常用评估的摄片部位是脊椎侧位片和手正位片,肉眼 X 线评价。骨质疏松时多选用脊椎侧位片,骨质疏松时可见锥体的透过度增加,锥体水平横向的骨小梁消失,垂直纵向的骨小梁代偿增粗,锥体的骨皮质变薄等征象。但这些征象易受 X 线投射条件和观察者主观因素的影响,加之,出现上述骨质疏松的阳性征象时骨量丢失已经达到 30%以上,因此不适于早期骨质疏松的评估,也不宜于随访骨质疏松治疗过程中骨矿含量的变化。但是 X 线片是发现锥体压缩性骨折的重要手段,而锥体压缩性骨折是骨质疏松诊断的重要参考指标。

重要知识点二 诊断和鉴别诊断

绝经后和老年性骨质疏松的诊断,首先排除其他各种原因所致的继发性骨质疏松如肝肾疾病、多发性骨髓瘤、骨转移癌、急性白血病、吸收不良综合征、甲状腺功能亢进症、甲状旁腺功能亢进症、骨软化症、酒精中毒及药物引起的疾患。

凡符合下述三项之一者应做骨密度检查:①轻微外伤后骨折,查体发现脊椎骨折;②骨 X 线片的骨质丢失征象;③相关于骨质疏松的各种危险因子。骨密度(BMD)正常者应定期随访复查 BMD。BMD 降低值>1.0 SD 者,仍缺乏合理诊断的,称为"特发性骨质疏松",可以考虑骨活检,也可考虑做经验性治疗。

T 值是男或女性骨峰值的标准差(SD)。骨密度减少量≤1.0 SD 者为正常;>1.0 SD 者为骨量减少;≥2.5 SD 为骨质疏松症,伴 1 个以上部位骨折为严重骨质疏松。

中公教育·医考课程

医疗卫生招聘考试课程（笔试）

课程系列	班次名称	考试科目	课程特点	学费
全日制系列	一年协议班	医基、护理、临床、中医、药学、检验、预防、口腔、影像、麻醉、康复、中药	多次上课，根据公告随到随学	未被录用参照协议退费
	全程协议班		笔试+面试直至考试通过	
	集训营协议班		集中上课，封闭式教学	
在职系列	夜校协议班		根据学员时间灵活设置，工作学习两不耽误	
	周末协议班		根据学员时间灵活设置，工作学习两不耽误	
	OAO协议班		线上+线下双轨教学	
	网校协议班		学习时间、地点不受限制，可反复学习	

医疗卫生招聘考试课程（面试）

课程系列	班次名称	考试科目	课时	学费
面试强化系列	面试强化班	结构化/结构化+专业知识问答/实操	2天2晚/3天3晚	未被录用参照协议退费
	面试强化协议班			
面试精品系列	面试精品封闭班		4天4晚/5天5晚	
	面试精品协议班			
面试经典系列	面试经典封闭班		6天6晚/7天7晚	
	面试经典协议班			
面试VIP系列	面试VIP封闭班		8天8晚/10天10晚	
	面试VIP协议班			
面试定制系列	面试定制封闭班		12天12晚/15天15晚	
	面试定制协议班			

医药卫生资格考试课程

考试类别	授课形式	授课地点	学费
医师资格考试 药师资格考试 护士资格考试 卫生职称考试	面授 网校 直播	全国同步开课	详询中公教育各分部

注：具体课程以分部实际辅导简章为准。

中公教育·医考书目

医师资格考试		药师资格考试	
实践技能	临床执业（助理）医师·实践技能应试指导	课堂实录	药学专业知识（一）·课堂实录
	中医执业（助理）医师·实践技能应试指导		中药学综合知识与技能·课堂实录
	中西医结合执业（助理）医师·实践技能应试指导		中药学专业知识（二）·课堂实录
	口腔执业（助理）医师·实践技能应试指导		中药学专业知识（一）·课堂实录
内部讲义	临床执业医师·内部讲义		药事管理与法规·课堂实录
	临床执业助理医师·内部讲义	考点速记	中药学专业知识（一）·高频考点速记
	中医执业医师·内部讲义		中药学专业知识（二）·高频考点速记
	中医执业助理医师·内部讲义		中药学综合知识与技能·高频考点速记
	中西医结合执业医师·内部讲义		药学专业知识（一）·高频考点速记
	中西医结合执业助理医师·内部讲义		药学专业知识（二）·高频考点速记
	口腔执业医师·内部讲义		药学综合知识与技能·高频考点速记
	口腔执业助理医师·内部讲义		药事管理与法规·高频考点速记
强化训练	临床执业医师·强化训练3000题	随堂训练	中药学专业知识（一）·随堂训练题
	临床执业助理医师·强化训练3000题		中药学专业知识（二）·随堂训练题
	中医执业医师·强化训练3000题		中药学综合知识与技能·随堂训练题
	中医执业助理医师·强化训练3000题		药学专业知识（一）·随堂训练题
	中西医结合执业医师·强化训练3000题		药学专业知识（二）·随堂训练题
	中西医结合执业助理医师·强化训练3000题		药学综合知识与技能·随堂训练题
	口腔执业医师·强化训练3000题		药事管理与法规·随堂训练题
	口腔执业助理医师·强化训练3000题	考前密押	中药学专业知识（一）·考前提分密押卷
考前冲刺	临床执业医师·考前冲刺卷		中药学专业知识（二）·考前提分密押卷
	临床执业助理医师·考前冲刺卷		中药学综合知识与技能·考前提分密押卷
	中医执业医师·考前冲刺卷		药学专业知识（一）·考前提分密押卷
	中医执业助理医师·考前冲刺卷		药学专业知识（二）·考前提分密押卷
	中西医结合执业医师·考前冲刺卷		药学综合知识与技能·考前提分密押卷
	中西医结合执业助理医师·考前冲刺卷		药事管理与法规·考前提分密押卷
	口腔执业医师·考前冲刺卷	护士资格考试	
	口腔执业助理医师·考前冲刺卷	一本通	全国护士执业资格考试辅导用书·一本通
乡村医师资格考试		习题集	全国护士执业资格考试辅导用书·同步练习题集
乡村医师	实践技能·必练200题	考前狂背	全国护士执业资格考试·考前狂背30天
	综合笔试·必练2000题	易错易混	全国护士执业资格考试·易混易错知识点
	综合笔试·考点精要	考前冲刺	全国护士执业资格考试·考前冲刺试卷
	综合笔试·考前密押试卷	考点速记	全国护士执业资格考试·高频考点速记1
药师资格考试			全国护士执业资格考试·高频考点速记2
课堂实录	药学综合知识与技能·课堂实录		全国护士执业资格考试·高频考点速记3
	药学专业知识（二）·课堂实录		全国护士执业资格考试·高频考点速记4

（续表）

考点速记	全国护士执业资格考试·高频考点速记5		历年真题+全真模拟预测试卷·药学专业知识
学霸笔记	全国护士执业资格考试·学霸串学笔记		历年真题+全真模拟预测试卷·中医学专业知识
5套模拟	全国护士执业资格考试·人机对话5套模拟		历年真题+全真模拟预测试卷·医学检验专业知识
卫生专业技术资格考试		试卷系列	历年真题+全真模拟预测试卷·医学影像专业知识
一本通	护理学（师）·一本通		历年真题+全真模拟预测试卷·口腔学专业知识
习题集	护理学（师）·同步习题集		历年真题+全真模拟预测试卷·麻醉学专业知识
图解速记	护理学（师）·图解速记		历年真题+全真模拟预测试卷·公共卫生管理专业知识
冲刺卷	护理学（师）·考点精粹掌中宝	地方医疗事业单位招聘考试	
	护理学（师）基础知识·考前冲刺密卷		护理专业基础知识
	护理学（师）专业知识·考前冲刺密卷	山东	医疗专业基础知识
	护理学（师）相关专业知识·考前冲刺密卷		历年真题精解·护理专业基础知识
	护理学（师）专业实践能力·考前冲刺密卷		历年真题精解·医疗专业基础知识
一本通	护理学（中级）·一本通		全真模拟试卷·护理专业基础知识
习题集	护理学（中级）·同步习题集		全真模拟试卷·医疗专业基础知识
冲刺卷	护理学（中级）·考前冲刺试卷	四川	卫生公共基础
医疗卫生系统招聘考试			卫生公共基础·历年真题及考前突破试卷
轻松学系列	公共基础知识	云南	综合应用能力（E类）
	医学基础知识		考前冲刺预测试卷·综合应用能力（E类）
	面试一本通	"三基"考试	
核心考点	公共基础知识	习题集	医学临床"三基"考试·习题集（医师分册）
	医学基础知识		医学临床"三基"考试·习题集（护士分册）
	护理学专业知识	健康管理师考试	
	临床医学专业知识	教材	健康管理师（三级）·基础+技能·速学宝典
	药学专业知识	习题	健康管理师（三级）·基础+技能·速刷题库
	中医学专业知识	军队文职人员医疗招聘考试	
	口腔学专业知识	教材系列	护理学
	医学检验专业知识		医学类基础综合
	医学影像专业知识		临床医学专业知识
	麻醉学专业知识	题库系列	护理学·高分题库
	公共卫生管理专业知识		医学类基础综合·高分题库
核心题库	公共基础知识	考前押题	护理学·考前押题试卷
	医学基础知识		临床医学专业知识·考前押题试卷
	护理学专业知识	（E类）医疗类招聘考试	
	临床医学专业知识	轻松学系列	综合应用能力（E类）
	药学专业知识		职业能力倾向测验（E类）
	中医学专业知识		真题详解（E类）
	面试通关特训	教材系列	综合应用能力（E类）
试卷系列	历年真题+全真模拟预测试卷·公共基础知识		职业能力倾向测验（E类）
	历年真题+全真模拟预测试卷·医学基础知识	全真题库	笔试全真题库·综合应用能力（E类）
	历年真题+全真模拟预测试卷·护理学专业知识		笔试全真题库·职业能力倾向测验（E类）
	历年真题+全真模拟预测试卷·临床医学专业知识	真题系列	历年真题汇编详解·综合应用能力（E类）

（续表）

真题系列	历年真题汇编详解·职业能力倾向测验（E类）		考研中西医	
冲刺卷	考前冲刺预测试卷·综合应用能力（E类）	掌中宝	考研西医综合·考点精粹掌中宝	
	考前冲刺预测试卷·职业能力倾向测验（E类）	冲刺卷	考研中医综合·考点强化5套卷	
密押卷	终极密押卷（E类）		考研西医综合·考点强化5套卷	
考研中西医		内部讲义	考研中医结合·内部讲义	
掌中宝	考研中医综合·考点精粹掌中宝		考研西医综合·内部讲义	

注：更多图书请关注天猫中公教育旗舰店。

中公教育·全国分部一览表

分部	地址	联系方式
中公教育总部	北京市海淀区学清路 23 号汉华世纪大厦 B 座	400-6300-999 / http://www.offcn.com
北京中公教育	北京市海淀区学清路 38 号金码大厦 B 座 910 室	010-51657188 / http://bj.offcn.com
上海中公教育	上海市杨浦区锦建路 99 号	021-35322220 / http://sh.offcn.com
天津中公教育	天津市和平区卫津路云琅大厦底商	022-23520328 / http://tj.offcn.com
重庆中公教育	重庆市江北区观音桥步行街未来国际大厦 7 楼	023-67121699 / http://cq.offcn.com
辽宁中公教育	沈阳市沈河区北顺城路 129 号(招商银行西侧)	024-23241320 / http://ln.offcn.com
吉林中公教育	长春市朝阳区辽宁路 2338 号中公教育大厦	0431-81239600 / http://jl.offcn.com
黑龙江中公教育	哈尔滨市南岗区西大直街 374-2 号	0451-85957080 / http://hlj.offcn.com
内蒙古中公教育	呼和浩特市赛罕区呼伦贝尔南路东达广场写字楼 702 室	0471-6532264 / http://nm.offcn.com
河北中公教育	石家庄市建设大街与范西路交叉口众鑫大厦中公教育	0311-87031886 / http://hb.offcn.com
山西中公教育	太原市坞城路师范街交叉口龙珠大厦 5 层(山西大学对面)	0351-8330622 / http://sx.offcn.com
山东中公教育	济南市工业南路 61 号 9 号楼	0531-86557088 / http://sd.offcn.com
江苏中公教育	南京市秦淮区中山东路 532-2 号金蝶软件园 E 栋 2 楼	025-86992955 / http://js.offcn.com
浙江中公教育	杭州市石祥路 71-8 号杭州新天地商务中心望座东侧 4 幢 4 楼	0571-86483577 / http://zj.offcn.com
江西中公教育	南昌市东湖区阳明东路 66 号央央春天 1 号楼投资大厦 9 楼	0791-86823131 / http://jx.offcn.com
安徽中公教育	合肥市南一环路与肥西路交叉口汇金大厦 7 层	0551-66181890 / http://ah.offcn.com
福建中公教育	福州市八一七北路东百大厦 19 层	0591-87515125 / http://fj.offcn.com
河南中公教育	郑州市经三路丰产路向南 150 米路西 融丰花苑 C 座(河南省财政厅对面)	0371-86010911 / http://he.offcn.com
湖南中公教育	长沙市芙蓉区五一大道 800 号中隆国际大厦 4、5 层	0731-84883717 / http://hn.offcn.com
湖北中公教育	武汉市洪山区鲁磨路中公教育大厦(原盈龙科技创业大厦)9、10 层	027-87596637 / http://hu.offcn.com
广东中公教育	广州市天河区五山路 371 号中公教育大厦 9 楼	020-35641330 / http://gd.offcn.com
广西中公教育	南宁市青秀区民族大道 12 号丽原天际 4 楼	0771-2616188 / http://gx.offcn.com
海南中公教育	海口市大同路 24 号万国大都会写字楼 17 楼 (从西侧万国大都会酒店招牌和工行附近的入口上电梯)	0898-66736021 / http://hi.offcn.com
四川中公教育	成都市武侯区科华北路 62 号力宝大厦北区 3 楼	028-87018758 / http://sc.offcn.com
贵州中公教育	贵阳市云岩区延安东路 230 号贵盐大厦 8 楼(荣和酒店楼上)	0851-85805808 / http://gz.offcn.com
云南中公教育	昆明市东风西路 121 号中公大楼(三合营路口,艺术剧院对面)	0871-65177700 / http://yn.offcn.com
陕西中公教育	西安市新城区东五路 48 号江西大厦 1 楼(五路口十字向东 100 米路南)	029-87448899 / http://sa.offcn.com
青海中公教育	西宁市城西区胜利路 1 号招银大厦 6 楼	0971-4292555 / http://qh.offcn.com
甘肃中公教育	兰州市城关区静宁路十字西北大厦副楼 2 层	0931-8470788 / http://gs.offcn.com
宁夏中公教育	银川市兴庆区清和北街 149 号(清和街与湖滨路交汇处)	0951-5155560 / http://nx.offcn.com
新疆中公教育	乌鲁木齐市沙依巴克区西北路 731 号中公教育	0991-4531093 / http://xj.offcn.com